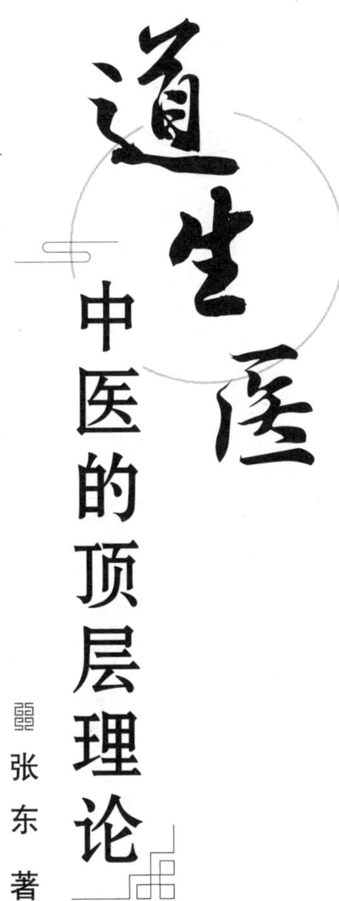

道生医：中医的顶层理论

张东 著

中国出版集团有限公司

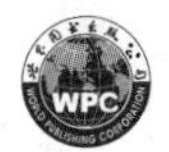
世界图书出版公司
西安 北京 上海 广州

图书在版编目（CIP）数据

道生医：中医的顶层理论 / 张东著 . —西安：世界图书出版西安有限公司，2023.3（2023.10 重印）

ISBN 978-7-5192-8919-5

Ⅰ. ①道… Ⅱ. ①张… Ⅲ. ①中医学 – 理论研究 Ⅳ. ① R2

中国国家版本馆 CIP 数据核字（2023）第 028891 号

书　　名　道生医：中医的顶层理论
　　　　　DAOSHENGYI ZHONGYI DE DINGCENG LILUN
著　　者　张　东
责任编辑　胡玉平
装帧设计　新纪元文化传播
出版发行　**世界图书出版西安有限公司**
地　　址　西安市雁塔区曲江新区汇新路 355 号
邮　　编　710061
电　　话　029-87214941　029-87233647（市场营销部）
　　　　　029-87234767（总编室）
网　　址　http://www.wpcxa.com
邮　　箱　xast@wpcxa.com
经　　销　新华书店
印　　刷　西安雁展印务有限公司
开　　本　787mm × 1092mm　1/16
印　　张　20
字　　数　200 千字
版次印次　2023 年 3 月第 1 版　2023 年 10 月第 2 次印刷
国际书号　ISBN 978-7-5192-8919-5
定　　价　68.00 元

医学投稿　xastyx@163.com ‖ 029-87279745　029-87285296

序

“天人合德，和而不同，生生不息，厚德载物”是中华民族优秀的科技文明。“天行健，君子自强不息”是中国人民的特质。宋明理学新儒学派陆象山、王阳明阐释“宇宙之心即是我心”对于中医学者需要深刻地领悟与笃行，这是守正创新的基础。张东博士钟爱儒道互补之学，先识其“大”者继仁德、尚和合、无朴纯素顺应自然，重医学始源，悟道明细，天地之心既寥廓太虚又幽玄深远，将物象、具象、原象整合，研讨天地人神，象数易气神一体，以格物正事之欲事立、事上炼而事功成，明明德致良知培育求真储善之美。读过新作《中医的天地之心》确是一份通过重塑国学原理，兼容古今中外文史成果有思想的学术研究，朝向中医药学学科的学术思想迈出新步伐，确是中医临床医学基础的开创之佳作。

天地的时空即宇宙，天地之心便是宇宙之心，“吾心即是宇宙”“宇宙便是吾心”（《陆九渊集》33卷）。己分内事与宇宙内事在同一个世界中，既有抽象的形上学之道，又有具体的形而下的术，中医药学对维护生命健康以观天地阴阳之象，观万物生灵之象，观象议病辨证理法方药一体，主张道与术的整合，足以诠证中医天地之心的现实意义。紧随着经济大潮人群社会受物役的影响，医务

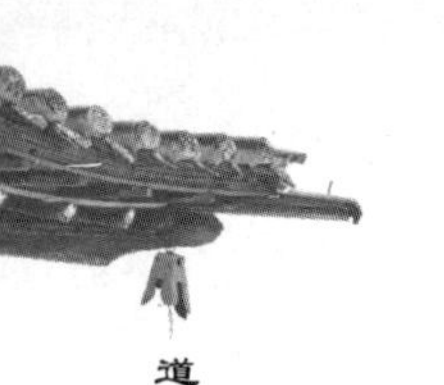

工作者的恻隐之心不忍人之心的淡化，理化生物学成果推动着医疗技术的进步而医生离患者却走远了，丧失了医患道德体的良知。致知在格物，“格者，正也”“物者，事也”，除了正事则无致良知之法，医者通过日常临证诊务，人心天心能与天地万物为一体，诚天命之性而自然灵昭不昧，不昧者无私欲之蔽，至善实为明德之本体，致良知知某物为“是”必当真诚去做；良知知某物为“非”必须禁忌不去做。只有体于道才可悟得天地一心之道，道通为一是人生格局的根本，也是业医治学执教之圭臬。

进入21世纪，信息守恒定律的提出对以历史范畴看待科技文明的深化研究将产生重大的影响。首先是重始源。史可为鉴，认知深邃的哲理指引学科体系的完善创新，把被淡化的国学原理找回来，复读河图洛书与负阴抱阳冲气为和的太极图说，回归象思维重视原象的创生性。古代尚无文字时期的贤哲们对中原黄河流域天文地理、气象物候、人群伦理道德等原象具象的考察，奠定了象数易气神整体动态流转而生生不息的生命科学的根基。中医药学以观象议病辨证，用药疗伤治病以法象遣药组方，证候与复方两个复杂系统运用具象思维与概念思维整合，归纳综合与还原分析整合的方法学，强调临床疗效的共识性，发挥治未病与辨证论治的原创优势。二是尚和合，重教化。加强医德医风教育，体现中医药学学科科学与人文的双重属性，以尚－尚同无朴纯素的国学原理与大数据大科学的科技成果融合互动，开展多学科、多元化、多视域的协同创新，培育学术团队求知欲、想象力、好奇心，善于思考、勇于更新的悟性。三是高概念时代一切事物的关联链接。信息与人工智能两化融合面对机器学习的电子网络的阿尔法狗、阿尔法折叠搜集信息量大，链接运算快而高效是一种挑战。然而人类的神经细胞/突触的网络具有的主体意识与逻辑推理永远控制约束机器学习功能，为人类创造与应用。回首我国魏晋南北朝时期近四百年的动乱，知识界为谋求思想的出路而玄学大炽，老子著《道德经》提出“玄之又玄，众妙之门”启迪史蒂芬·霍金的宇宙黑洞学说，终成信息守恒定律。举凡阴与阳，动与静，邪与正，顺与逆，显与隐既关联又对立的事物均是正负相抵、同步消长、相互转化的辩证统一的大成知慧学。英国著名历史学家汤因比赞扬中国阴阳符号系统是历史转替周期韵律的最贴近的符号系统。

张东博士与我有师生之谊，学思敦敏，善于思考而后系统反思，热爱中医，做有思想的学术研究，本书圆道中和以天心仁心公心诠释中华文明与中医药学核心思想，是恰逢其时之作。感慨之余不敢懈怠，草厥数语切望同辈学长与同学指教。

中央文史研究馆馆员
中国工程院 院士　王永炎

庚子　孟冬
时年八十二岁

序

"天人合德、和而不同、生生不息、厚德載物"是中华民族优秀的科技文明。"天行健，君子自强不息"是中国人民的特质。宋明理学新儒学派陸象山、王阳明阐释"宇宙之心即是我心"对于中医学者需要深刻地领悟与笃行，這是守正创新的基础。張東博士钟爱儒道互補之学，先识其"大"者继仁德、尚和合、无朴纯素顺应自然，重医学始源，悟道明綱，天地之心既廓廓太虚又幽玄深远，将物象、具象、原象整合，研讨天地人神，象数易气神一体，以格物正事之敘事立、事上炼而事功成，明明德致良知培育求真储善之美。读过新作《中医的天地之心》确是一份通过重塑国学原理，兼容古今中外文史成果有思想的学术研究，朝向中医药学学科的学术思想迈出新步伐，确是中医临床医学基础的开创之佳作。

天地的时空即宇宙，天地之心便是宇宙之心，"吾心即是宇宙"、"宇宙便是吾心"（陸象山全集33卷）已分内事与宇宙内事在同一个世界中，即有抽象的形上学之道，又有具体的形而下的术，中医药学对维护生命健康以观天地阴阳之象，观万物生灵之象，观象议病辨证理法方药一体，主张道与术的整合，足以诠证中医天地之心的现实意义。然随着经济大潮人群社会受物役的影响，医务工作者的恻隐之心不忍人之心的淡化，理化生物学成果推动着医疗技术的进步而医生与患者却走远了，丧失了医患道德体的良知。致知在格物，"格者，正也"，"物者，事也"，除了正事则无致良知之法，医者通过日常临证诊务，人心天心能与天地万物为一体，诚天命之性而自然灵昭不昧，不昧者无私欲之蔽，至善实为明德之本体，致良知知某物为"是"必当真诚去做，良知知某物为"非"必须禁忌不去做。只有体于道才可悟得天地一心之道，道通为一是人生格局的根本，也是业医治学执教之圭臬。

进入21世纪信息守恒定律的提出对以历史范畴看待科技文明的深化研究将产生重大的影响。首先是重始源，史可为鉴，认知深邃的哲理指引学科体系的完善创新，把被淡化的国学原理找回来，复读河图洛书与负阴抱阳冲气为和的太极图说，回归象思维重视原象的创生性。古代尚无文字时期的贤哲们对中原黄河流域天文地理，气象物候，人群伦理道德等原象具象的观察，奠定了象数易气神整体动态流转而生生不息的生命科学的根基。中医药学以观象议病辨证，因药疗伤治病以法象遣药组方，证候与复方两个复杂系统运用具象思维与概念思维整合，归纳综合与还原分析整合的方法学，强调临床疗效的共识性，发挥治未病与辨证论治的原创优势。二是尚和合重教化加强医德医风教育，体现中医药学学科科学与人文的双重属性，以尚一尚同无朴纯素的国学原理与大数据大科学的科技成果融合互动，开展多学科、多元化、多视域的协同创新，培育学术团队求知欲、想像力、好奇心善于思考勇于更新的悟性。三是高概念时代一切事物的关联链接。信息与人工智能两化融合，面对机器学习的电子网络的阿法狗、阿法折叠搜集信息量大，链接运算快而高效是一种挑战。然而人类的神经细胞/突触的

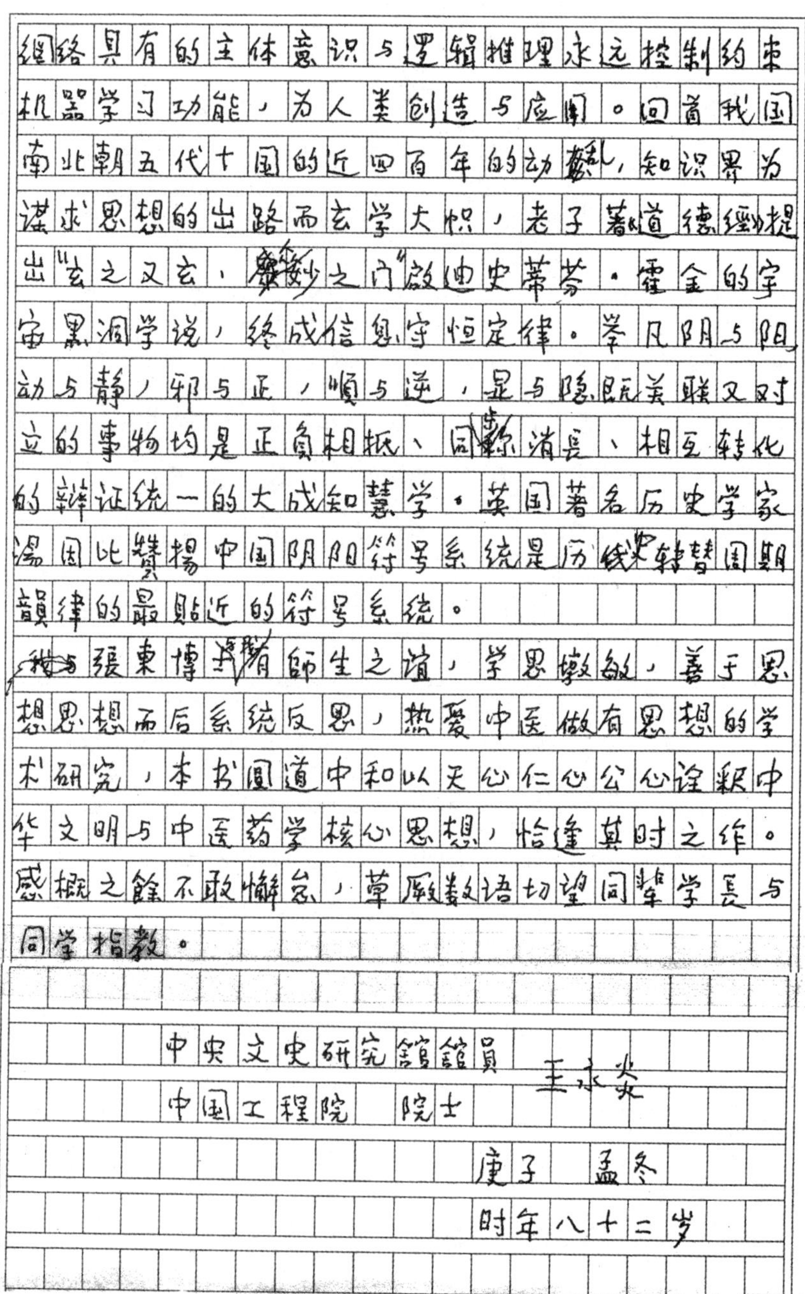

網络具有的主体意识与逻辑推理永远控制约束机器学习功能，为人类创造与应用。回首我国南北朝五代十国的近四百年的动乱，知识界为谋求思想的出路而玄学大炽，老子著道德经提出"玄之又玄，众妙之门"启迪史蒂芬·霍金的宇宙黑洞学说，终成信息守恒定律。举凡阴与阳、动与静，邪与正，顺与逆，显与隐既关联又对立的事物均是正负相抵、同步消长、相互转化的辩证统一的大成智慧学。英国著名历史学家汤因比赞扬中国阴阳符号系统是历史转替周期韵律的最貼近的符号系统。

張東博士与我有師生之誼，学思敦敏，善于思想思想而后系统反思，热爱中医做有思想的学术研究，本书围道中和以天心仁心公心诠释中华文明与中医药学核心思想，恰逢其时之作。感慨之餘不敢懈怠，草厥数语切望同辈学長与同学指教。

中央文史研究館館員
中国工程院 院士 王永炎
庚子 孟冬
时年八十二岁

序

这是张东博士继《元气神机：先秦中医之道》和《元气的力量：中医元气神机法医案与医理》之后的又一本古中医力作。

本书第一篇回溯了中华文明的核心思想，即圜道、太极中和、天地之心，并以此阐述了中国古人的终极追求。继而以脉诊和元气神机法为例，说明了太极中和、天地之心思想在中医里的应用。

第二篇讲的是中国古人的思维方式——象意思维。这一篇阐述了何为象意思维，以及中国古人如何应用这一思维建立了气、阴阳、五行和藏象的思想，并进一步探讨了五行的起源、本质，探讨了中医藏象的本质以及与解剖器官的区别。

第三篇探讨了中国古人在这样的世界观和思维方式下如何以天地之道、先天八卦、后天八卦建立了中医的三阴三阳、十二经络及五味系统，这成为中医顶层理论的框架。

第四篇在这一框架下，深入探讨了中医一些有争议的理论，如命门、小心、心包、三焦、君火、相火、膀胱、太阳、胆、少阳以及先秦脉法。

第五篇是中医三论，即中医元气论、中医人体发生论、中医病证论。

全书是一本严谨的学术著作，一层一层地说明了中医出自中华

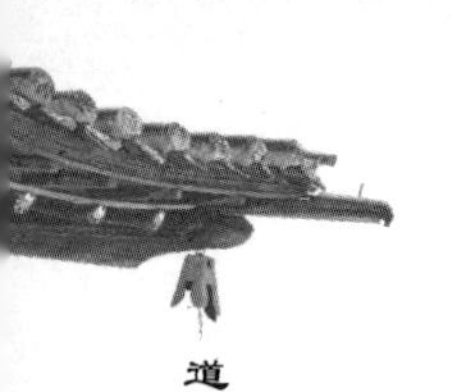

传统文化，中华传统文化是中医的灵魂。

我曾经在张东博士的公众号“良医之路”中讲过：一名医者，有多大的正念、正能量，就能治多大的病。许多人对此不理解，以为治病只要医术好就行，与“正念、正能量”没有多大关系。这种理解对西医来说至少不全面，对中医来说则完全是错误的。西医是“格物”的，是医术、是外求，外求是可以学习的。中医是“格人”，是与天、地相互联系的，是医道、是内求，内求是需要实修的。中医是天、地、人的医道理论，同儒、释、道一样，都是人体修炼的理论。学习中医就是修行、修炼中医的过程。德是修炼中医的根本；神是修行、修炼中医层次高低的关键；悟是修行、修炼中医的结果。张东博士的这三部姊妹作就是作者实修古中医的真实记录，是修行、修炼中医的结果，也是贡献给愿意实修古中医者的台阶和门路。

所以，想要学好中医，必须先修好自身。安身、立命、养生、医病，第一宗旨必须先修心、立德，学中医尤需如此。

修心（即修道）、立德对学好中医为何如此重要？

这需要从中医的“一入”“一出”两方面说明。

一入：修心（即修道）、立德对学中医来说是修“缘”。无此“缘”，学中医无门而入。《管子·心术》说：“道，不远而难极也；道，并处而难得；神者至贵也，故馆不辟除，则贵人不舍焉。”故曰“不洁则神不处”。中医的根即道，修心、立德即是明道。不明道，所以说“并处而难得”“不远而难极也”。不修心、立德，就是不清扫自己身体这座“馆”，中医这个“贵人”就“不舍焉”。

有生命有精神活动的人除具有形（形）之身外还具无形（气）之身。此“无形（气）之身”指挥着一个人的思想、行为。《管子·内业》说：“是故此气也，不可止以力，而可安以德；不可呼以声，而可迎以意。”“安德”“迎意”即修心、立德。修心、立德之人才能有正确的思想和行为。

一出：你认真想过你给患者开的处方是从哪里来的吗？“是我

学中医学来的。”没错，是你学中医学来的。你学中医那么多处方，为什么某次对某患者就开那个处方？是哪个做出的决定？

有一个东西依据患者的主诉、症状和望闻问切结果在你学过的处方中筛选出一张处方，你给患者开出的处方是“那个东西”，是从你学过的处方中筛选出来的，所以你开处方需要“那个东西”+你学过的处方（当然如果你足够高明，你那个东西可以自己组方）。“那个东西”是什么？就是《管子·内业》中所说的“此气”也。如果你已“得道”，即可作到“安德”、“迎意”、用“此气”。这张处方即符合患者当前阴阳五行和五运六气的中医基本框架。

修心（即修道）、立德需要学好中华古文明的精髓与核心——阴阳五行。古中医的根子就是阴阳五行。“阴阳五行”是中医的根，你连“阴阳五行”都不信，还认为“阴阳五行”是“朴素的唯物论、辩证法”？五运六气和阴阳五行一样是中医的基本框架。应该在这个基本框架下学习和理解中医。

我一直有一个坚定信念：我中华民族自有史以来，十几世纪中无论政治、经济、文化，还是科学技术等一直处于世界前列，只是近几百年来落后了，近几十年我们正在奋力赶上并已达到预期目标。我非常欣喜地看到新一代中青年中医学者不满足于现代中医所教所学，钻研古中医，探索、还原“先秦中医”，奋发图强，传承古中医精华。现在的节令和我们所处的时代正是易经“复卦”。“复，其见天地之心乎？”“动之端乃天地之心也”，现在古中医如一阳之复，有了一阳，二阳、三阳还会远吗？我看好中医药的再次辉煌。故愿为之序。

中国中医科学院西苑医院

麻柔

庚子年冬至

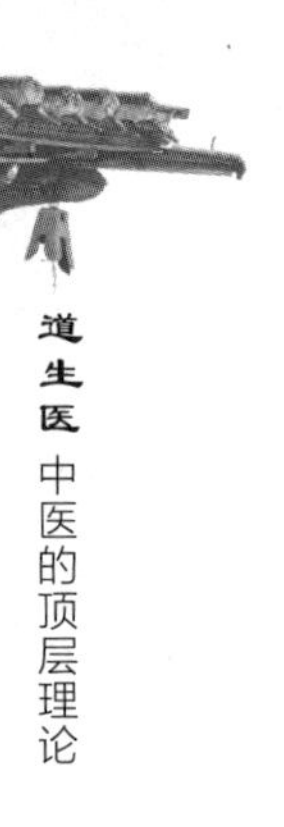

前　言

1988年当我走进北京中医学院（北京中医药大学前称）的时候，我对中医充满了疑问和不解。当时就不断有人质疑和论证中医到底是不是科学。

记得大学一年级的时候我在学校作了一次讲座，当时我说："我认为中医是一门手艺，就像古代做瓷器，虽然不知道里面的化学原理、化学成分，但凭经验一样可以烧制出世界上最好的瓷器，但一些瓷器的工艺失传了就再也烧制不出来了，中医就像这个。"这是我大学一年级时对中医的认识。

那个时候西方的系统论、控制论、信息论以及科学哲学刚刚开始影响国人，一些学者开始试图从西方科学或哲学的角度认识中医。于是有了中医黑箱理论以及以科学范式、科学哲学研究中医的潮流。中医也开始做动物模型、动物实验等。

当时北京中医药大学有一批名老中医，如刘渡舟、赵绍琴、王玉川、王绵之、孔光一、印会河、焦树德等。当我就上述中医的科学研究请教这些老先生的时候，他们只问了我一句话"他们会用中医看病吗？"这句话让我瞬间无语了。言下之意，不会用中医看病，怎么会理解中医，连中医都不了解，谈什么研究中医！

20世纪80年后期还出现了气功热，一些气功大师也占领了北京中医药大学这块高地，他们带来了许多中国传统文化的内容，但也有一些无法证实也无法证伪的理论，似乎又将中医带入了难以企及的玄学。

那时候这三种思潮在各大中医院校中盛行，也影响着我，让我无所适从，三种思潮似乎都很有道理。但我最终的思考是，如果不会用中医看病，不知道中医看病的原理和方法，怎么谈得上研究、传承和发展中医呢？因此，我觉得首先要成为一名真正的、用中医思维和方式看病的中医，如果不能做到像我心目中的名老中医一样有出色的中医疗效，那其他的研究难免成为无源之水了。

这也是我毕业后选择了中国中医科学院西苑医院做一名临床医生的原因，而且我选择了心血管专业。众所周知，心血管专业是西医发展最快、治疗措施最多、疗效最好的专业之一，中医在这样一个西医强势的领域能有作为吗？如果中医在这个领域能有突出贡献和疗效才更能说明问题，所以我选择了心血管专业。

大学毕业后其实首先要学习的恰恰是西医。在这样一个综合医院抢救危重患者的科室，作为一名年轻医生，西医功底不好是不行的，这不是兴趣和爱好的问题，这是一个临床现实问题。其实这样刚刚好，如果不能很好地学会西医，怎么能认识中西医的根本区别呢。很可能会由于视野的限制，局限在中医本身的视野中，不能从相互比较以及多维度上客观认识中医。因此，同时成为一名好的西医医生是必要的，为此我还去了北京协和医院重症医学科学习西医对危重病的治疗，在那里认识了我最敬佩的西医老师——杜斌主任。杜斌主任是对我影响最深的西医老师，让我知道了一名优秀的西医是怎样的，是如何解决临床问题的。之后我还学习了西方的科学哲学及诠释学等理论。

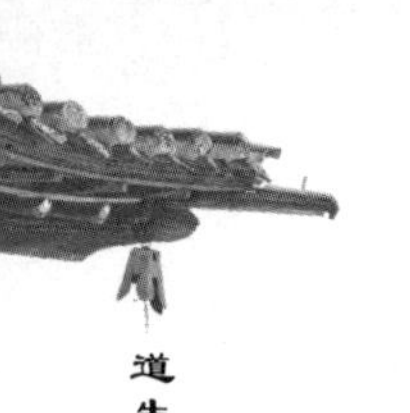

经过不断的中医临床实践，我渐渐实现了我理想的一步，做一名会用中医思维和方法看病、临床疗效达到我的期望值的中医医生。在临床实践中我也逐渐认识到，中医不但有宝贵且丰富的经验，更有无可替代的医学理论。中医作为一门成熟的医学，如果没有成熟而富有生命力的理论，只靠经验，以现代科技发展的速度，中医早晚会被解构成西医。中医的方剂成分再复杂，以现在科技发展的速度，变成西药大概是早晚的事，在西医眼中这无非就是天然植物或矿物而已，从天然植物中提取有效成分变为西药是完全可以的。并且中医临床单靠经验很快就会遇到瓶颈，没有理论的支持，临床就必然会出现瓶颈。况且中医如果只靠经验的积累和重复，其发展会非常缓慢，必然会受到很大的限制，尤其和西医比较而言更是如此。

在我行医的近三十年中，西医的发展如此之快，从基因研究到循证医学，从心脏支架到心脏移植，而由于近现代中医一直没有找到自己的方向以及对自身的正确认识，在不断跟随的同时（从动物模型到基因，从随机对照试验到神经网络），在相当长的一段时间里，中医整体的临床疗效水平大幅下降。以至于近些年我们才突然发现，中医再没有临床疗效就会被赶出舞台了，而这时已经有许多名老中医已经相继过世了。于是才开始了重视中医师承教育，提倡读经典上临床，但此时不但中医经验的继承已经失去了大好时机，中医理论的传承更是后继乏人。经典放在那里，我们已经读不懂了，而中医理论恰恰是中医的原动力，是中医的核心和发展源泉。

反对中医的人也常常质疑中医理论，以中医理论的基础——阴阳五行——为例，其实中医自身也愈来愈难以解释它们的原理了。我对中医理论的探索采取了倒叙的方法，即从明清到金元，从宋唐到汉，最后到《黄帝内经》《难经》。这倒不是我有意为之，而是《黄帝内经》《难经》等经典实在是太难懂了，读些皮毛还可以，深入探索就进行不下去了。于是我选择了离近现代最近的明清中医入手，包括明清的伤寒学派。这样的学习让我收获不小，尤其是临床疗效的提高。但随着学习的深入，却发现这些古代大医的核心理论虽然是实践所得，但其理论核心却源于《黄帝内经》《难经》《伤寒论》等经典，于是不得不再次溯源至内难经典。

虽然有了前面的积淀，但当我再次读到《黄帝内经》等经典时，我发现我只是知其然而不知其所以然。《黄帝内经》表面上只告诉了我们是什么，却没告诉我们为什么，藏府的理论是按照什么原理建构的，命门、三焦、小心到底是什么，脉诊、经络理论是怎样形成的，等等。当一种理论只知其然而不知其所以然的时候，其实是无法真正评价它的，只能知道这样做有效，但不知道原因。不知其所以然，怎么能认为理解、认识中医了呢？但当我探索这些理论背后的"为什么"的时候，我发现它们无不是在中国传统文化的基础上建立起来的，尤其是《黄帝内经》背后的先秦思想，它们是中医理论构建的知识背景、思维方法和设计原理，是中医理论的思想准则。这些理论不同于西医讲的基础理论，如果说藏府、经络、营卫气血等理论是中医基础理论的话，那么它们背后的、源于中国传统文化的建构思想就是中医的顶层理论，如圜道、太极、中和、天地之心、元气、五行、八卦等。无论是中医基础理论还是后来中医理论的发展，都是在这些思想原则下建立的，所以我们称之为中医顶层理论（中医顶层理论的解释见本书"导论"部分）。

许多人一直有个疑问，即西医的发展与时俱进，新的理论不断淘汰旧的理论，为什么中医还老要抱着上千年前的所谓经典不放呢。其实，以《黄帝内经》《难经》《伤寒论》为核心的中医经典除了构建了中医的基础理论以外，更重要的是它们传承和体现了由中国传统文化所构成的中医顶层理论。后世的中医理论无不是在这一顶

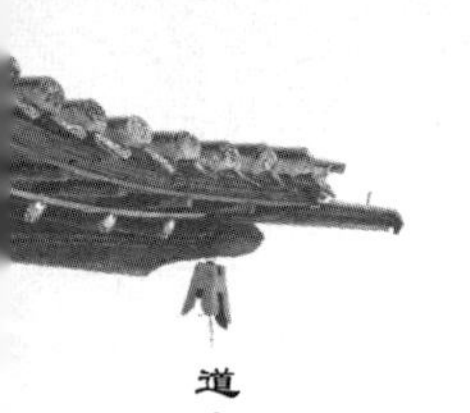

层理论下建立的，这就是我们要不断学习经典的根本原因。中医的顶层理论是中医的灵魂，这就是本书要探索的。中医的顶层理论源于先秦思想，这就是要探索先秦中医之道的原因。

对先秦中医和中医顶层理论的探索得到了王永炎老师、翁维良老师、薛伯寿老师、麻柔老师等老一辈的大力支持。尤其是王永炎院士，作为我的老师，在先秦中医系列的第一本书《元气神机：先秦中医之道》中就亲笔为之作序。本书作为先秦中医系列的第三本书，王院士再次欣然作序，实令晚辈感激万分。

王院士为本书作序是2020庚子年，那个时候我为本书初定的书名是《中医的天地之心》，隐含了中医生生不息的含义，王院士审阅了本书全文后，以此书名为序。后来有同道以为此书名难以概括本书的内涵，故于2021年初最后改为《道生医：中医的顶层理论》。但为了展示王院士的原意，依然以原文为序。

本书的成书非常感谢我的老师王永炎院士、翁维良教授以及中国中医科学院西苑医院麻柔教授。熊明心女士对本书的修改提出了诸多详细的建议和意见，并为本书的文献部分做了诸多工作，今借拙作付梓之际，一并深致谢忱。最后感谢我的妻子金艳默默为我做出的奉献。

注：本文“藏府”二字的用法参照人民卫生出版社《中医古籍整理丛书重刊》系列的《黄帝内经素问校注》繁体版（2013年版）所用之字。在本文中区别了气化的藏府和解剖的脏腑，故特别以“藏府”二字表达气化的藏府，而以“脏腑”二字来表达解剖的脏腑，包括“五藏六府”和“五脏六腑”等。

目　录

导　论

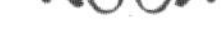

第一篇　中医之圆　天地之心　太极中和

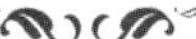

第二篇　中医之源一　象意、五行、藏象

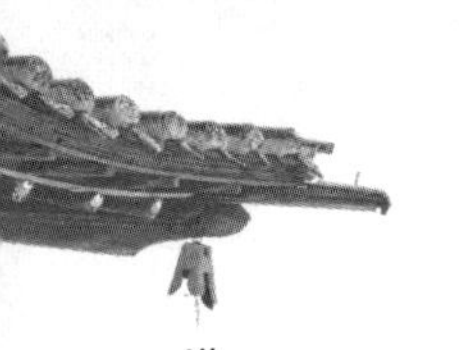

第三篇 中医之源二 三阴三阳、八卦、五味

第四篇 中医之源三 《难经》续

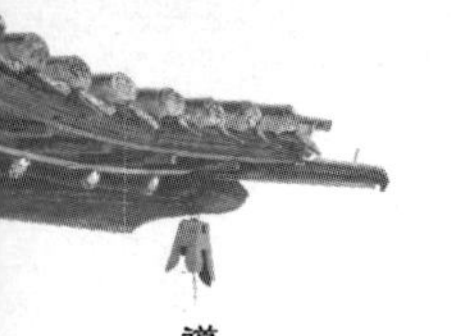

第五篇 中医之元 中医三论 先秦中医

导论

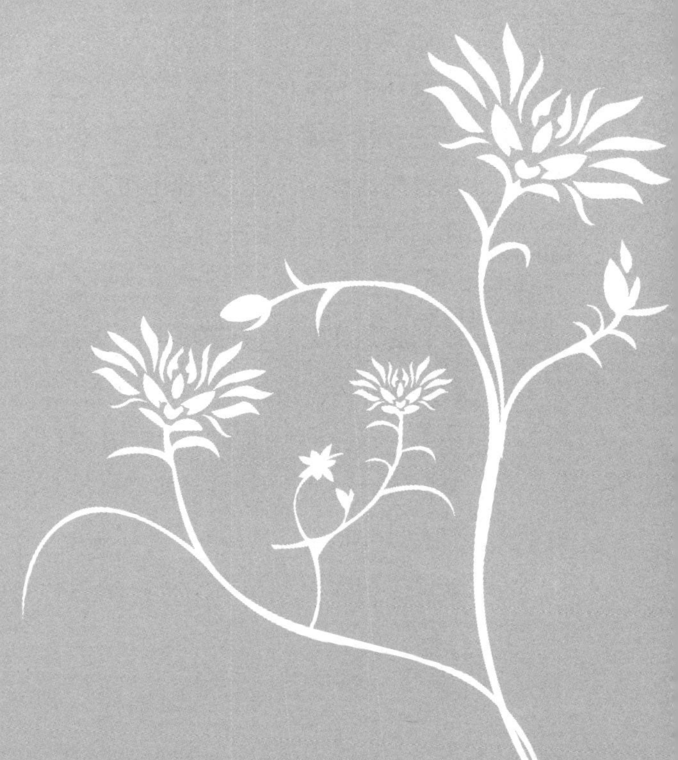

中医究竟是什么?

《剑桥医学史》

有学者可能会这样想：中医理论尤其是以阴阳五行为代表的中医基础理论已经是一种原始的、落后的理论了，中医应该拥抱现代科学。中医只有在人类的新认识下才能发展，我们只有用现代科学的方法去认识和研究古老的中医，中医才能发展。况且现代很多疾病都是古代中医没有遇到的。今天的人类不比古人更聪明、更先进吗，为何还要抱着几千年前的所谓经典不放?

有些学者似乎也认为：中医只有中药和丰富的经验是有价值的，在科学昌盛的今天，古代中医理论恐怕难有贡献，废医存药或废理存验，才是中医发展的明智选择。

以上观点从逻辑上讲没有问题，但忽略了一个重要的前提，即中医到底是什么。这是研究中医所有问题的前提，包括中医的继承与发展。有些人认为“这还需要探讨吗？”，就像很多人以为“什么是科学”，还需要讨论吗?别忘了，西方专门有一门学科称为科学学，专门研究“科学是什么”，有一本西方科学学的名著就是《科学究竟是什么？》。那么“中医究竟是什么”，从民国后就一直在讨论中医应该如何发展、继承、创新以及中西医怎样结合等问题，却忘了首先要回答“中医究竟是什么”——这是一切问题的前提和根本，这是我们研究问题的主体，如果主体都不清楚的话，其他一切问题都难以讨论，甚至会将我们引入歧途。例如我们讨论中医如何继承和发展，首先我们要知道我们继承的是什么，发展的又是什么。所以回答“中医究竟是什么”这个问题至关重要。

西方医学实际上是西方文化的一部分。

这个问题如果在中国古代，应该不是一个问题。到现代有了西医，这个问题才变得如此重要。有了西医的存在，尤其是西医的强势存在，“中医究竟是什么”才成了一个更需要回答的问题。而这个问题背后的问题是：中医和西医到底有什么不同？它们的本质区别是什么？

在探讨这个问题之前，我们先看看西方人是怎么看待西医的。由英国维尔康医史研究所（Wellcome Institute for the History of Medicine）的罗伊·波特（Roy Porter）教授等一批当今西方医学史学界著名学者，在《剑桥医学史》中文版序言中这样写道：

> 虽然对于一些人来说，西方医学是一门高技术和迅速发展的医学，它的主要原理和优点在于它的功效、在于人们相信医学得到了赋予它意义和取向的科学、哲学、宗教和文化传统的支持。人们也可能以另外一种方式提到它，即西方生物医学可能基本上表现为一种“价值中立”和“文化中立”，是纯粹的科学真理，是完全建立在事实之上的，正如本书各章节所提及的那样。然而，西方医学实际上是西方文化的一部分，是西方自己的观念、西方的宗教传统以及与诸如主观性、自主性、自由、民主、自由市场资本主义等价值相关的、更广泛的理性假设的一部分。因此理解西方医学的基础是重要的。

当我们想当然地认为西医“表现为一种价值中立和文化中立，是纯粹的科学真理，是完全建立在事实之上”的时候，来自西方的声音告诉我们“西方医学实际上是西方文化的一

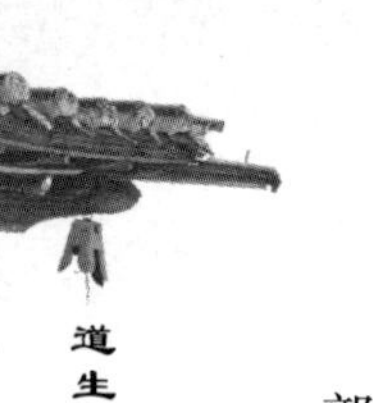

部分”。事实上西医和中医作为医学，都必须基于医疗实践和事实，但无疑也都是各自文化的一部分，受到各自文化的深刻影响。我们如此看中医和西医就会发现，由于文化不同，中西医甚至源于不同的世界观，源自背后的不同文明。东西方两种文明，看待世界的视角、思维、方法以及价值取向不同，导致中西医如此不同，甚至两种医学看到的人体和疾病图景都不同。[1]

不同的图景世界

如前所述："西方医学实际上是西方文化的一部分。"同样，中医也是东方文化——中华文明——的一部分，而且两者的文化、世界观截然不同。同样的世界，东西方文明中看到的图景竟然是不同的。例如在西方人眼中，物体是独立的、个体的、稳定的，物体均有其独立的体积、重量，会占据独立的空间，因为独立所以自由，因而西方文明特别重视个体、独立和自由，强调民主、自由，这是西方人的世界观。

而在中国古人眼里，世界不是这样的。中国古人眼中的物体不尽是独立的、个体性的、稳定的。在中国古人看来，物质或物体只是气变化的某个暂时阶段而已，气不断流动变化，物质或物体也是不断变化流动的。也就是说，同样一个物体，在西方人眼里，这个物体是静止的、独立的，而在中国人眼里却是流动的、连续的，眼前的物体只是流动变化的某个瞬间而已。

在中国古人眼中，空间时间是一体的，时间是流动的空间，空间是流动的时间。例如在中国古代山水画中，我们看到，空间常常是随着物体的流动变化展示出来的。在古人眼中，所有有形的物体都只是气的流动变化的一个瞬间，万事万物也因为气而成为一体。"通天下一气耳。"（《庄子·知北游》）[2]万物及人都是气之聚散变化。"人之生，气之聚也。聚则为生，散则为死。"（《庄子·知北游》）[2]"太虚不能无气，气不能不聚而为万物，万物不能不散而为太虚。"（张载《正蒙·太和》）[3]既然物质、物体都是气的变化结果，那么，如果气是流

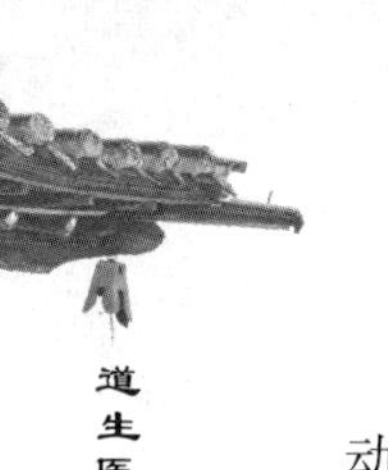

动的，物质自然也是流动的。万物因为气的关系而相互联系，物质之间彼此相关，乃至是一体的。没有完全的独立和自由，因为万物互缘，彼此牵连。万物一体，这是中国人的整体观，反映在人和万物的关系上，就是天人合一。

人体也一样，《灵枢·决气》曰："余闻人有精、气、津、液、血、脉，余以为一气耳。"[4]清代黄元御说人体"一气周流"，郑钦安说"六气本是一气，六经本是一经"，皆是此意。我们总说中医强调运动变化，因为中国古人眼中的物质、物体本就是气的流动。

这就是两种文化的差异。中西医建立在这么截然不同的文化和世界观的基础上，可以想象两种医学会有多么不同。虽然它们面对的是同一个人体、同一种疾病，但观察理解方式却完全不同。西医看到的人体是解剖的、细胞以及分子生物学意义的人体图景，如离子的转运、细胞结构的变化、电的传导、化学递质的传递和增减等；而中医看到的是人体营卫气血的升降出入、开合枢转，藏府经络的气化运行、流转变化，藏府之间的生克制化等。中医、西医源自两种不同的文明和文化，它们看待世界、看待人体的思维和图景不同，从而采取的治疗思路和方法也就不同。

因此，中医西医的本质区别不是中药、方剂，也不是针灸，那只是工具，中医西医本质的区别是东西方两种文明的区别。就好像中国古代建造的都江堰，都江堰始建于秦昭襄王末年（约公元前256—前251），那时候的生产力和科学技术水平远远不如现在，但中国古人运用东方文明的智慧和方法建造的都江堰，用了两千多年，不但防洪、减灾，还可以灌溉、航运，由此成就了"天府之国"，对自然、社会、生态、人文的价值难以估量。而今天，科学技术突飞猛进，我们有了足够的生产力和科学技术，可以直接将江河拦腰截断，不知这样的大坝能否用两千多年，其对自然、地质、生态、社会文明的影响，恐怕还待后人评价，但不管怎样，我们发现，今天的水坝虽然依托了两千年前无法想象的先进技术，但基本思路却是简单直接的。但如果仔细研究都江堰，我们会发现，它的先进之处不在技术而在智慧，其整体设计是在与自然和谐的基础上改造自然，因自然之势，将为人类带来灾害的自然，变成“自然而然”为人类服务的自然。

西医发展迅速，显微镜、X 线、超声、CT、MRI 可以看到人肉眼看不见的人体内部，可以查血液里的各种成分、微生物，乃至基因。但我们会发现，先进技术背后的思维，和今天建水坝的思路一样，用的是阻断、抑制、拮抗、填充、人工替代的方式，使用的工具是胰岛素、雌激素、钙通道阻滞剂、血管紧张素转化酶抑制剂、人造关节、血液透析、呼吸机等。西医先进的技术令人钦佩，但对待人体和疾病的认识思路却是西方思维式的对抗、补充、替代等。记得协和医院一位妇产科专家曾对我说：我们（西医）妇科，患者长多了的，我们能切，但患者缺少的东西我们不能让它重新恢复，这得靠你们中医。

中医、西医源自两种不同的文明和文化，它们看待世界、看待人体的思维和图景不同，从而采取的治疗思路和方法也就不同。

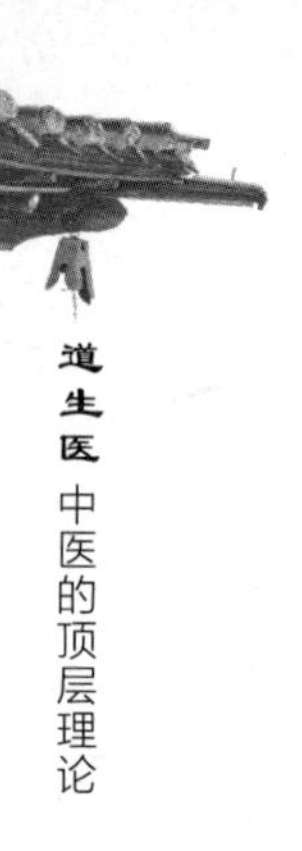

不战而屈人之兵

再举个例子说明两种文明的区别。西医治疗微生物感染性疾病，采用的是直接杀灭的方法，检测出是什么细菌，看到它的细胞结构，然后研制抗生素，看看怎样破坏细菌的细胞结构，破坏它的细胞膜、细胞核等，最后用抗生素杀死细菌，这是西医的思路。对此，中医采取了完全不同的治疗思路。

中医的思想源于华夏文明，尤其是以先秦思想为源头。如果我们将消灭细菌比喻为一场在人体内发生的战争，《孙子兵法》说："百战百胜，非善之善也；不战而屈人之兵，善之善者也。"战争，中国古人认为是不得已而为之的。因为即使战胜，自己也会受到一定损伤，何况战争还是在自己的国土上发生——比喻治疗是在患者自己身体内进行——就更是如此。故《道德经》云："兵者不祥之器，非君子之器，不得已而用之。"[5]不战而屈人之兵，是中国古人在先秦就提出的智慧。

中医继承了先秦智者的思想，将其应用于治病上。中医会先想，为什么这些细菌会侵袭人体？显然，这些微生物也是为了生存，它们要找到适合自己生存的环境。有些微生物——细菌或者病毒——喜欢潮湿的环境，有些喜欢寒冷的环境，有些喜欢湿热的或者干燥的环境，当人体有了适合它的环境，它自然就会附着并大量繁衍，西医称之为侵袭。其实微生物没有主观的意愿，所谓的侵袭其实只是因为这里适合它生存而已，就像霉菌飘过一间屋子，它只会停留在潮湿的角落，而不会停留在干燥的地方。

这时候中医会怎么办？中医不会去直接杀死这些致病微生物，中医只需要改变这些微生物生存的环境就可以了。让人体这个环境不再潮湿、不再高热、不再干燥，如此，这些微生物自然就生存不下去了，自然就离开了，也不会再来。

这时候我们发现，中医如此“落后”，中医没有发现致病菌，而只有风寒暑湿燥火的概念。风寒暑湿燥火，其实说的就是人体的内环境。人体的内环境受自然界风寒暑湿燥火的影响，因为天人是相应的，所以中医倾向于利用自然界的动植物（植物为主）来改变人体内环境。自然界的动植物也受自然界风寒暑湿燥火的影响，其自身也有类似自然界风寒暑湿燥火的内环境，当其特性与人体内环境的特性相生相克时，就改变了人体的内环境，这就是中医治疗感染性疾病的原理。

由于东西方文化的不同，东方文明更强调自身，更关注主体，关注主体的平衡。而西方文明更强调客体，强调改变客体，两种思路各有其优势。西医直接杀死细菌，直接快速、针对性强，但微生物会不断进化变异，不断变成耐药菌，于是西医再去研究抗生素，此消彼长，抗生素和细菌进行着一场持续的竞赛，这样的竞赛需要先进的科学技术和大量的资金来支持。而中医认为，这样即使百战百胜也不是最好的，中医为了最大限度地减少对抗，不但改变内环境，且通过发汗、利尿、通便等方式，给微生物以离开之路。

中医可以不依靠板蓝根、苦参、黄连等直接杀灭细菌、病毒，中医不担心细菌、病毒的变异，不存在抗药问题。其实更深刻的是，中医关注的是人体自身离“健康”即“中

中医关注的是人体自身。不战而屈人之兵，才是中医的智慧。

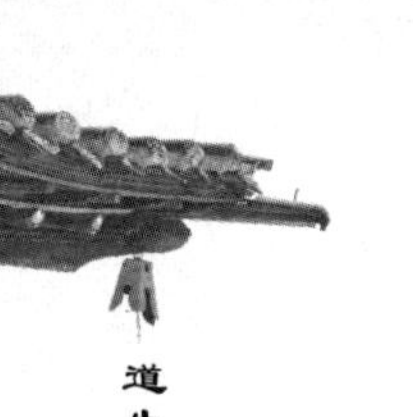

和状态”的偏差程度（参见“中医的健康观”一节）。中医治疗是向着健康的目标去修复人体偏差，在修复偏差的过程中，疾病、有害微生物就自然去除了。所以当西医在关注杀死致病微生物的时候，中医关注的是人体自身。不战而屈人之兵，才是中医的智慧。

世界医学的损失

近些年，我们中医也跟着西医研究中药或复方有效成分的抑制、阻断、拮抗作用，力图发现中药有抗菌、抑制免疫、抗组胺、抑制某种酶的作用。这种研究很好，但若认为这就是中医唯一的前途和发展方向，则恰恰本末倒置了。如果中医没有了中华文明所赋予的智慧和思想，用中药去比拼有没有抗肿瘤的成分，有没有杀灭细菌、病毒的成分，最多会被西医认为找到了一种或一组天然植物中所含的抗肿瘤的物质或抗菌、抗病毒物质。这固然也很好，但在西医眼中，这和洋地黄叶变成地高辛，金鸡纳树皮变成奎尼丁一样，我们知道最终地高辛、奎尼丁被称为西药。如此，中医中药可以为西医做贡献，但中医将会消失。

不是因为把中医当做遗产，才可惜它的消失，而是如果中医消失了，人类将从此失去另一种对待人体和疾病的智慧与思想。这是人类文明之一——中华文明——为人类所做的贡献，它经历了几千年的实践和验证，这种高超的智慧和思想，从古至今，指引着我们用不同于西方的另外一种思想和视角看待人体、看待疾病和治疗疾病。如果中医消失了，不是一份遗产的消失，而是人类文明的损失，是世界医学的损失。

人类的文明是多元化的，在此基础上建立的医学也应是多元化的。从技术上看，中医远不及西医，但中医所秉承的中华文明的智慧和思想，使人类有机会从另一个角度看待人体和疾病，采取一种与西医迥然不

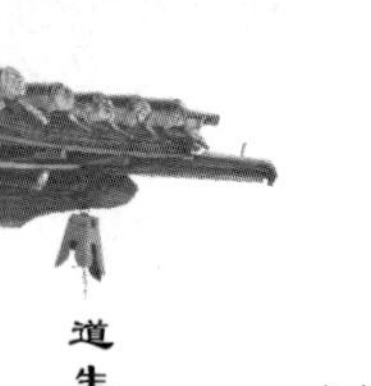

同的治疗思路，而且这种思想如此成熟，经过了几千年的验证。就像《孙子兵法》，虽然是几千年前的思想和智慧，但无论是在过去、现在还是未来，它依然熠熠生辉，成为全世界战争和兵法的必读之作。

中医究竟是什么？中医，是在中华文明的智慧和思想下建立的与西方医学视角迥异的医学体系。要解理中医，就要知道指引中医的中华文明的智慧是什么，中医是怎样在此基础上构建出来的。如果我们不能真正理解中医，又怎么能评价中医，又怎么能谈中医如何发展、如何创新呢？如何知道它到底应不应该、能不能和现代医学、现代科学相结合，以及怎样结合呢？所以一切问题的核心就是“中医究竟是什么？中医是怎样建构起来的？它的思想源泉是什么？”。这就是本书要详细阐释的内容，即在中华文明的智慧和思想下建立的中医是怎样的。

中医的顶层理论

废医存验

许多人称中医是经验医学。诚然，中医里有很多宝贵的经验，这很重要，但一门成熟的医学，只有经验是远远不够的。就像有些动物受伤了，也会自己去找到些草敷在伤口上，让其速愈，这也是经验，动物并不知道为什么。医学不能只有经验，更重要的是它指导实践的理论。但现今不少中医临床医生似乎对中医理论并不感兴趣，尤其是中医基础理论。大家更愿意学习治某某病的经验或秘方。虽说鼓励读经典，但似乎经典实在读不懂，读不懂也就觉得中医理论对临床价值有限。相应地，由于理论上的短板，中医临床医生更多地寄托于临床经验，以此来弥补理论上的不足。一些读不懂或曲解中医理论的学者说："中医的理论多是玄学和空谈，和临床没什么关系；中医很朴素，只是临床经验的积累和总结。"如果之前有人提出废医存药，那这些人的观点就是废医存验。

中医理论真的是空谈吗？无论回答是或否，首先需要做的是读懂它，只有在读懂中医理论的基础上，才能评价和验证它到底有没有临床价值、到底是不是空谈。但问题是，中医经典就放在那里，文字没困难，但似乎越来越难理解，于是理解不了就改造。中医经典为何难

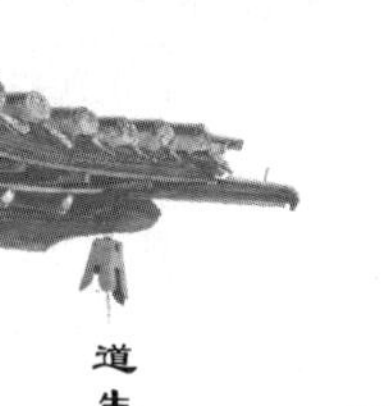

以理解？其中一个重要原因就是我们失去了理解中医理论的源泉和方法，我们太习惯于以现代人尤其是西方的思维方式去理解中医理论，如此常常会一头雾水、四处碰壁，更谈不上指导临床了。我们读不懂经典的原因是因为我们失去了解读它的密码。看看我们都失去了哪些密码，它们是我在《元气神机：先秦中医之道》一书提到的——《黄帝内经》中许多我们不知道的为什么：

1. 为什么中医要分藏府？

2. 为什么偏偏是五藏和六府？五藏配五府不好吗？偏要加上一个三焦，三焦还有名而无形。为了配三焦后来又加上一个心包，这样做到底有何意义？五藏与六府相配的原理是什么？

3. 三焦为什么是少阳？三焦和胆同属少阳，为什么？

4. 心包到底是什么？

5. 手足十二经相配的原理是什么？

6. 胆为什么主决断？胆囊切除了怎么办？中医的胆和西医的胆囊是什么关系？

7. 中医的五藏六府是解剖的五脏六腑吗？如果不是，为何《黄帝内经》《难经》中详细记载了五藏六府的大小、尺寸、重量等？如果是，为什么中医的肝藏在人体左边？

8. 为什么五藏中唯独说肾有两个，左为肾，右为命门？这个肾指的是解剖的肾吗？如果是，为什么不说肺有两个？

9. 命门到底在哪？《黄帝内经》说目为命门，《难经》说“肾有两个，左为肾，右为命门”，为何不同？为何是右为命门？

10.《黄帝内经》为什么还说少阳主骨？不是应该肾主骨吗？

11. 万事万物都有五行，这合理吗？

12. 五行为何如此相生，又为何这样相克？为什么水克火，火不能克水吗？为什么土克水，水不能克土吗？

13. 为什么心主神？为什么肝藏血？为什么肾主生殖？

14. 为什么肝开窍于目、心开窍于舌、肾开窍于耳？

15. 为什么心与小肠相表里、肺与大肠相表里？

……

如果我们连这些中医的基本理论都没搞清楚，我们怎么能真正明白中医呢？

中医理论真的是空谈吗？无论回答是或否，首先需要做的是读懂它，只有在读懂中医理论的基础上，才能评价和验证它到底有没有临床价值、到底是不是空谈。

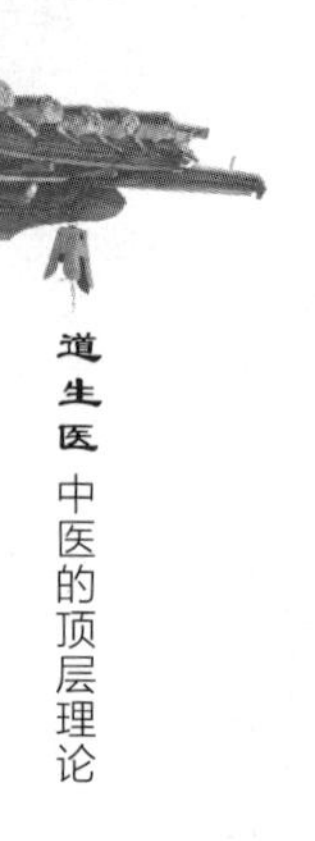

中医的顶层理论

我们知道，好的理论不只是实践的基石，还应该是实践的先验者和指导者，甚至可以预测和指导未知的实践，例如爱因斯坦的相对论。爱因斯坦提出相对论，并非基于大量实践观测结果，观测到光线的弯曲、空间的弯曲等事实，而是在既往物理和数学的基础上，在发现既往物理理论无法解释的问题时，先进行理论探索，爱因斯坦称之为思想实验。于是爱因斯坦提出了狭义相对论。这时的狭义相对论还只是一个假说，因为思想太超前，当时还不具备验证相对论的实践工具。后来的科学家发明创造了一些观测方法，才在实践中验证了狭义相对论。因此，好的理论，不一定都是实践总结的结果，它可以在实践观测之前提出。

以《黄帝内经》为代表的中医理论恰恰就是这样的理论。我们可以通过理论层面的推演直接先形成假说。如果我们对中医理论的理解是正确的，推理也是正确的，那么这个假说在临床实践中验证的成功率就非常高。好的理论可以直接提高临床疗效。就像有了相对论，人类可以造出原子弹；中医也一样，《黄帝内经》《难经》《伤寒论》所建立的理论，就是这样的中医理论。

我们习惯将《黄帝内经》《难经》所建立的理论称为中医基础理论，其实这还是西医思维的看待方式。《黄帝内经》《难经》所建立的理论，有基础理论，但更重要的是它蕴含了中医的顶层设计。《黄帝内经》

以后的中医，无不是在这个顶层设计下发展出来的，我们称之为“中医的顶层理论”（注：顶层理论源于顶层设计一词。顶层设计是一个工程学概念，其义是整体考虑项目的所有层次和要素，并且追根溯源，统揽全局，在最高层次上寻求问题的解决之道）。中医的顶层理论就是中医的顶层设计，是最高层次上的解决之道。

我们习惯将《黄帝内经》《难经》所建立的理论称为中医基础理论，其实这还是西医思维的看待方式。

中医的顶层理论包括两部分，其一是《黄帝内经》《难经》《伤寒论》所建立的经典理论；其二是《黄帝内经》等经典理论的思想源泉和建构原理，即中国传统文化的核心思想，是中国传统文化核心思想在中医的体现。如本文所探讨的太极圜道、太极中和、天地之心、五行的原理、方圆之道、元气等。我们对这个顶层理论的研究还远远不够，以《黄帝内经》为例，我们对《黄帝内经》的研究和继承常常是只关注《黄帝内经》说了什么，而没有更多地去研究为什么这么说，我们难以了解《黄帝内经》理论的建构原理和原则。由于不理解，一些人就对中医理论倍感怀疑。坚信中医者，虽然应用中医理论有些疗效，但由于不理解其原理，因此难以面对新问题的挑战，更难以在《黄帝内经》的基础上进行原创性创新，制约了中医的发展。中医的顶层理论，是中医的灵魂，是中医发展和创新的发动机。本书正是对中医顶层理论的探索。

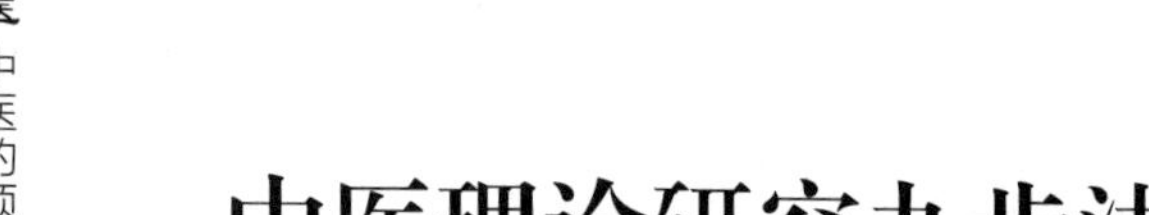

中医理论研究九步法

研究重要问题的学风和研究方法尤为重要。研究中医理论常常会陷入两个误区：一个误区是不理解中医理论的原意，于是按照自己的思维方式和知识背景加以改造，包括将中医理论西化。经过这样的改造，虽然中医理论的外衣还在，其实本质上已经是一种新的理论，其价值有待实践检验。另一个误区是过度解读中医理论，甚至将其玄化、神秘化，作出些无法证实也无法证伪的解读，对中医的实际帮助不大，反而会把中医推向不可知论。

对中医本源理论的解读和认识，在没有被验证之前，只能是假说。我认为，论证这个假说，应该满足以下几个原则，即“中医理论研究的正反九步法”。

正面九步法

第一步，遍检原文。在原始文献中找到和该假说主题有关的所有原文和出处，穷尽检索，不可遗漏。例如探讨《黄帝内经》所说的胆是什么，就要把《黄帝内经》中将关于胆的原文都找到。

第二步，原文自洽。该假说要在该主题所出现的所有原文中解释自洽。例如“《黄帝内经》是如何认识胆的”，对这一主题的认识形成假说后，要在《黄帝内经》中所有关于胆的论述的原句、段落、篇章中全部解释自洽：包括对于胆主决断、胆为少阳、少阳主骨、少阳为枢、凡十一藏取决于胆、胆为清净之府、胆与肝相表里、胆与三焦同属少阳等所有命题，都要有一个统一的、相互之间可以相容自洽的解释，而不能只在一两个命题中解释自洽。

第三步，整书自洽。将该假说放在整本书中，看看是否符合《黄帝内经》整本书的主要思想。例如胆是藏府之一，对它的认识和《黄帝内经》对其他藏府的解释是否矛盾。

第四步，相近文献自洽。以胆为例，不但要将该假说放在《黄帝内经》中验证，还要考察和《黄帝内经》最接近的文献，如《难经》《针灸甲乙经》等，看能不能也解释自洽，无矛盾之处。如果是某一位古代医家所提出的概念，不但要在作者第一次提出这个概念的文献中，包括此概念所在的句、段、篇、整书中解释自洽，还要在这个作者所有著作中都解释自洽。如李东垣的“阴火”，对它原意的解读，要放在李东垣所有著作中去考察，看看自己的假说是否可以全部解释通顺

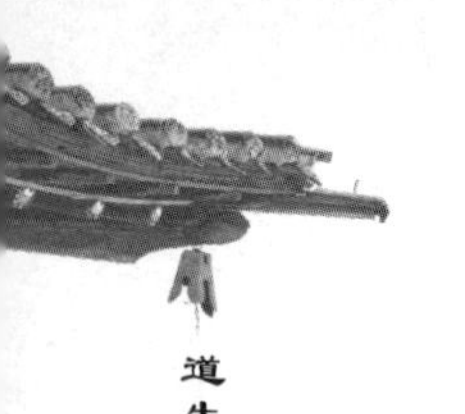

自洽。

第五步，历史文献自洽。将假说放在《黄帝内经》所出现的历史背景和文献中考察，看看是否通达自洽，甚至还要放在整个中国传统文化的历史文献中考察。例如胆字的起源，胆的概念在后世的传承，例如为何称为温胆汤，后世所说“令人胆寒”“胆大包天”“胆小如鼠”等成语和《黄帝内经》对胆的认识有什么关系，是否可以有一致的解释等。

第六步，实践检验。放在实践中去检验这个假说。对于中医而言，就是放在中医的临床实践中检验，因为理论最终要解决实践中的问题才有意义。

第七步，解决新问题。这个假说不但要指导现有的临床实践，更要有能力解决新的医学问题。

第八步，预测未知。看看该假说是否可以预测未知的事物，指导未知的实践。就像相对论产生时一样，先形成假说，这个假说预测了未知事物，指导了未知的实践，如造出原子弹以及更新对宇宙的认识。

第九步，看看这个假说是不是唯一的解释，是否还有其他解释也可以符合以上八步。就像物理学中的相对论和量子力学。

经过这九步以后，这个解释和认识，在我们现有的能力范围内，就越来越接近真实。

同时，我们应该避免以下几种研究中国传统文化和研究中医过程中经常出现的错误，即反面九步法。

反面九步法

第一，不断章取义。虽然尽人皆知断章取义是错误的，但还是经常有人犯这个错误，断章取义附和自己观点的，大有人在。

第二，不擅改原文，不轻言错简。一些学者无法理解原文的真实含义时，就擅自修改原文，以符合自己的解释，这并不少见。而最常见的借口就是错简。当然，错简是可能存在的，但我们在没有充分理由的情况下，不能轻易就认为错简，否则一有不符合自己认识的，即认为错简，就没办法解读了。

如果认为是错简，更正后的解读也要通过上述九个步骤的验证才可能成立。历代古人上千年来都没有人说是错简，偏偏有人那么聪明，一眼就看出是错简，这种可能性不是没有，但发生概率恐怕也不太高，所以要极其谨慎。

例如，《庄子·田子方》云："至阴肃肃，至阳赫赫。肃肃出乎天，赫赫发乎地。两者交通成和，而物生焉。"[2]有些学者似乎理所当然地认为这里的天地二字写反了，应该是"肃肃出乎地，赫赫发乎天"，包括大家如高亨，以及很多近现代学者都这么认为。我们难道就忘了，《周易》泰卦不就是天地颠倒的吗？天在上地在下是"否（pǐ）卦"。只有肃肃出乎天，赫赫发乎地，地气上升，天气下降，才有后面说的两者交通成和，才是天地交泰之象（参见"中医人体发生论"一章）。

第三，探索原义，不轻言假借。引申义、假借字必须是在特定语境文献中才有的引申和假借，不能不顾当时的语境就完全移植到另一

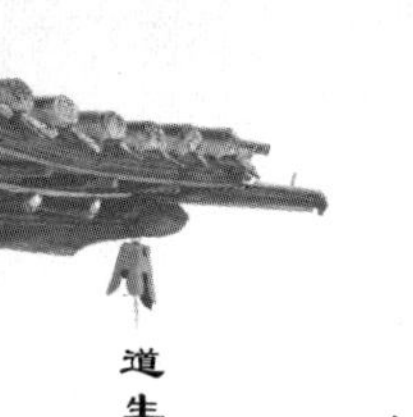

个语境中，而是应该追寻其原始含义以及在当时的语境下应该有的含义。就像有的学者解释《周易》坤卦第二爻，“六二，直方大，不习无不利”。此文中的“直方大”，一位学者经过不断地用引申义和假借词，最后解释为“造大船”，难以理解。

第四，不轻言不同学说。有学者看不懂那些看似矛盾的论点，常常会说这是古人不同的学术观点。如《黄帝内经》在不同篇章，叙述脾有三种不同的位置，这并不是古人不同的学术观点，而是从不同的角度表达同一个观点（参见《元气神机：先秦中医之道》一书）。又如，章太炎先生谈五藏配五行时，就认为古人有不同的五行学说，连古人自己都各执一词，可见五行理论本身没什么价值（参见“五行”一节）。当我们在经典里看到看似自相矛盾的论述时，不要轻易说这是古人不同的学说，要想想它们之间的关系。其实看似矛盾的观点，常常是古人从不同角度说明同一个问题的结果。

第五，避免过度解读。能采取直观、简单、符合常理的解释，就不要轻易采取复杂乃至趋向玄学的解释。例如解释五苓散的命名，有学者认为，五苓指的是春、夏、秋、冬、长夏五季或金、木、水、火、土五行。又如，四逆汤的四逆，有学者认为指的是春、夏、秋、冬四季，四逆即是逆于四季。于此，我宁愿采取更符合历史常识、符合原文、直接的解释。如五苓应该是指以茯苓、猪苓为代表的五种药物，它们共同起到了以茯苓为代表的利水作用，故称五苓散。四逆汤的四逆指的是四肢厥逆，似乎更符合原文。

第六，不满足于单向性解释。所谓单向性解释，就是只有一个方向的解释，这以对《周易》的卦爻辞的解释最为明显。历代对《周易》某一个卦的卦爻辞的解释可以说是千差万别，每个人都认为自己的解释是对的、是唯一正确的，并且都能找到相应的证据。但另一个人换了一种解释同样也能自圆其说，同样也有证据。就像不断有人说破解了“河图洛书”之谜一样。这些都是在研究中国传统文化中容易出现的误区，在中医研究中也是如此。这一点真正做到确实很难，我想即使本书的一些观点，有时候也难免会陷入于此，毕竟一个人的思维是有局限的，所以也希望大家突破思路，给予更多更合理的解释，使我们更接近真理。以上九步法可以帮助我们逐渐接近真实，满足的步数越多，越有说服力，正确的可能性也越大。但即使是到了第九步，我们依然要问，是不是还有其他解释也符合这九步，而不是满足于单向性解释。

看似矛盾的观点，常常是古人从不同角度说明同一个问题的结果。

第七，尊重证据，不臆测。尊重历史文献、尊重考古证据。如果没有证据，即使逻辑上合理，也仅仅只能作为假说。当然，也可以说，没有证据不代表它就不存在，或者说以后会有证据证明的，但眼下，缺乏证据的解释仍是假说。就像早期的相对论，即使在数学上、逻辑上都已证明，但在没有实验证明之前，只能是一种假说。相对地，在没有证据的情况下，也不要轻易否定古人已经形成的论断。否定古人的论断，也要有证据。

第八，逻辑清晰，不要跳跃。有些学者总是在文章中说，某某结论“就是这样的！”。没有证据，没有逻辑推演，直接就一个结论，而且还不容置疑。这不是讨论问题、研究问题的方式。况且，即使是逻辑推导，也要一步一步严谨推论，环环相扣，不能无缘无故地逻辑跳跃，只推导一两步就直接跳到结论，这不够严谨。

第九，不讨论不能证实也不能证伪的观点和学说。例如说“河图洛书是外星人遗落在地球的”，这件事既无法证实也不能证伪，因此不予讨论。

以上是本书采用的研究方法和思路。本书虽未能全部详述，但每一个结论都是在上述正反九步法的基础上建立的。

为了拓宽思路，本书也有一些猜想性的文章，如“黄帝的隐喻”“天人相应”中的部分观点，又如“小心隐含了天地之心”等观点，但还需要更多资料和事实的验证，但由于资料的缺失，使得求证具有一定困难，但我想，将猜想提出来以待验证，也是很有价值的。

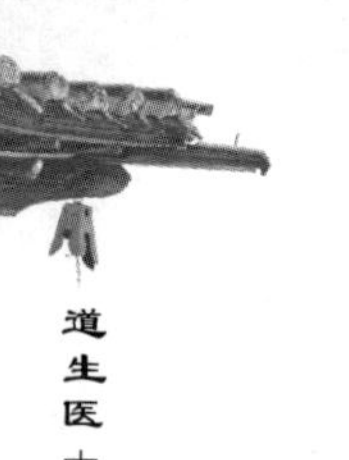

参考书目

1 [英]罗伊·波特(Roy Porter).剑桥插图医学史.济南：山东书画出版社，2007.

2 [晋]郭象注，[唐]成玄英疏.庄子注疏.中华书局.北京：2011.

3 章锡琛.张载集.北京：中华书局，1978.

4 灵枢经.北京：人民卫生出版社，1963.

5 朱谦之.老子校释.北京：中华书局，1984.

第一篇

中医之圆

天地之心　太极中和

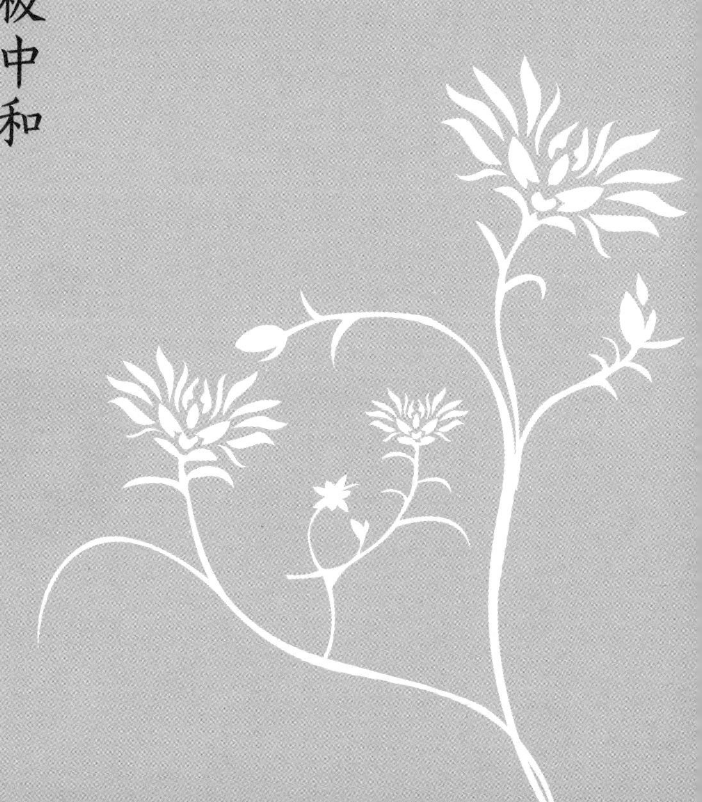

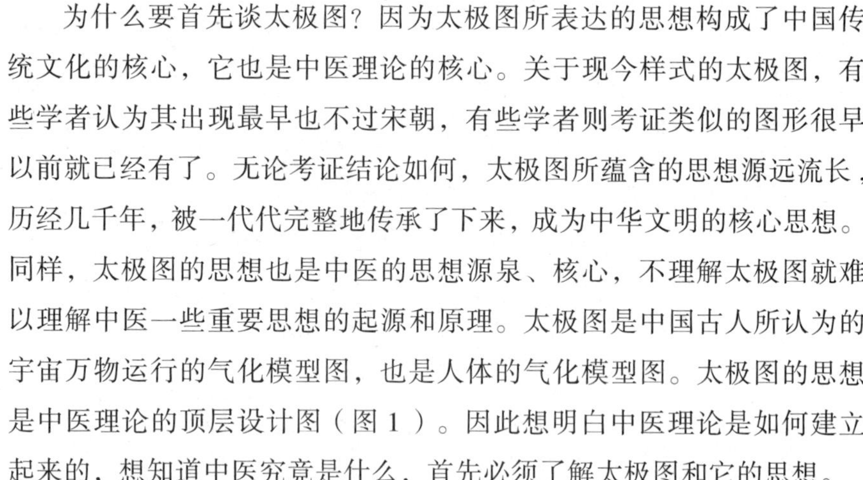

为什么要首先谈太极图？因为太极图所表达的思想构成了中国传统文化的核心，它也是中医理论的核心。关于现今样式的太极图，有些学者认为其出现最早也不过宋朝，有些学者则考证类似的图形很早以前就已经有了。无论考证结论如何，太极图所蕴含的思想源远流长，历经几千年，被一代代完整地传承了下来，成为中华文明的核心思想。同样，太极图的思想也是中医的思想源泉、核心，不理解太极图就难以理解中医一些重要思想的起源和原理。太极图是中国古人所认为的宇宙万物运行的气化模型图，也是人体的气化模型图。太极图的思想是中医理论的顶层设计图（图 1 ）。因此想明白中医理论是如何建立起来的，想知道中医究竟是什么，首先必须了解太极图和它的思想。

一般人只看到了太极图是阴阳鱼的旋转变化，代表了阴阳之间的消长以及互根互用，但太极图所蕴含的思想远远不止于此。借助这张图，中国先贤表达了至少七个思想，本书称之为“太极七道”：

第一，太极圜（yuán）道；第二，天地之心；第三，太极阴阳；第四，太极正圆；第五，太极中和；第六，太极之眼；第七，太极浑圆。这七个思想就是太极图所蕴含的核心思想。

我们先看太极七道之一——太极圜道。

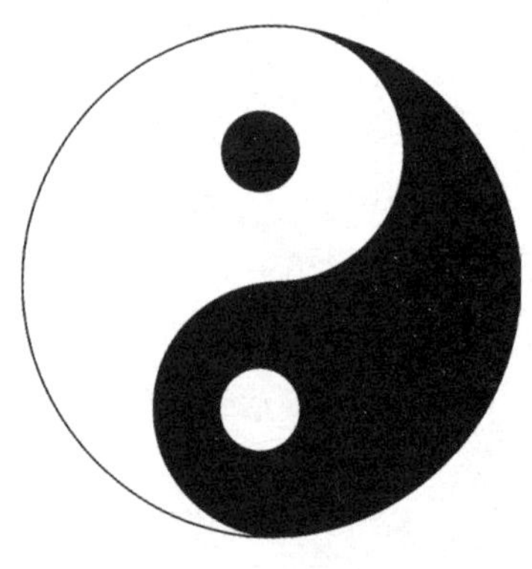

图 1　太极图

太极圜道

云水太极

太极图首先是个圆。不要小看这个圆，这个圆是太极图思想的根基，它象征了万物气化运行的自然之道，古人称之为圜道。何为圜道？

《吕氏春秋·卷三 季春纪·圜道》云：

日夜一周，圜道也。月躔二十八宿，轸与角属，圜道也。精行四时，一上一下各与遇，圜道也。物动则萌，萌而生，生而长，长而大，大而成，成乃衰，衰乃杀，杀乃藏，圜道也。云气西行，云云然，冬夏不辍；水泉东流，日夜不休。上不竭，下不满，小为大，重为轻，圜道也。（图2）[1]

意译：日夜一周循环往复，这是圜道；月亮在天上运转，从二十八宿的起点角宿到终点轸宿，环转不断，这是圜道；精气行于四时，四时轮转，年复一年，这是圜道；精气行于天地上下，上下相遇而成循环，这是圜道。万物皆有圜道 ，物动则萌，萌而生，生而长，长而大，大而成，成乃衰，衰乃杀，杀乃藏，这个过程就是圜道。我们看云气西行，冬夏不辍；水泉东流，日夜不休。天上的云不会枯竭，因为地上的水会不断地变为云，地上的水也不会过度盈满，因为它会

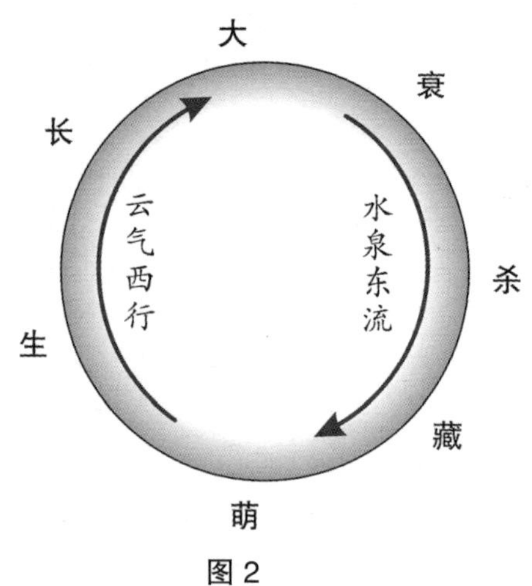

图 2

不断上升为云，云之小会变为水之大，水之重会变为云之轻，云水循环，这也是圜道。

万物“动则萌，萌而生，生而长，长而大，大而成，成乃衰，衰乃杀，杀乃藏”，如此循环往复、周而复始的变化即是圜道。圜（yuán）通“圆”，圆形之意。又名圜（huán），通“环”，环绕之意，如《康熙字典》曰“绕也，围也”[2]。“圜”表达了圆形轨迹的环绕运动，我们可以称之为圆运动。这个圆运动周而复始、循环往复，古称“圜道”。但周而复始、循环往复为什么非是圆形？四边形、八角形、三角形也可以周而复始，何以要用圆？这是因为圆完美地表达了“物动则萌，萌而生，生而长，长而大，大而成，成乃衰，衰乃杀，杀乃藏”这个变化过程的无限渐进性。例如一天的变化，早晨阳光的光线和中午十二点的光线截然不同，但这是一个变化过程是逐渐变化的。从早晨到中午，找不到一个明显的时间点显示光线一下子变强。光线是在不知不觉中一点点变化的。可以说是无限渐变，可以分为每个小时的渐变，也可以分为每分钟、每秒钟、十分之一秒、百分之一秒、千分之一秒，万分之一秒的渐变，可以无限分下去，而这个无限渐变的过程，用圆来代表是最好的。人体也是一样，从出生到少年、青年、中年、老年逐渐变化，我们看得到变化，但找不到明显的转折点，这个变化可以无限细分，所以用圆来表达。

万物都有动、萌、生、长、大、成、衰、杀、藏之圜道，就像云水的变化，“云气西行，云云然，冬夏不辍；水泉东流，日夜不休”[1]。天上的云不会枯竭，因为地上的水会不断地变为云，地上的水也不会过度盈满，因为它会不断上升为云，故曰“上不竭，下不满”。云之小会变为水之大，水之重会变为云之轻，故曰“小为大，重为轻”，云水循环，“圜道也”。孔子云：“天降时雨，山川出云。”[3]

“川”字，甲骨文：。

《说文解字》:“川，贯川通流，水也。”[4]山川之水变为云，云再降而为雨，如此循环不断。《周易·彖传·乾》亦云：

> 大哉乾元，万物资始，乃统天，云行雨施，品物流形，大明终始，六位时成，时乘六龙以御天。[5]

大哉乾元，万物由此而始，天道循环，如云行雨施。

『圜』表达了圆形轨迹的环绕运动，我们可以称之为圆运动。这个圆运动周而复始、循环往复，古称『圜道』。

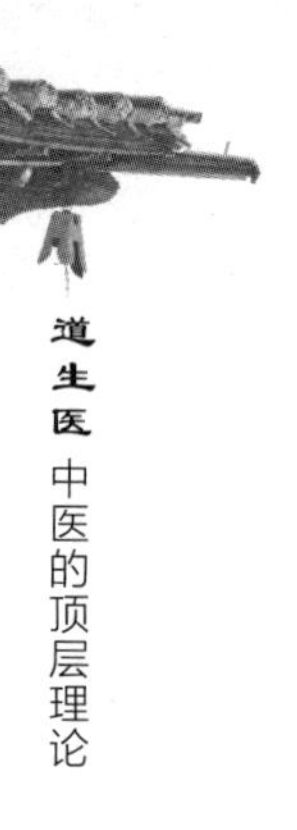

万物皆有圜道

古人以为“天道即圜道”，如：

圜，天道也。

——《吕氏春秋·卷三 季春纪·圜道》[1]

大圜在上。注：圜，“天也”。

——《吕氏春秋·序意》[1]

圜，天体也。

——《说文解字》[4]

乾为天，为圜。

——《周易·说卦》[5]

圜则九重，孰营度之？

——《楚辞·天问》[6]

其实从“圜”字，我们也能看出古人的思想。圜，通“圆”，“圆”古为“员”。

“员”甲骨文为。

此字，下为“鼎”字，上为圆圈之形。部分学者解释这是用鼎口的圆形表达圆之意，但自然界中以及人工制物中，圆形的物体很多，为何要用鼎之口来表达？另外，鼎也不尽是圆鼎，也有方鼎，如商代的后母戊方鼎、兽面纹方鼎、乳钉纹方鼎等（图3），何以表达圆非要用鼎口？我们知道鼎作为礼器在古代至关重要，常常象征王权，从传说的禹铸九鼎，到周代天子九鼎，鼎成为王权的象征、国家的重宝。“圆”字借用鼎之形，恐怕不只是因为鼎口是圆形。为了弄清楚这个问题，我们再看与其类似的字——“贞”。

鼎之上象征天，以鼎祭天，向天求卜，故『卜』字在『鼎』字之上共同构成『贞』字。

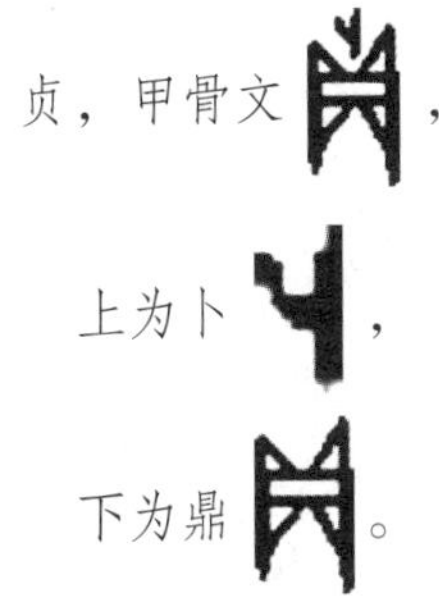

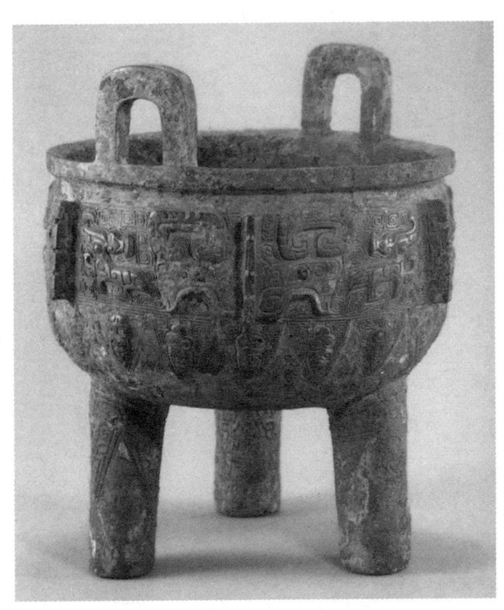

图3　鼎

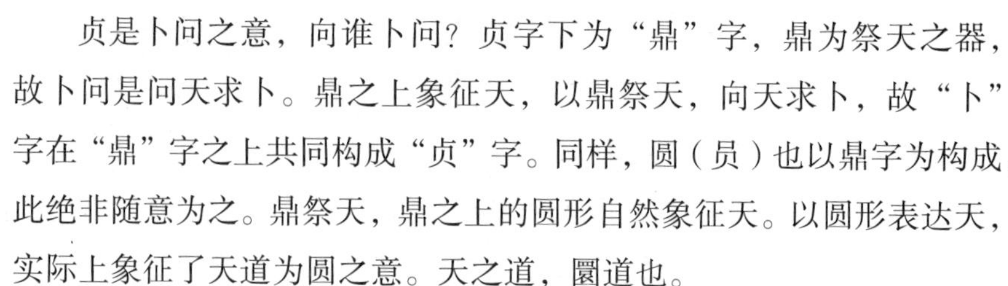

贞是卜问之意，向谁卜问？贞字下为“鼎”字，鼎为祭天之器，故卜问是问天求卜。鼎之上象征天，以鼎祭天，向天求卜，故“卜”字在“鼎”字之上共同构成“贞”字。同样，圆（员）也以鼎字为构成，此绝非随意为之。鼎祭天，鼎之上的圆形自然象征天。以圆形表达天，实际上象征了天道为圆之意。天之道，圜道也。

为何强调天道即圜道？《道德经》曰:“人法地，地法天，天法道。”[7]而万物皆法天，故万物皆有圜道，所以《阴符经》云：“观天之道，执天之行，尽矣。”[8]为何万物皆有圜道？因为万物皆有生灭，只要有生有灭就有圜道。

从生命到宇宙、从星球到原子，无不有生有灭。生即“动则萌，萌而生，生而长，长而大，大而成”；灭即“成乃衰，衰乃杀，杀乃藏”。从生到灭即是一个圜道。所以有生有灭就有圜道。如果从生到灭是圜道的一次循环，那么万物或如四季轮转、昼夜循环；或如生命，通过种子和遗传基因完成生命的不断繁衍；或如生命的新陈代谢，循环往复，细胞不断凋零不断再生；或从一种物质转化为另一种物质但能量依然守恒，能量在不断转化中依然如圜道般循环往复，这是循环往复之圜道。万物皆有生灭，生灭之过程即是圜道，万物以不同的形式进行着圜道的循环往复、周而复始，太极图以此为基础，故曰太极圜道。

若将云水比喻为生命，水向东流归入山川湖海，象征着生命的流淌和归逝，水变为云，象征了死后升入天，云向西行，降而为雨，水又回到了大地，象征着生命的复生。云之行冬夏不辍，水之流日夜不休，象征了圜道循环的生生不息，而生生不息才是中国古人的终极追求，道家以之为仙，儒家以之“为万世开太平”，这一追求源远流长，我们且从“玄”字看起。

天地之心

殷商的玄鸟

太极七道之二——天地之心。

古人对生生不息的追求源于何时？夏朝的文献太少，我们不妨从商朝看起。《史记·殷本纪》记载，商之祖契的母亲简狄在郊外，因吞玄鸟之卵怀孕而生下商契。

殷契母曰简狄，有娀氏之女，为帝喾次妃。三人行浴，见玄鸟堕其卵，简狄取而吞之，因孕生契。

——《史记·殷本纪》[9]

《诗经·商颂·玄鸟》曰："天命玄鸟，降而生商。"《毛诗正义》云："春分，玄鸟降，汤之先祖有娀氏女简狄，配高辛氏帝，帝率与之祈于郊禖而生契。"[10]殷商为何崇尚玄鸟？玄鸟是什么？这和圜道有什么关系？玄鸟，古人多认为是燕子。如：

玄鸟，燕也。

——《楚辞·离骚》王逸注[11]

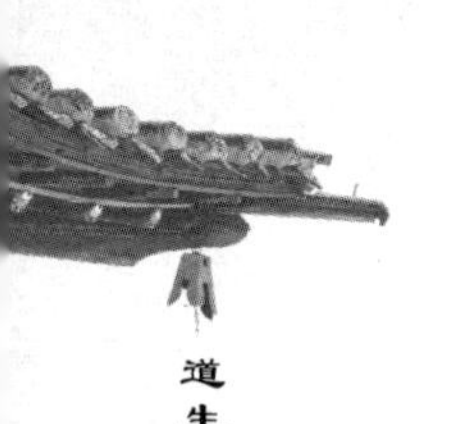

仲春三月，玄鸟至。郑玄注："玄鸟，燕也。"

——《礼记·月令》[3]

玄鸟，鳦也。

——《毛诗正义》[10]

鳦即是燕子。春分玄鸟降，玄鸟至才有了商代的祖先。玄鸟，古云燕子。春分，正是燕子来北方筑巢之时。燕子是候鸟，候鸟随季节而来，来而复去，去而复来。如果冬天万物凋零之时象征死亡，此时候鸟离开好像生命的离去，那么第二年春暖花开、万物复苏则象征了生命的重生，春天候鸟归来好像生命的死而复生。如此年复一年的循环往复，正是圜道的不断循环。如果圜道循环一周象征从生到死的一个生命周期，那么圜道再次启动以至循环往复，则象征着生生不息之道。玄鸟降而生商，恰恰表达了古人对生命和王朝生生不息的追求。

玄之色

无论燕子还是候鸟，古人为何称之为玄鸟？玄是何意？玄有黑色之意，但玄不是黑，否则称之为黑即可，甲骨文中本有黑字。燕子身色黑中透蓝，是不是被称之为玄的原因呢？但黑中透蓝，古人也有字，谓之“黝”。《说文解字》云：“黝，微青黑色。”故“玄”这个字在古代应该有特别的意义。

玄，幽远也。黑而有赤色者为玄。象幽而入覆之也。凡玄之属皆从玄。

——《说文解字》[4]

载玄载黄，我朱孔阳，为公子裳。毛传：玄，黑而有赤也。

——《国风·豳风·七月》[10]

何草不玄，何人不矜。郑笺：玄，赤黑色也。

——《诗经·小雅·何草不黄》[10]

显然玄是黑而有赤色。为什么赤黑色被称为玄？“玄”，甲骨文、金文作：

粹 816(甲) 8

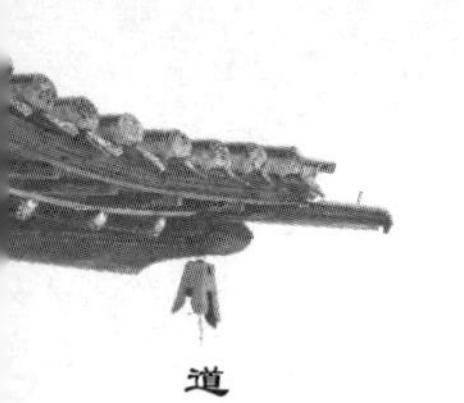

玄，父癸爵（金）商代晚期或西周早期 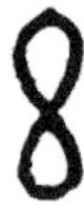

吴方彝盖（金）西周中期 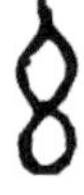

少虡剑（金）春秋晚期

隶书 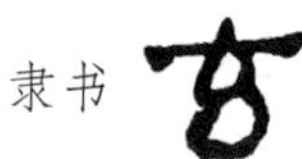

从甲骨文、金文上看，“玄”是一束丝的样子。丝在染色的时常常被扎成束，悬挂起来晾晒。但这和赤黑色有什么关系呢？《说文解字注》是这样解释“玄”的：

凡染，一入谓之縓，再入谓之赪，三入谓之纁，五入为緅，七入为缁。而朱与玄《周礼》《尔雅》无明文。郑注《仪礼》曰。朱则四入与。注周礼曰。玄色者，在緅缁之间。其六入者与。按纁染以黑则为緅。緅，汉时今文《礼》作“爵”。言如爵头色也。《许书》作纔。纔即微黑。又染则更黑。而赤尚隐隐可见也。故曰黑而有赤色。至七入则赤不见矣。缁与玄通称。故礼家谓缁布衣为玄端。凡玄之属皆从玄。[4]

此文大意是：染丝或染布，第一道工序称为之縓（quán，浅红色），第二道工序称为之赪（chēng，红色），第三道工序称之为纁（xūn，黄而兼赤），第五道工序称之为緅（zōu，黑红色）。第七道工序称之为缁（zī，黑色）。郑注《仪礼》说：朱（朱红）是第四道工序，郑注《周礼》说：玄色在緅缁之间，是第六道工序。染色时在第四道工序中加入红色，第五道工序时再加入黑色，即“按纁染以黑则为緅”。到了第五步已经是黑色和红色的混合色，即黑中有红。到第六步则“又染则更黑”，使得黑色更深更浓，但使赤隐隐可见，这时才称之为“玄”，故玄似黑但隐含赤色于内。第七步则红色隐入不见，为黑。

古人常常用“玄”字象征幽远深极之意，但还有另一层深义。如果黑色象征黑暗、消失甚至死亡，红色则象征着太阳初生，象征活力、能量甚至生命。所以黑中隐含红色的“玄”，难道不是准确地象征了黑暗乃至死亡中的生命之光！玄之色在古人眼中原来是死而复生之象，玄鸟则象征了死而复生的生机之道。选择鸟，除了候鸟之意外，在古代还有神鸟载日的象征。神鸟载日的象征起源甚早，据考浙江余姚河姆渡文化遗址出土距今 7000 年的“双鸟负日”骨雕和“双鸟朝阳”牙雕，是最早的神鸟载日的图案。神鸟载日，日复循环，亦是圜道的象征。“玄”表达了圜道循环往复、周而复始的生生不息之道（黑中隐红之“玄”象征了黑暗乃至死亡中的生命之光）。

如果黑色象征黑暗、消失甚至死亡，红色则象征着太阳初生，象征活力、能量甚至生命。

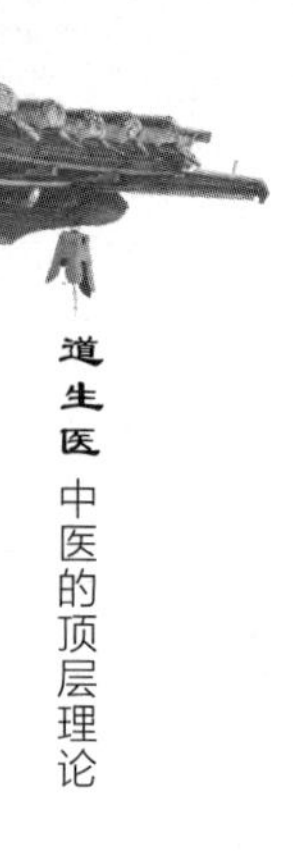

玄武与命门

玄象征了生生不息。我们知道玄还是北方的代表，古称玄方（北方）、玄郊（北郊）、玄海（北方之海）、玄朔（北方）、玄帝（北方之帝）等等。玄，何以代表北方？古人认为太阳从西方落下，经过北方才能从东方再次升起。太阳从西方落下时是黄昏，经过北方时已是黑夜，故北方是黑暗之地，太阳归藏于此。太阳升起亦源于北方，北方也蕴含升起之机，这与玄的含义相同。如果太阳从升到落、循环一周，也就是圜道循环一次，象征生命从生到死，那么玄就象征了让圜道再次循环以至循环往复的启动之力，让生命复生的力量之源，让生命生生不息的生命之机。

我们知道，古称北方之神为玄武，玄武之神的图腾是龟蛇合一（图 4）。宋・洪兴祖曰：

> 玄武，谓龟蛇。位在北方，故曰玄。身有鳞甲，故曰武。[12]

龟静而为阴，蛇之灵动则为阳，蛇静时凝而不动，其动潜于其中，待其动时则迅疾无比，故蛇是阴中之阳。蛇与龟相合，蛇之静为一阴，蛇内含之动为一阳，龟之静亦为一阴，如此，二阴显于外，一阳含于内，正是坎卦之象。故坎卦、玄武，都表达了万物归藏但生动内含的生机之象。

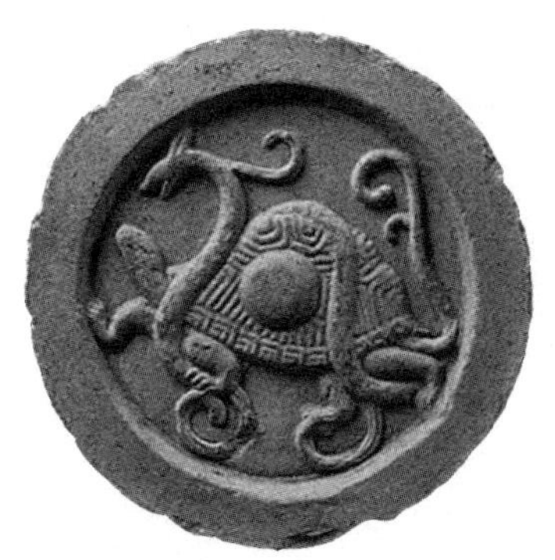

图 4　龟蛇合一

我们知道龙与蛇似，为何？如前所述，玄武之蛇在北方，阳动之机潜藏于此。太阳升起的东方属青龙，东方青龙象征了阳气之升。太阳从北方之黑暗转从东方升起时，古人以由蛇化龙而象征之，象征了阳气从潜藏于内的蛇，化为了阳气伸展生发于外的龙。如此则生机化现，圜道启动，循环往复。故玄武之象，象征了归藏中蕴含生机。

太阳升起的东方属青龙，东方青龙象征了阳气之升。

古人以龙为象，蕴含的思想更为丰富。龙藏于海底，象征阳气原本潜藏于阴。《周易集解》引《春秋元命苞》曰："龙之为言也，萌也。"象征阳气初生。龙藏于海底，萌动跃出海面，生于东方，升达于天，行云布雨，水从龙而升，从雨而下，龙本身就隐含了循环往复的圜道。如此也就不难理解在中医中为什么唯独肾有两而不言其他藏府有两。《难经》云："肾两者，非皆肾也，其左者为肾，右者为命门。"[13] 左为肾，右为命门。左肾主封藏，以龟之象喻之，右为命门属火，命门虽为火，但潜于肾中，为阴中之阳，以蛇象征之。故肾位居北方，为玄武之象。蛇动则变为龙，命门之火则成龙雷之火。龙雷之火行于三焦，三焦为少阳，少阳是阳气初起，正象征龙出东方。龙从海底出，跃而升天，行云布雨，雨归大海；龙潜于渊，故龙本身就象征了圜道，故三焦通行周身，即三

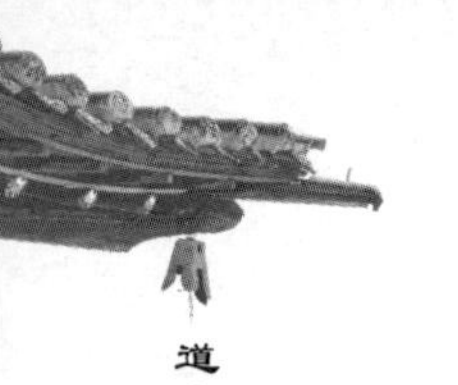

焦圜道（参见“三焦——无形的圜道”一节）。

左肾、右命门都在广义的肾之中，广义之肾依然主封藏。肾在色为黑，广义的肾是黑色。狭义的肾是黑色，而肾中命门属火，火为红色，这就像染丝，第五步已经是黑色、红色的混合，第六步则“又染则更黑”，两次染黑，中隐一红，玄色也。两个黑色象两个阴爻，中隐一红，象一阳爻，两阴含一阳，坎卦之象也。玄中之红，象生命之源，故曰命门。命门者，生命之门，生机之门。

玄之又玄

关于玄，最著名的莫过于《道德经》这句话——“玄之又玄，众妙之门。”《道德经》云：

无，名天地之始；有，名万物之母。故常无，欲以观其妙；常有，欲以观其徼。此两者同出而异名，同谓之玄，玄之又玄，众妙之门。[7]（关于此章的解释及断句参见《元气神机：先秦中医之道》一书）

有与无同谓之玄。“玄之又玄”，如果第一个玄是无，第二个玄是有，玄之又玄，有无相生，如此循环往复以至生生不息。故“玄之又玄”，生生之谓也。因是生生之机，故谓众妙之门，即是天地之心，亦是无极生太极之心，太极生两仪之心，天地生万物之心，道生一，一生二，二生三，三生万物之心。《易・系辞》曰：“天地之大德曰生。”[5]乾为天，坤为地，故《系辞》曰：

夫乾，其静也专，其动也直，是以大生焉。夫坤，其静也翕，其动也辟，是以广生焉。广大配天地，变通配四时，阴阳之义配日月，易简之善配至德。——《易・系辞》[5]

广大即大生与广生，至德即大德，乾坤即天地，故天地之大德曰，

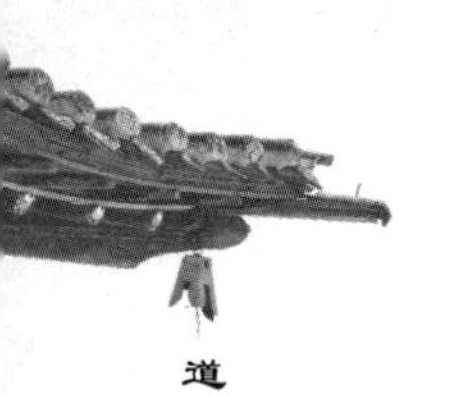

即生生不息之机——生机。

《系辞》曰："生生之谓易。"[5]"易"为什么表达了生生不息？

易，甲骨文=（正在被灌入液体的器皿）+（正在倒出液体的器皿），字形像将一个有抓柄的器皿中的液体，倒入另一个没有抓柄的器皿中。（出自《象形字典》网络版）[14]

易，交易、变易、转易，转而易之，一个容器的水被转易到另一个容器中，象征一个事物在新的载体中得以新生，如此不断的循环转易，正是生生之谓也。故曰"生生之谓易"。易而再易，转易无限，正如玄之又玄的生生不息之道也。"天地之大德曰生""生生谓之易"，生生不息才是中国古人追求的终极理想，无论道家还是儒家皆如此。这个生命之机在殷商、在《道德经》中称"玄""众妙之门"，在《周易》则曰"天地之心"。

（生生不息是中国古人追求的终极理想，古人称之曰"玄""众妙之门""天地之心"。）

复卦——天地之心

“生生谓之易”，第一个“生”是动词，第二个“生”是名词，如何生此“生”，使生生相续？《周易》的回答是“天地之心”。后儒继之曰“为天地立心，为生民立命，为往圣继绝学，为万世开太平”。“为天地立心”即天地之心，北宋大家张载的这句名言写出了中国儒家的追求和理想，这个理想自先秦起即存在于中国古人的心中。

“天地之心”一词源于《周易》的复卦：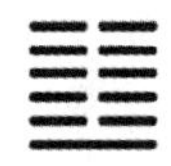

复，亨。出入无疾，朋来无咎。反复其道，七日来复。利有攸往。

彖曰：复，亨，刚反，动而以顺行，是以出入无疾，朋来无咎。反复其道，七日来复，天行也。利有攸往，刚长也。复，其见天地之心乎。[5]

何以说“复，其见天地之心乎？”复卦是阴极而尽，一阳始生之卦。阳气为刚，阳气归来故曰“刚返”。“反”通“返”，返回之意，阳气返回亨通无碍，故曰“亨”，亨则顺。复卦上卦是坤，坤象征柔顺；下卦是震卦，震为动，故曰“动而以顺行”。动而顺，故“出入无疾，朋来无咎”，即亨通无碍。阳气再一次返回，故曰“反（返）复其道”。阳气多长时间返回来？卦云“七日来复”。为何是七日？“七日来复，

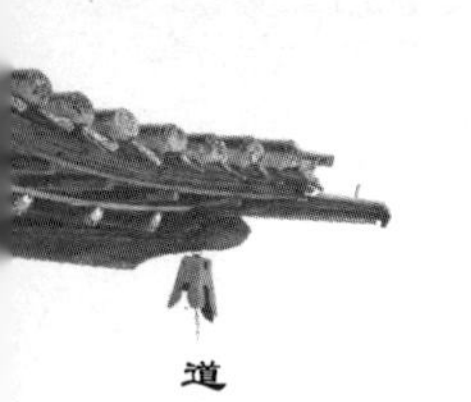

天行也。”为何是天行？天行即天道，天道即圜道。天地循环一周要经历六合，即天地东南西北，又称六虚，《易传》云“周流六虚”此之谓也。在卦象中是以六爻代之，在卦爻辞中则以六日为象征，六日代表循环一周，第七天阳气返回，开始第二周，如此循环往复，故曰“七日来复”。七日是循环的重新开始，故曰“复”，恢复、归复、反复之意。如果一次循环象征了一次生命的从生到死，那么圜道的循环往复就象征了生生不息，七日来复象征了让圜道循环往复、让生命生生不息的力量之源，故曰“天地之心”。为何称为天地之心？因为天地之大德曰生，此为生之机，故名之，古人于此多有描述。

地雷(复卦)见天地之心者，天地之心惟是生物，天地之大德曰生也。雷复于地中却是生物。彖曰：终则有始，天行也。天何尝有息？

——宋·张载《横渠易说》[15]

童子问曰：“‘《复》，其见天地之心乎’者，何谓也？”曰：“天地之心见乎动。《复》也，一阳初动于下矣，天地所以生育万物者本于此，故曰‘天地之心’也。天地以生物为心者也。”

——宋·欧阳修《易童子问》[16]

万籁寂寥中，忽闻一鸟弄声，唤起许多幽趣；百卉摧剥后，忽见一枝擢秀，便触动无限生机。可见性天未常枯槁，机神最易触发。草木才零落，便露萌颖于根底；时序虽凝寒，终回阳气于飞灰。肃杀之中，生生之意常为之主，即是可以见天地之心。

——明·洪应明《菜根谭》

玄酒与大音

复卦又称冬至之卦。汉代荀爽说：

复者，冬至之卦。阳起初九，为天地心；万物所始，吉凶之先。故曰见天地之心矣。

冬至一阳生，正是下一年阳气始动之象，于万物凋零之时阳气回复象征了下一轮生命的开始，象征了圜道循环往复的生机，故曰“天地之心”。宋代邵雍曾有这样一首著名的诗《冬至吟》：

冬至子之半，天心无改移。
一阳初起处，万物未生时。
玄酒味方淡，大音声正希。
此言如不信，更请问庖牺。[17]

天心，即天地之心。冬至是一年中的阳气初生，子时是一天中的阳气初生。子时之半，正是零点，是一时中的阳气初生。一年中的冬至这一天的子时零点，正是一阳初动之时，故曰“冬至子之半，天心无改移”，天心即天地之心。在此之后则阳气来复，万物复苏，而当此之时，万物复苏尚未显象，故曰“一阳初起处，万物未生时”。万

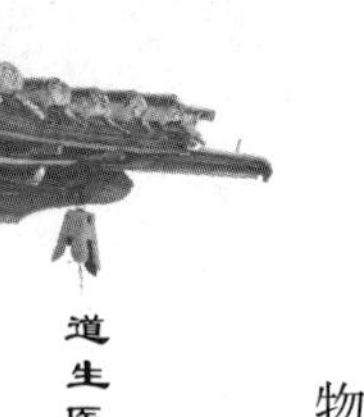

物未生但阳气已动，这正是万物复苏之机——生命之机，即是玄之机。此时阳气要动未动，似动非动，玄妙至深，故曰“玄酒味方淡，大音声正希”。玄酒即水，但却称为酒，到底是酒还是水？玄酒从表面上看是水，故曰“味方淡”，但其已蕴含了生成为酒之机，虽未成酒，而其机已备，故曰玄酒。“大音声正希”，《道德经》曰：“大音希声。”大音无声，但却已蕴含了声的机。无论是玄酒还是大音都是万物未生但生机初动时的天地之心。“此言如不信，更请问庖牺（伏羲）。”说明这些思想源于《周易》，即《周易》的“复，其见天地之心乎”。太极圜道周而复始，而让圜道能够周而复始生生不息的动力正是天地之心。太极圆道的生生之机，殷商以玄鸟喻之，《周易》以复卦喻之，《道德经》曰“众妙之门”，《易传》曰“天地之心”，后世儒家曰“为天地立心”。太极圜道、天地之心，此道与心源远流长，传承不断，成为中华文明的核心之一，也是中国古人的终极追求之一。而中国古人的另一个终极追求即“太极中和”。先秦中医之道——元气神机法——即是以天地之心为核心建立了归一饮，并和观复汤一起归于太极中和。

太极中和

太　极

太极七道之三——太极阴阳，即大家熟悉的阴阳鱼，代表了阴阳之间的消长变化以及互根互用。

太极七道之四——太极正圆。我们看到太极图不但是个圆，还是一个正圆。为何是正圆？太极图的阴阳鱼将圆分成了两部分，一半为阳，一半为阴，如果左升为阳，右降为阴，那么圆的直径就可以分为左右两个半径，左边的半径为阳，右边的半径为阴。由于是正圆，这个直径的阴阳两部分（即半径）就是相等的，这就表达了以圆心为中点的阴阳平衡之意。由于是正圆，所有直径都代表了以圆心为中点的阴阳平衡，正圆就表达了阴阳的无处不平衡，是阴阳平衡的最佳表达。因此，正圆除了表达圜道，还完美表达了阴阳平衡，故太极图为正圆。

太极七道之五——太极中和。太极图有阴阳，是正圆，那太极图的太极在哪里呢？

“太极”一词初见于《庄子・大宗师》：

夫道……在太极之先而不为高，在六极之下而不为深，先天地生而不为久，长于上古而不为老。[18]

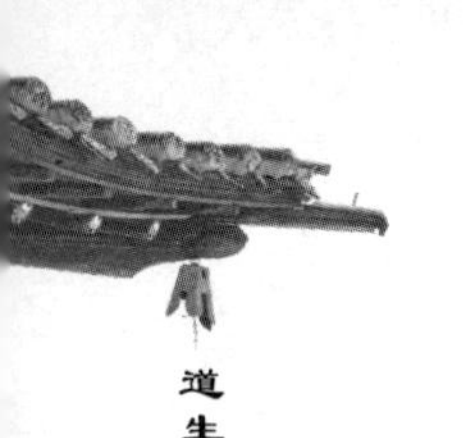

《易传》云："易有太极，是生两仪。两仪生四象，四象生八卦。"何为太极？极：

极，栋也。

——《说文解字 》[19]

极，屋梁也。

——《汉书·天文志》[20]

颜师古注引李奇曰：极，毛《思文》传云，中也。按屋之中央最高曰极，故极有中义。商邑，亳也，居九州之正中，故曰四方之极。

——林义光《诗经通解》[21]

由此可见，极，本义是屋梁，而且是最高的、最中间的屋梁。进而象征最高、极点、至中。《诗经·商颂·殷武》云：

商邑翼翼，四方之极。郑玄笺"极"，中也。商邑之礼俗翼然可则效，乃四方之中正也。[10]

太，《庄子集释》曰："太，大也。"[22] 太极又称皇极。

皇，大也。极，中也。

——《尚书正义》[23]

易谓变而通之也。太极犹言大中也。民虽不知，变而通之，皆有大中之道。

——《易章句》

中者，天地之太极也。

——《春秋繁露·循天之道》[24]

太极，中央元气。

——《汉书·律历志》[20]

故太极有两个含义，一曰至高，二曰至中。太极图的太极就是太极图的至中之处，而太极图的至中之处无疑就是圆心，圆心即太极。如果太极图的正圆表达了阴阳平衡，那么阴阳平衡于何处？如图所示，显然阴阳平衡在圆心，即阴阳平衡于太极。“万物负阴而抱阳，冲气以为和”，阴阳和于何处？《文子》曰：“万物负阴而抱阳，冲气以为和，和于中央。”[25]中央，圆心也，太极也。因此太极是最中和之处。《说文解字》（汲古阁本、和刻本）云：“中，和也。”[26]中即和，太极中和，在太极图里的表达即是圆心。

太极图的太极就是太极图的至中之处，而太极图的至中之处无疑就是圆心，圆心即太极。

我们知道太极图中阴阳是不断变化运动着的，因此这个“中与和”不是静止的，而是动态变化中的“中和”，即“冲气以为和”。冲，《说文解字》云：“冲，涌摇也。从水，从中。”[4]

甲骨文“冲”字：，象两岸之水；，是中字。

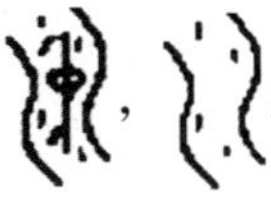

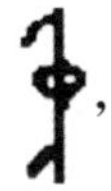

冲，象河的两岸之水（以之象阴阳）相和于中。而水是动态的，两岸之水汇于中，是相互冲撞后和于中，故《说文解字》云：“冲，涌摇也。”涌动摇摆，动态之谓也。两岸之水动态地冲和于中，象征“万物负阴而抱阳”的阴阳冲和于中的状态。“冲”一字形象地表达了阴阳之气在涌动、摇摆中相互冲撞、交流，最后协调、调和达到“和”的状态。《广韵》云：“冲，和也，深也。”[2]一个“深”字更是生动地表达了阴阳相和时是阴阳碰撞，且要深入相和，这才是冲要表达的和之意。冲字表达了动之和。有人说阴阳平衡就静止了，显然没有理解中国传统文化的本义。这个太极中和有什么用？我们回过头来看太极图，看看圆心象征了什么。首先，圆上所有的点的变化都是围绕圆心而转的，圆心是圆存在的基础和前提，没有了圆心，圆就不复存在了，圜道也

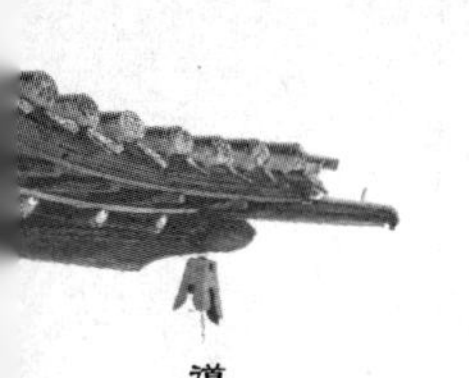

就不存在了。其次，圆心可以掌控圆上所有的点，如《黄帝内经》所言“执中央以运四旁”，也就是说圜道运行的每一步，都围绕圆心进行、受圆心控制。最后，阴阳平衡，必平衡于圆心，圆心是阴阳冲和之处。圆心之象——太极中和，其意深矣。道家曰：“万物负阴而抱阳，冲气以为和。”儒家曰：“中也者，天下之大本也，和也者，天下之达道也，致中和，天地位焉，万物育焉。”“中者，天地之太极也（《春秋繁露·循天之道》）”，太极中和此之谓也。

环中无为

太极中和，还有一个名字——环中。环，即圜道。圜，古文通环。睘，是“圜”的本字。

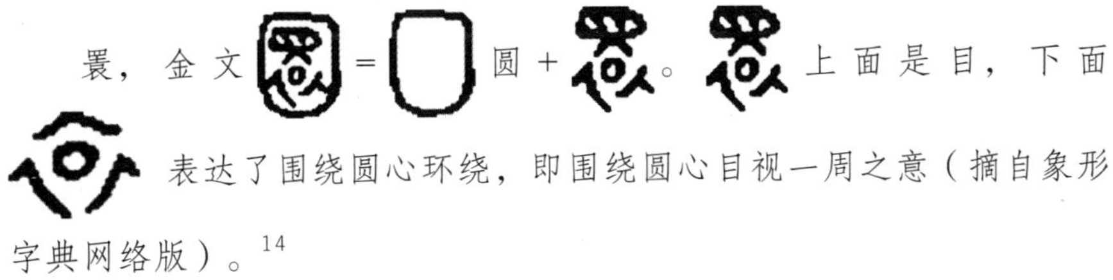

睘，金文 = 圆 + 。上面是目，下面 表达了围绕圆心环绕，即围绕圆心目视一周之意（摘自象形字典网络版）。[14]

环即圆，而环中，顾名思义，即是圆心。

“环中”一词出自《庄子·齐物论》：

彼是莫得其偶，谓之道枢。枢始得其环中，以应无穷。[18]

“彼是”即彼此。彼，对方；是，此方，实际上就是二元对立的双方，亦即阴阳。“莫得其偶”，偶，一对，即是刚才说的彼是、阴阳。莫得其偶，即莫得阴阳，阴阳莫分。道枢，道之枢纽，不是道有枢纽，而是通向道的枢纽，这个枢纽即是环中，得到环中则可以应无穷。为何？我们看环——圆之转动。若左升为阳，右降为阴；若是正圆，则圆心正在阴阳的中间，成为阴阳交通的枢纽，而且它非阴非阳，即阴即阳，

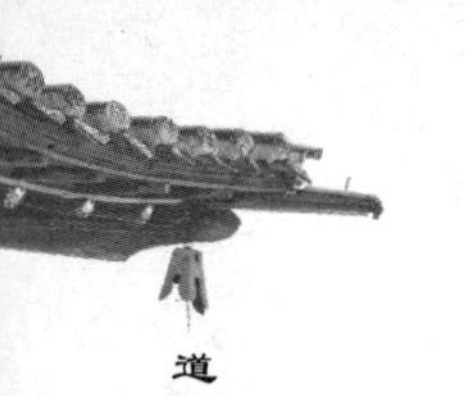

这就是“彼是（阴阳）莫得其偶”之意，此即“道枢”之象。为什么称之为道枢？我们看圆心居中，不上不下、不左不右，没有任何取向，好似无所作为，但圆上所有的点皆以圆心为核心运行，圆心引导了圆上所有的点，所以又无不为。《道德经》云：“道常无为而无不为。”环中——圆心——正表达了道的无为之象，故谓之道枢。朱熹注《论语》以及《法言义疏》云：

子曰：为政以德，譬如北辰居其所，而众星共之。……北辰，北极，天之枢也。居其所，不动也。共，向也，言众星四面旋绕而归向之也。为政以德，则无为而天下归之，其象如此。

——《论语集注》[27]

北斗极，天枢。枢，天轴也。犹盖有保斗矣。盖虽转而保斗不移，天亦转周匝，斗极常在，知为天之中也。

——《法言义疏》[28]

北极即是天枢、环中、圆心。以其居中，无为之象也。其实道家的无为和儒家的中和本是一意，道家的无为从无处说、从先天之处说，儒家的中和从有处说、从后天之处说。有与无，本同出而异名。

这个环中就是太极中和。太极中和无为之象，太极中和还是中庸之象。《中庸》郑玄注：“中庸者，以其记中和之为用也；庸，用也。”[3]中与和是中国传统文化之核心。作为群经之首的《周易》尤其表达了此意。清人钱大昕解《周易》云：

《彖传》之言‘中’者三十三；《象传》之言‘中’者三十。其言‘中’也，曰‘中正’，曰‘时中’，曰‘大中’，曰‘中道’，曰‘中行’，曰‘行中’，曰‘刚中’，曰‘柔中’。刚柔非中，而得中者，无咎。故尝谓六十四卦，三百八十四爻，一言以蔽之，曰中而已矣。

——《潜研堂文集·卷三》[29]

清·惠栋曰:“《易》道深矣，一言以蔽之曰时、中。”[30]《周易》之“中”，《道德经》之“冲和”，《庄子》之“太极”“环中”“道枢”，《中庸》之“中和”，《大学》之“诚”，《鹖冠子》之“元气”，《灵枢》之“枢”，中华传统文化一脉相承，太极中和成为中华文明之源，也是中医之源。

北极即是天枢、环中、圆心。以其居中，无为之象也。

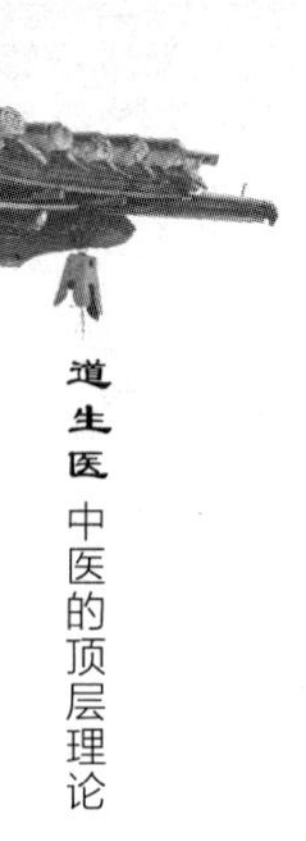

太极之眼与天根月窟

太极七道之六——太极之眼与天根月窟，即太极图中阴阳鱼的眼睛，除了表达阴阳的互根互用以外，更有深一层的含义。《元气神机：先秦中医之道》一书介绍了“天根”和“月窟”。此源于北宋大儒、易学家邵雍的《观物吟》[17]：

耳聪目明男子身，洪钧赋予不为贫。
因探月窟方知物，未蹑天根岂识人。
乾遇巽时观月窟，地逢雷处见天根。
天根月窟闲来往，三十六宫都是春。

我们知道天根是太极图中阳的起点，月窟是太极图中阴的起点（图5）。但这里的天根月窟是有形之阴阳的起点，而阴阳鱼的眼睛则是有形之阴阳之先——无形之阴阳，即有形之阳孕育于阴之中，这就是阴鱼之眼；有形之阴孕育于阳之中，这就是阳鱼之眼。因此可以说阴鱼的眼睛是先天的天根，阳鱼的眼睛是先天的月窟；阳鱼的起点是后天的天根，阴鱼的起点是后天的月窟。

太极七道之七——太极浑圆。这是我的老师王永炎院士为我的第一本书《元气神机：先秦中医之道》作序时所提及的。《黄帝内经》云：“升降出入，无器不有。”升降作为一对阴阳，描述的只是二维的太极图，再加上出入就构成了三维的太极之球。其实古人用“圜”表达浑圆。段玉裁曰：“圜而全，则上下四旁如一，是为浑圜之物。”[4]“圜”

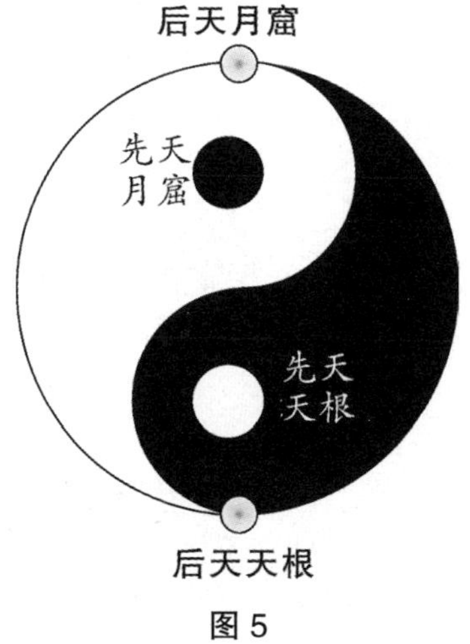

图 5

升降作为一对阴阳，描述的只是二维的太极图，再加上出入就构成了三维的太极之球。

表达了太极图的第七个含义——圆融的浑圆。浑圆从象上看是立体的圆球，从意上看浑圆代表浑圆一体，阴阳万物融为一体，包容所有。浑圆代表了万物归一，回归混沌。混沌即阴阳相和，以至和为一体。阴阳圆融，浑然一体，即是元气。万物负阴而抱阳，冲气以为和，和到终极即是一、混沌、元气，这也是元气神机法的目的（参见《元气神机：先秦中医之道》一书）。

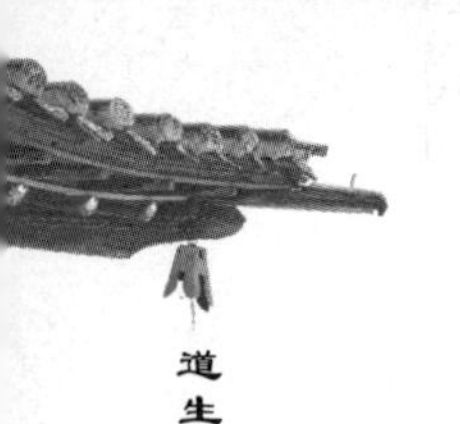

中和之医

中医的健康观

中医认为的健康是什么？中医是怎么定义健康的？中医是如何定义疾病和死亡的？中与和正是中医的健康观。《素问·生气通天论》云：

凡阴阳之要，阳密乃固，两者不和，若春无秋，若冬无夏，因而合之，是谓圣度。

故阳强不能密，阴气乃绝，阴平阳秘，精神乃治，阴阳离决，精气乃绝。[31]

阴阳之要，其实是要在两者相和。阴平，阴要与阳相平衡；阳秘，阳要与阴和，阳秘则阳不过亢，则阴阳相和。因此阴阳相和，精神乃治，即健康，故曰圣度。《素问·至真要大论》云：

谨察阴阳所在而调之，以平为期。[31]

谨守病机，各司其属，有者求之，无者求之，盛者责之，虚者责之，必先五胜，疏其血气，令其调达，而致和平，此之谓也。[31]

气血正平，长有天命。[31]

阴平，阴要与阳相平衡；阳秘，阳要与阴和，阳秘则阳不过亢，则阴阳相和。

和、平，即阴阳相和、阴阳平衡，以阴阳平衡为期。这个“期”是最终目标即健康，中医认为的健康标准就是阴阳平衡。阴阳平衡于何处？平衡于中，阴阳和于中，曰“和平”。“气血正平，长有天命”，正，不偏不倚，中之意也，“天命”即健康。人体阴阳中和、阴阳平衡正是《黄帝内经》对健康的定义。《黄帝内经》进一步描述健康人：

阴阳和平之人，其阴阳之气和，血脉调。

——《灵枢·通天》[32]

阴阳匀平，以充其形，九候若一，命曰平人。

——《素问·调经论》[31]

平人，健康之人，阴阳平和之人。故云：

阴阳和平之人，居处安静，无为惧惧，无为欣欣，婉然从物，或与不争，与时变化，尊则谦谦，谭而不治，是谓至治。

——《灵枢·通天》[32]

《类经》注曰：

谭而不治，无为而治也；无为而治，治之至也。子思子曰：中也者，天下之大本也，和也者，天下之达道也，致中和，天地位焉，万物育焉。其阴阳和平之人之谓乎？

——明·张介宾 《类经》[33]

因此，中和之道也是中医之道，是中医的治病之道。《伤寒论》曰：“阴阳自和者，必自愈。”和，是病愈之道，自和者则自愈，治疗使之和者，则治愈。因此，中和之道即健康

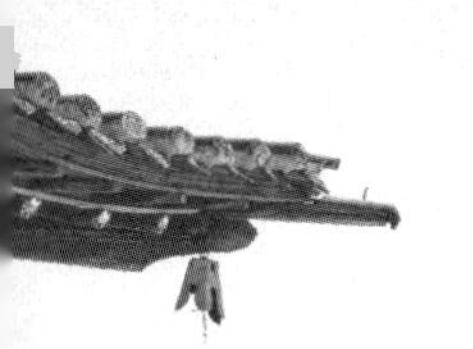

之道，这是中医的健康观，反之阴阳失和则为病，阴阳分离则为死，而中医的脉诊正是这一思想的体现，此即胃气与真藏脉。中和之道是中医之道，也是健康之道，是中医的健康观。

胃气中和

我们都知道“有胃气则生，无胃气则死”这句话，一般的解释是说，人若能进食，病虽重但仍然能活；若不能进食了，可能就接近死亡了。后来有责难中医者云：中医已经落后了，现在有静脉营养可以维持患者的生命，根本不需要通过胃，而且有些病还要禁食。还有人说，其实对于人来讲肺气更重要，肺主呼吸，人不呼吸可是比人不吃饭死得快多了。有些学者说人一出生是先呼吸后进食的，所以干脆将脾为后天之本改为肺为后天之本。难道古人真的这么傻，连不呼吸就会死亡都不知道？其实不是古人落后，是我们没有理解古人说话的本义而已，我们习惯了以己度人，以自己的固有的知识和思维去解释古人的思想，这也是现代人读不懂经典以至于误解中医的主要原因之一。

其实谈到五脏又何止肺，如果真将中医的五藏对应于解剖的五脏的话，恐怕哪一脏衰竭了都接近死亡。呼吸停止或心脏停跳几分钟人就死亡。这个道理在充满战争的古代，古人大概不会不懂，至少呼吸、心跳停止就会很快死亡，这在古代应该是个常识吧，但为什么古人非要说“有胃气则生，无胃气则死”？难道真的是说人不能吃饭了就会死亡吗？但《黄帝内经》确实明言“人以水谷为本，故人绝水谷则死”，难道中医真的落后了吗？我们来看看《黄帝内经》到底要表达什么意思，胃气究竟指的是什么？

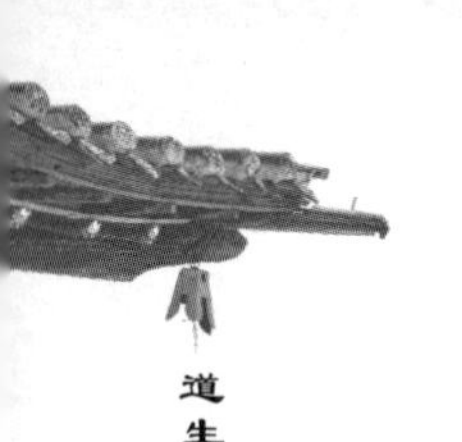

胃者，平人之常气也。人无胃气曰逆，逆者死。

——《素问·平人气象论》[31]

如果单看这句话，我们很容易将胃气理解为脾胃之气的胃气，就像肾气、心气一样，但我们看看这句话所在的全文是什么样的：

黄帝问曰：平人何如？岐伯对曰：人一呼脉再动，一吸脉亦再动，呼吸定息脉五动，闰以太息，命曰平人。平人者，不病也。常以不病调患者，医不病，故为患者平息以调之为法。平人之常气禀于胃，胃者，平人之常气也，人无胃气曰逆，逆者死。

春胃微弦曰平，弦多胃少曰肝病，但弦无胃曰死，胃而有毛曰秋病，毛甚曰今病。藏真散于肝，肝藏筋膜之气也。

夏胃微钩曰平，钩多胃少曰心病，但钩无胃曰死，胃而有石曰冬病，石甚曰今病。藏真通于心，心藏血脉之气也。

长夏胃微软弱曰平，弱多胃少曰脾病，但代无胃曰死，软弱有石曰冬病，弱甚曰今病。藏真濡于脾，脾藏肌肉之气也。

秋胃微毛曰平，毛多胃少曰肺病，但毛无胃曰死，毛而有弦曰春病，弦甚曰今病。藏真高于肺，以行荣卫阴阳也。

冬胃微石曰平，石多胃少曰肾病，但石无胃曰死，石而有钩曰夏病，钩甚曰今病。藏真下于肾，肾藏骨髓之气也。

——《素问·平人气象论》[31]

“春胃微弦曰平”，胃气多而只有微微的弦象，这是春天的平人脉。显然这里的胃气是脉象，是脉之胃气。“胃者，平人之常气也”，“平人者，不病也”，平人是无病的健康人。如何判断是不是健康人呢？可以通过脉象来判定，如“人一呼脉再动，一吸脉亦再动，呼吸定息脉五动，闰以太息，命曰平人”。因此，此处的胃气是脉的表现，是人体正常之气在脉的表现。脉之胃气多，即正常之气多则健康，反之正常之气少则是病脉，正常之气没有则是死亡。平人是正常之人、健康之人，也就是阴阳平衡之人。胃气是平人脉中的正常之气，也就是阴阳平衡之气。我们知道阴阳平衡即中和。胃气是脉的中和之气，故《黄帝内经》说：

> 邪气来也紧而疾，谷气来也徐和。
>
> ——《灵枢·始终》[32]
>
> 脉弱以滑是有胃气。
>
> ——《素问·玉机真藏论》[31]
>
> 土得天地中和之气，长养万物，分王四时，而人胃应之，……大都脉来时，宜无太过，无不及，自有一种从容和缓之态，便是有胃气之脉。
>
> ——明·张介宾《类经》[33]

故胃气即是中和之气，在脉象上表现为“徐而和”“从容和缓”，在脉速上则是“人一呼脉再动，一吸脉亦再动，呼吸定息脉五动，闰以太息，命曰平人”。因此，所谓“有胃气则生，无胃气则死”，是说脉象有中和之气则生，无中和之气则死。“但弦无胃曰死”，是说若脉只有弦象而无中和之气则死。因此从上下文的所指而言，这里的胃气指的不是能吃饭就生，不能吃饭就是死，不可断章取义。但问题是《黄帝内经》为什么将脉的正常之气说成胃气而不是其他？这就不得不回到太极圜道上来。

脉之胃气多，即正常之气多则健康，反之正常之气少则是病脉，正常之气没有则是死亡。

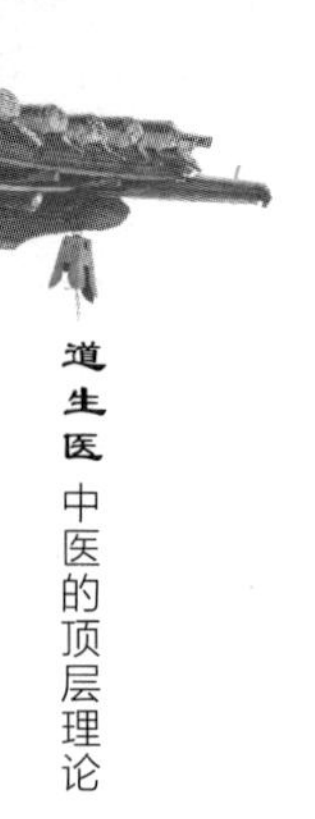

胃气与圆心

我们知道脾胃属土，而土居五行之中。如果将五藏六府放在太极圜道转动上，则左为升，肝气主生发，故肝在圆之左。心属火，其气最盛，故在圆的顶点。象征气的生发到达顶峰。肺主降、主收，圆运动到达圆的顶点继而从右而降，故肺在圆之右。肾主封藏，为气之藏，故在圆的终点，象征完结或闭藏。脾胃则居中，也就是圆心，故《素问・太阴阳明论》云：

> “脾者土也，治中央。”[72]“夫子言脾为孤藏，中央土以灌四傍。”[73]

在太极圆道中，其他藏府位于太极圆道之边缘，而脾胃位居圆心，执中央以运四旁。中央是圆心，圆心是核心，圆上所有的点都围绕着圆心转，没有圆心的向心力，外周之线则不能弯曲以成圆，故圆心为本。而脾胃居圆心，因此《素问・玉机真藏论》云：“五藏者，皆禀气于胃，胃者，五藏之本也。”[31]没有了圆心就失去了整个圆，气的升降出入就此消失，“出入废则神机化灭，升降息则气立孤危”[31]，即死亡。因此有胃气则生，无胃气则死。如果用圜道来象征，有圆心说明圜道在，圜道在则生，无圆心则说明圜道消失，圜道消失则死。胃气代表了圆心，圆心是中和之气的代表，而中和是健康的标志，也就是平人，所以胃气才被称为平人之常气，反映在脉上才是从容和缓之气，即胃气。

为什么五藏唯独脾胃属土而居中、居圆心？我们知道圆心的作用是以其向心力将边缘之线弯曲成圆，将肝木之气转化为心火，将心火之气转化为肺金，将肺金之气转化为肾水，而这个作用就是圆心化的力量。化，即变化、转化，圆心主化。五藏对应生长化收藏，而脾胃主化。脾胃为什么主化？化是运化、转化、变化。脾胃运化水谷成水谷精微，水谷精微变化、转化而营养五藏六府，营养物质再转化为氨基酸、脂肪、蛋白质、糖、各种神经和化学递质、激素等，这些无不源于水谷精微的转化、变化而成就人体，所以《素问·平人气象论》才说：

胃气代表了圆心，圆心是中和之气的代表，而中和是健康的标志，也就是平人，所以胃气才被称为平人之常气，反映在脉上才是从容和缓之气，即胃气。

“人以水谷为本，故人绝水谷则死，脉无胃气亦死。”[31]

脾胃化水谷而营五藏，正是化的力量，故脾胃居中、居圆心，圆心代表中和之气。人以水谷为本，强调了对水谷精微的重视，但其背后更深的含义是人以中和之气为本。否则，心为君主之官，心跳、呼吸停止了人也会死亡，且死亡更快。《黄帝内经》为何不说有心气则生，无心气则死，有肺气则生，无肺气则死？因此水谷精微之气固然非常重要，但它也是象征，象征人体位居圜道圆心的中和之气（参见“象意思维”一节）。人体气机的升降出入即是圜道，而圜道以圆心为本，即“中也者，天下之大本也，和也者，天下之达道也。致中和，天地位焉，万物育焉”。胃气、水谷都是中和之象，中和才是其背后的意。胃气代表了化的力量，化居中而为圆心。没有了胃气，人体的气化圜道就失去了圆心，没有了圆心，圆就消失了，出入废则神机化灭即死亡。因此胃气是圆心、是中和之气，也是正常之气，脉的正常之气即中和之气称为胃气，故“有胃气则生，无胃气则死”的真实含义是：有中

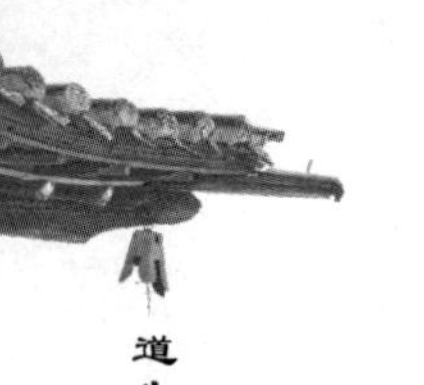

和之气则生，无中和之气则死，有圆心则生，无圆心则死。

综上所述，圆心居中，居中则化，化则万物生，古人以土之化育之象来象征之，故脾胃五行为土。以太极圆道论之，如果圆上无数的点代表万物的话，那么圆心就是主导，是主导和化生万物的核心，而圆心就是中，是阴阳之相和，阴阳相和才能三生万物。胃气者，中和之道也。

脾气和胃气

脾胃都居圆心，何以只说胃气而不说脾气？我们知道脾胃相表里，脾为阴，胃为阳。脾，从卑。

卑，贱也。执事也。

——《说文解字》[4]

卑，使也。

——《集韵》[34]

故《黄帝内经》说“脾为胃行其津液”，津液此处代指水谷精微。

帝曰：脾病而四肢不用，何也？

岐伯曰：四肢皆禀气于胃，而不得至经，必因于脾，乃得禀也。今脾病不能为胃行其津液，四肢不得禀水谷气，气日以衰，脉道不利，筋骨肌肉，皆无气以生，故不用焉。

——《素问·太阴阳明论》[31]

脾就像奴婢、仆人一般，为胃行水谷精微，故胃为主，脾为从，故就脾胃而言，若取其一，当取其主，故云有胃气，而不曰脾气。

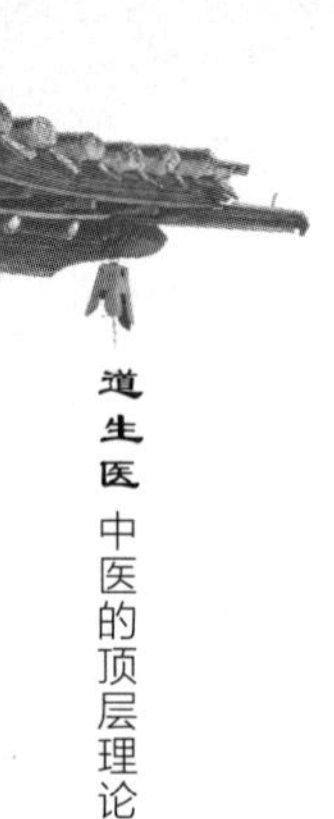

真藏脉

知道了何为胃气，也就知道了何为真藏脉，《素问·阴阳别论》曰：

脉有阴阳，知阳者知阴，知阴者知阳。凡阳有五，五五二十五阳。所谓阴者，真藏也，见则为败，败必死也；所谓阳者，胃脘之阳也。别于阳者，知病处也；别于阴者，知死生之期。[31]

此处的阴阳不是指人体内的阴精和阳气，而是指脉之阴阳，而脉之阴阳也不是指具体脉象之阴阳，而是指脉之胃气有无，胃气之有无关乎生死，故此处的阴阳最终指的是生与死，生者为阳，死者为阴。所谓阳者，胃脘之阳也，指的是有胃气的生之脉；所谓阴者，真藏也，见则为败，败必死也，指的是无胃气的死之脉，即真藏脉。故《素问·玉机真藏论》说：

黄帝曰：见真藏曰死，何也。

岐伯曰：五藏者，皆禀气于胃，胃者，五藏之本也，藏气者，不能自致于手太阴，必因于胃气，乃至于手太阴也，故五藏各以其时，自为而至于手太阴也。故邪气胜者，精气衰也，故病甚者，胃气不能与之俱至于手太阴，故真藏之气独见，独见者病胜藏也，故曰死。[31]

人以水谷为本，故人绝水谷则死，脉无胃气亦死，所谓无胃气者，但得真藏脉不得胃气也。

真藏脉，但见真藏而不见胃气也。真藏脉即是无胃气之脉，无胃气则死，故真藏脉现则死。为何脉无胃气则死？前文已述，圆道失去圆心，则升降息出入废而气化绝，故无胃气则死。为什么称为真藏脉？因为脉失去了从容和缓之气，没有了胃气的中和之气，但见其本藏之脉，故称为真藏脉。真藏，指的是只见其本藏而无中和之气，故名真藏。真藏脉什么样？《素问·玉机真藏论》曰：

真肝脉至，中外急，如循刀刃责责然，如按琴瑟弦，色青白不泽，毛折，乃死。

真心脉至，坚而搏，如循薏苡子累累然，色赤黑不泽，毛折，乃死。

真肺脉至，大而虚，如以毛羽中人肤，色白赤不泽，毛折，乃死。

真肾脉至，搏而绝，如指弹石辟辟然，色黑黄不泽，毛折，乃死。

真脾脉至，弱而乍数乍疏，色黄青不泽，毛折，乃死。

诸真藏脉见者，皆死，不治也。[31]

真藏脉即失去了圆心的脉、失去了太极中和的脉，出现某藏的真藏脉，圜道就从某藏之处断裂。

从此可见，真藏脉是失去了从容和缓之气的脉象，即失去了中和之气的脉象，即失去胃气的脉象。失去了胃气代表失去了圆心，失去了圆心，圜道就消失了，而真藏脉实际上就是人体气化圆运动将要失去圆心时，圜道在某处断裂之病理在脉象上的表现。出现某藏的真藏脉，圜道就从某藏之处断裂。例如在人体的圜道中，圜道左升之处为肝，如果出现肝的真藏脉，代表了圜道从此处断裂，脉象则是但弦无胃，

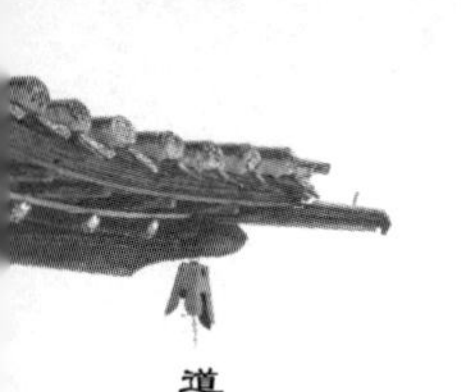

无胃即是无圆心，失去圆心，则圜道断裂，神机化灭则死亡，此即肝之真藏脉。其他心、肺、脾、肾皆是如此。真藏脉就是失去中和之道的脉，是圜道失去圆心而断裂消失的脉，人体失去了中和之道，非病即死。或云脉象呈从容和缓中和之象，是否还会从四季而变？当然会，因为环中无为，中和之道，也是无为之道，故《黄帝内经》云："阴阳和平之人……婉然从物……与时变化……谭（无为）而不治，是谓至治"，脉随四时而动，但从容和缓之胃气始终不离。这就像《左传》中的这段话，虽然说的是音乐和品德，但道理是一样的。

> 为之歌《颂》，曰："至矣哉！直而不倨，曲而不屈；迩而不逼，远而不携；迁而不淫，复而不厌；哀而不愁，乐而不荒；用而不匮，广而不宣；施而不费，取而不贪；处而不底，行而不流。五声和，八风平；节有度，守有序。盛德之所同也！"
>
> ——《左传·襄公二十九年》[35]

从此我们看到，太极圜道、太极中和之道作为中华文明中的世界观也被应用于中医，成为中医的人体观和疾病观，成为中医理论建构的核心思想，无论在《黄帝内经》还是《伤寒论》以及历代各家，我们都会找到这一思想根基。

太一生水与天人相应

太一生水

前面我们谈到的中国古人的终极追求——生生不息——是如何实现的。古人发现万物皆有圜道，让圜道循环往复、生生不息的关键在于天地之心及太极中和，这两个环节都至关重要，那么它们是什么关系呢？战国时期的一段文字《太一生水》回答了这个问题。

1993年出土的郭店楚简，有十六篇先秦时期文献，其中一篇为《太一生水》：

太一生水。水反辅太一，是以成天。天反辅太一，是以成地。天地复相辅也，是以成神明。神明复相辅也，是以成阴阳。阴阳复相辅也，是以成四时。四时复相辅也，是以成冷热。冷热复相辅也，是以成湿燥。湿燥复相辅也，成岁而止。

故岁者，湿燥之所生也。湿燥者，冷热之所生也。冷热者，四时之所生也。四时者，阴阳之所生也。阴阳者，神明之所生也。神明者，天地之所生也。天地者，太一之所生也。

是故太一藏于水，行于四时，周而又始，以己为万物母；一缺一盈，

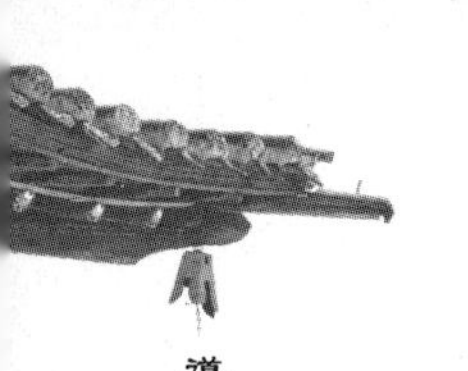

以己为万物经。此天之所不能杀，地之所不能埋，阴阳之所不能成，此谓之道化也。[36]

意译：太一生水，水反过来辅助太一而成天，天再反过来辅助太一而成地。然后天地相互辅助而成神明。神明相互辅助而成阴阳。阴阳相互辅助而成四时，四时相互辅助而成冷热，冷热相互辅助而成湿燥，湿燥相互辅助成岁。所以，岁是湿燥之所生；湿燥是冷热之所生；冷热是四时之所生；四时是阴阳之所生；阴阳是神明之所生；神明是天地之所生；天地是太一之所生。是故，太一藏于水中，运行于四时，周而又始，是万物之母，一缺一盈，是万物之经。太一者，天不能杀，地不能埋，阴阳不能成，此谓之道化也。

太一即“道生一”的一，后世又曰大一、泰一、太极、元气。《道德经》云：“一生二，二生三，三生万物。”“一生二”即一生天地，二即天地，有天地然后才有万物，即“二生三，三生万物”。而水是万物之一，为什么太一在未生天地之前，反而先生了“水”，而且需要水辅助太一，天地才得以产生呢？ 水在先秦古人心中意味着什么？我们看《山海经》的记载：

汤谷上有扶桑，十日所浴，在黑齿国北，居水中，有大木，九日居下枝，一日居上枝。

——《海外东经》[37]

东南海之外，甘水之间，有羲和之国。有女子名曰羲和，方浴日于甘渊。羲和者，帝俊之妻，生十日。

——《大荒南经》[37]

有女子方浴月，帝俊妻常羲，生月十有二，此始浴之。

——《大荒西经》[37]

日出于汤谷，浴于咸池，拂于扶桑，是谓晨明。

——《淮南子·天文训》[38]

阴阳相互辅助而成四时，四时相互辅助而成冷热，冷热相互辅助而成湿燥，湿燥相互辅助成岁。

太阳出则上于扶桑枝上，归则浴于咸池之中。太阳浴于水，月亮也一样浴于水。水就像日月的家，日月归于水，休养生息，浴尽尘垢，次日又出于水，这里水象征了休养生息又孕育新生之地。在五行中，水象征归藏、休养，但水生木，木象征新生，故古人以太阳出于扶桑木之上为比喻。水生木，故扶桑木在水中，所以水象征万物归于此同时又孕育了新生。五行水其色黑，居北，水生木，故《山海经》说："十日所浴在黑齿国北，其居水中，有大木。"由此可见，水在古人心中象征了潜藏于内的生机。故"太一生水"的隐意是太一蕴含了潜藏的生机，水反辅太一是说生机帮助太一以成天地、四时、万物。

太一又称"混沌"，古代神话中混沌初开天地生，即"一生二"，二即天地，即阴阳。道与一在二之先，也就是天地之先，故曰先天。三及万物皆在天地之后，故曰后天。太一生天地阴阳，在后天，阴阳沟通展现为圜道，由此先天的混沌、太一转为了后天的太极圜道。西汉东方朔有个比喻"昆仑西有兽焉，其状如犬……名为混沌，一名无耳，一名无心。空居无为，常咋尾回转，向天而笑。(《神异经》)"[39]混沌，先天之太一也；空居无为，太一之德也；常咋其尾回转，后天圜道也；仰天而笑，天道即圜道也，比喻先天混沌的"一"到了后天就变为圜道。太一和水的关系是什么呢？这在中医经典《灵枢·九宫八风篇》说得很清楚：

> 太一常以冬至之日，居叶蛰之宫四十六日，明日居天留四十六日，明日居仓门四十六日，明日居阴洛四十五日，明日居天宫四十六日，明日居玄委四十六日，明日居仓果四十六日，明日居新洛四十五日，明日复居叶蛰之宫，曰冬至矣。太一日游，以冬至之日，居叶蛰之宫，数所在日，从

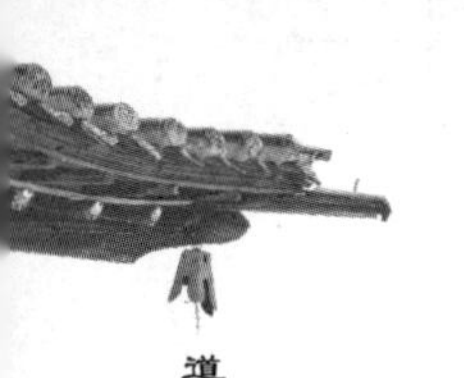

一处至九日，复返于一。常如是无已，终而复始。

从中我们可以看出，太一出于冬至，也就是一阳初动处的天根，即天地之心，也就是太一生水的水。水，处最下，象征万物所归，但蕴含生机，是太一启动之处，在后天则是圜道的终点，也是圜道再次循环的起点。叶蛰宫，蛰，蛰伏归藏之意，叶，生机之意。叶蛰宫在后天八卦为坎卦，坎卦五行为水。故此，太一生水，即是太一出于水，然后才有天地阴阳，生出万物，故太一所出之地，生机之谓也，以水象征之（图 6）。

立夏 阴洛 四 东南方	夏至 上天 九 南方	立秋 玄委 二 西南方
春分 仓门 三 东方	招摇 五 中央	秋分 仓果 七 西方
立春 天留 八 东北方	冬至 叶蛰 一 北方	立冬 新洛 六 西北方

图 6

天地复相辅也，是以成神明。神明复相辅也，是以成阴阳。阴阳复相辅也，是以成四时。

天地生神明，何谓神明？《易传》云："阴阳不测之谓神。"何谓阴阳不测？阴阳不测者，阴阳之中也。阴阳之中，即阴即阳，非阴非阳，故曰阴阳不测（见"精气神"篇）。阴阳是二，阴阳之中者，三也，三生万物，三者，神也，故《说文解字》云"神者，引出万物者也"，即神生万物也。[4]明者，照明万物者也，引出万物使之显现，故曰神明。神与明是先天太一与水在后天的变现。在先天，水辅助太一生了天地，在后天（天地之后），神与明相辅生了阴阳、四时、冷热、燥湿以至万物，神明就是后天的水——生机。此处的阴阳并非我们熟知的哲学意义上的阴阳，而是指阴阳的本意，即光明与黑暗，就像《周易》中所说的“鹤鸣在阴”[5]的“阴”，谓阴暗之处。阴阳是太阳光的变化，四时乃是太阳光与热的变化。

先天太一蕴含着生机——水，生机启动，先天太一生出后天的天地，即一生二。天地沟通循环而成圜道，先天的太一到了后天成为“有形”之圜道，圜道形成圆心，圆心主宰着圆，就像先天太一是后天圜道之源，相当于先天太一到了后天换了一个身份，变为了圆心。这个后天的圆心承载了先天太一的力量，主宰运化圜道，这个圆心就是太极中和。而隐含于太一中的水，到了后天就变成了天地之心，也就是玄。即太一在后天成为圆心——太极中和，太一中的水在后天变成了天地之心。

太一出于冬至，也就是一阳初动处的天根，即天地之心，也就是太一生水的水。

是故太一藏于水，行于四时，周而又始，以己为万物母；一缺一盈，以己为万物经。

太一在后天变为了圆心，圆心要通过圜道运行才能体现，而圜道运行则源于天地之心、也就是生机——水。生机（水）启动，圜道循环，圆心——太一在后天的显现，故云太一藏于水，行于四时，周而又始。其实太一才真正是万物母、万物经。

天地万物负阴而抱阳，阴阳变化的形式是圜道，万物皆有圜道。有圜道则有太极中和与天地之心，故万物皆有太极中和与天地之心。每一个事物都是一个相对独立的系统，太极中和维持这个系统的稳定性，而天地之心不但是圜道运行的启动力，还是圜道系统开放性的动力，它会突破原有系统的相对稳定性，寻求更大的圆，找到更大范围的太极中和，而这正是五行中的木克土之意（参见“五行相克”一节）。这是因为每一个具体的事物都是有偏性的，不可能有绝对的

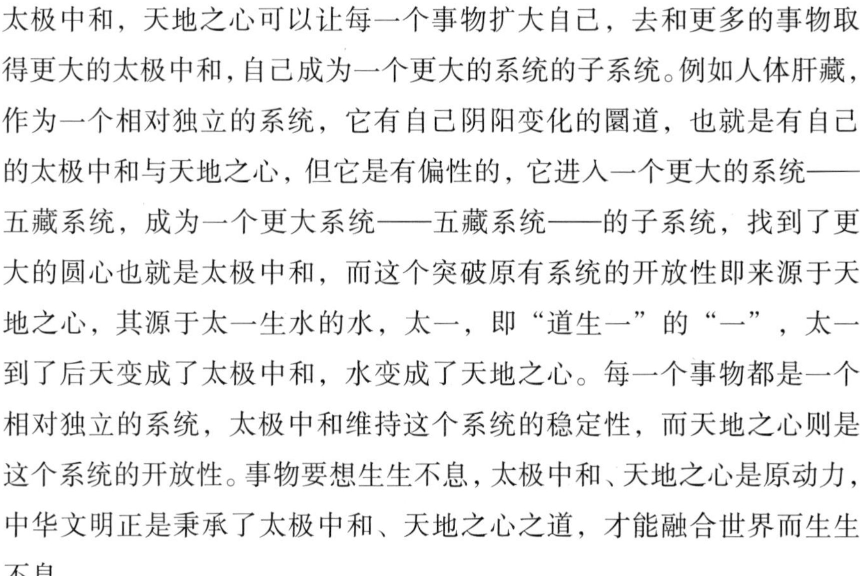

太极中和，天地之心可以让每一个事物扩大自己，去和更多的事物取得更大的太极中和，自己成为一个更大的系统的子系统。例如人体肝藏，作为一个相对独立的系统，它有自己阴阳变化的圜道，也就是有自己的太极中和与天地之心，但它是有偏性的，它进入一个更大的系统——五藏系统，成为一个更大系统——五藏系统——的子系统，找到了更大的圆心也就是太极中和，而这个突破原有系统的开放性即来源于天地之心，其源于太一生水的水，太一，即“道生一”的“一”，太一到了后天变成了太极中和，水变成了天地之心。每一个事物都是一个相对独立的系统，太极中和维持这个系统的稳定性，而天地之心则是这个系统的开放性。事物要想生生不息，太极中和、天地之心是原动力，中华文明正是秉承了太极中和、天地之心之道，才能融合世界而生生不息。

元气、太极与中和

《周易·系辞》云：

易有太极，是生两仪，两仪生四象，四象生八卦。

孔颖达疏：太极，谓天地未分之前，元气混而为一，即是太初、太一也。

太极即是太一，也称为元气。徐锴曰："元者，善之长也，故从一。"元气即一、太极、太一。但"元"不但包含了太一之意，还包含了太一之水，即生机。《说文解字》："元，始也。"始，除了最早之意，还有起始，即生之意。《康熙字典》释"元"曰："元，天地之大德，所以生生者也。"元，"古"同"玄"，唐代以后为避皇帝名讳，多以"元"代"玄"。而玄即天地之心、生机、水，故元之一字隐含了太一和水两重含义，即本源与生机。

前文言"极"，按"屋之中央最高曰极"，太极中和言其"中"，而"极"还有一个含义即"至高"。太极，无比至高，这个至高就是万物之源的太一。太一、泰一即太极。谓天地未分之前，此为先天。而中是阴阳之中，和是阴阳之和，是已经有了阴阳，然后言其中、言其和，故为后天了。因此太极含两意，先天之"太一"，后天之"中和"，即后天圜道之圆心。但都曰太极，为何？因为中和在后天秉承

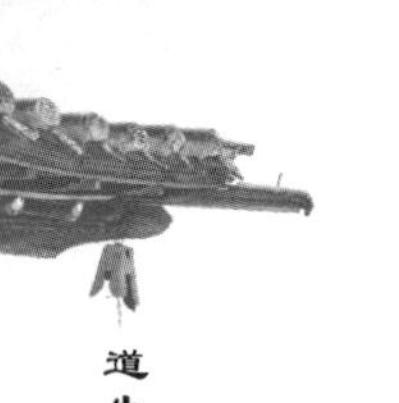

了先天太一的基因，是对先天太一的传递与回归。阴阳相和的终极是阴阳融合为一体，即回归一。回归一、秉承一，才能生万物，为什么？因为太一是万物之源，中和秉承了太一才能生万物。三生万物，三者，阴阳之中，中和也。所以先秦古人非常重视一，战国楚书《凡物流行》曰："是故有一，天下无不有；无一，天下亦无一有。"《内经》云："揆度奇恒，道在于一。"[31] 古人重视中和，正是因为中和秉承了一。此中和亦曰太极，不妨称之为后天太极；而天地未分之前的太极，不妨称之为先天太极。太极即元气，前者是先天元气，后者是后天元气。

关于"中"，后世说"中"是无过无不及、不偏不倚，但仅仅如此就能使"天地位焉，万物育焉"吗？这只是"中"的表面，"中者，和也"，而完美的"和"就是使阴阳再一次回到阴阳融合进而混沌不分的"一"的状态，即和为一体，这是对"一"的回归，所以庄子说："我守其一，而处其和。"[18] 虽然它不是真正的"一"，但这是对先天之"一"的回归，这个"中和"之气我们称之为后天元气。

中和，是对"一"的回归，马王堆帛书《道原》说：

一者，其号也；虚，其舍也；无为，其素也；和，其用也。[40]

汉·严尊《老子指归》云：

故得一者，万物之所导而变化之至要也，万方之准绳而百变之权量也。

故能知一，千变不穷，万轮不失。不能知一，时凶时吉，持国者亡，守身者没。[41]

"一"的境界即无为，无为而无不为，这也是"和"的境界，也是环中谓之道枢的含义，环中通向一，故曰道枢。《中庸》云："致中和，天地位焉，万物育焉。"是因为"中和"继承了一、太极的力量，秉承了元的源泉，如此，中和才能真正地执中央以运四旁，才能生长万物，这才是“中和”的本质。中国人这么重视中、重视和，正是因为它秉承了一、秉承了太极，而且中和是回归先天太一、太极的必经之路。秉承太一、太极才能真正做到生生不息之源。《庄子·齐物论》云：

中国人这么重视中、重视和，正是因为它秉承了一、秉承了太极，而且中和是回归先天太一、太极的必经之路。

道通于一。其分也，成也；其成也，毁也。凡物无成无毁，复通为一。[18]

道通于一，从一开始分化，成为万物，万物有所成就有所毁，有生有灭，要想保持生生不息的动力，就要复通于一。这也是环中谓之道枢的含义，环中，即中和，通向一，一即道，故环中谓之道枢。

三是二（阴阳）之中，这是在二的层面上秉承一、太极。《老子指归》云：

二，以之无，故能生三……一清一浊，与和俱行……根系于一，受命于神者，谓之三。[41]

无，道也；其用，一也、神也。正因为“根系于一，受命于神”才能成三。二、三如此，四象、五行、八卦、九宫亦如此。阴阳是二，将阴阳再分阴阳，分为太阴、太阳、少阴、少阳，就是四象，四象加上“中”就是五行，即金木水火土。这个五——土，居四象之中，“五”与“三”一样，居中而秉承一、太极，因此“五”是在“四”的层面上对一和元的回归。

八卦是将阴阳再分阴阳，然后再分阴阳就是八。八的中（中央）是九，即九宫。九在八之中，为太一之所居。郑玄注《易·乾

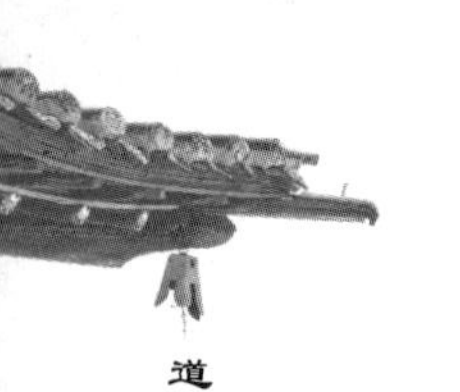

凿度》说：

太一者，北辰之神名也。居其所曰太一。常行于八卦日辰之间。曰天一，或曰太一……太一下行八卦之宫，每四乃还于中宫。中央者，北辰之所居，故因谓之九宫。[42]

八宫、八卦之中央谓之太一，这无疑是在八的层面上对一的回归。《灵枢·九宫八风篇》的九宫八风亦是此意。四、八是阴阳的再分，阴阳还可以无限地再分下去，当阴阳无限细分的时候就形成了圆和圆运动，有了圆也就有了圆心，圆心是圆之中，表达了万物之中、万物之和。“中和”根系于先天太极，亦曰太极，此后天太极，本书名之曰“太极中和”。

中医的核心

太极图表达了太极七道之理，它是万物的气化运行模型图，也是人体之气升降出入变化的模型图。太极七道的要点如下：

· 万物皆有太极圜道。

· 太极圜道的周而复始象征了生生不息。

· 天地之心是生生不息之源。

· 太极圜道的圆心是太极中和、环中。

· 圜道通过太极中和回归一。

· “一”生阴阳，阴阳既生，此消彼长、互根互用，最终阴阳和于中。

· 继之，阴阳和于一体，归于浑圆，归于一。

太极圜道周而复始，太极中和浑圆归一，天地之心生生不息，太极图表达了古人的终极追求，也是中医的终极追求。

太极中和是圜道的圆心，人体的五藏也是一个圜道，在人体的五藏系统中，圜道的圆心就是脾，圜道的天地之心即命门。命门在肾中，肾和脾在中医里被称为先天之本和后天之本，肾成为先天之本正源于肾之命门。中医以扶正为主的医学流派无不依太极中和以及天地之心而立，前者以脾胃学派为代表，如金元四大家之李东垣等，后者以温补派为代表的，如明代张景岳、周慎斋等，以至于还有补肾不如补脾以及补脾不如补肾的争论。到了清代，黄元御的思想亦以脾胃为核心强调升降浮沉，而火神派则更强调肾之命门。其实在五藏系统中，脾

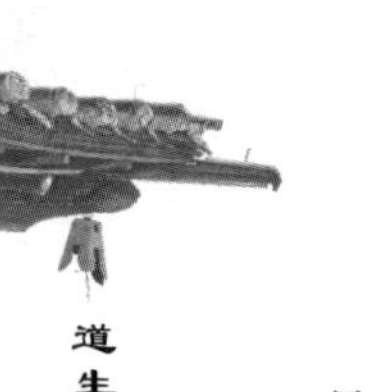

是太极中和，肾与命门则是天地之心，而太极中和、天地之心就像太一生水一样，本是一体。脾肾只是五藏圜道层面的太极中和、天地之心，而元气神机法则从元气的层面看待太极中和以及天地之心，这才是人体最根本的太极中和及天地之心。元气神机法将太极中和及天地之心合为一体，创立了归一饮、观复汤。抓住了太极七道，尤其是太极中和与天地之心，就抓住了中国传统思想的核心，也就是中医的核心。

天人相应

天人相应的含义，绝不只是气候、地理环境等对人的影响这么简单，在天人相应的思想里，天与人不但同理，而且同构、同节律、同周期，古人称为同气。天人相应在古人那里就像个公理。

其实我们知道太阳、月亮以及地球周围的行星或星系以其巨大的质量和能量影响着地球，影响着地球的气候、光、大气、动植物的繁衍生长、四季的更替、昼夜的长短。在生物以及人类漫长的进化过程中，人类的基因不可避免地会留下烙印，可以说人类遗传了大自然的信息，人类不断地进化和适应，使得人体自身的调节和自然的变化相适应。中国古人很早就认识到这一点，以二十四节气为例，中国古人将一年中自然变化的周期用二十四节气来标注（早期可能只有冬至、夏至、春分、秋分）。节，即节点，这是一年自然变化的二十四个节点，而人体内气的变化与之相应，也有二十四个节点。大自然气的运行就像一个时钟在转动，人体体内似乎也有一个时钟与之相应，正常情况下二者是同步的。但人们的自虐，如熬夜、思虑过度、过食油腻等，使得人体内的钟表越来越不能和大自然同步。用《易经》的话说，就是失去了“天时”。

在自然界这二十四个节点中，有两个节点是最重要的，一个是冬至，另一个就是夏至，古人云“冬至一阳生”“夏至一阴生”，它是自然界阴阳转换的关键点之一，古人称之为天根、月窟（参见《元气神机：先秦中医之道》一书）。这两个节点具有巨大的能量，可以在一定范

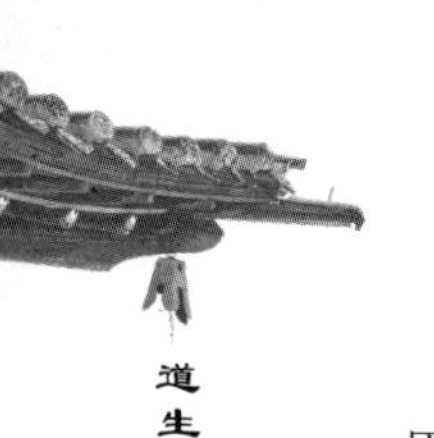

围内将人体的“时钟”重新归正。这是人体可以再次与自然之钟同步的契机。所以古人特别重视这两个节点，冬至更是被称为大自然的天地之心。

二十四节气只是天人相应之一例。古人认为，万物皆有太极，太极圜道是天地运行变化的模型，也是人体气机变化的模型，太极图是天地万物包括人体共同的气化运行图，太极图也是人体和天地自然的同构图。其实，通天下一气尔，天地万物因一气而相连，故万物互联，同气相求。

太极图所传达的思想是中国传统文化的核心，也是中医理论的核心和基石，那么中医理论具体又是如何以太极图的思想为核心建立起来的呢？太极图中只画了阴阳，五行又是如何建立起来的？要深入理解这些，我们还要先理解中国古人一个重要的思维方式——象意思维。

参考书目

1 许维遹．吕氏春秋集释．北京：中华书局，2009.

2［清］张玉书，陈廷敬．康熙字典．上海：上海书店，1985.

3 礼记正义//［清］阮元．十三经注疏．北京：中华书局，1980.

4［汉］许慎撰，［清］段玉裁注．说文解字注．上海：上海古籍出版社，1981.

5 周易正义//［清］阮元．十三经注疏．北京：中华书局，1980.

6［南宋］朱熹．楚辞集注．武汉：湖北崇文书局，光绪三年版（1877），卷三．

7 朱谦之．老子校释．北京：中华书局，1984.

8［唐］李筌．李注阴符经．墨海金壶本，卷上．

9［汉］司马迁．史记．北京：中华书局，1963.

10 毛诗正义//［清］阮元．十三经注疏．北京：中华书局，1980.

11［宋］朱熹．楚辞集注．元天历三年陈忠甫宅刊本，卷三．

12［宋］洪兴祖．楚辞补注．上海：上海古籍出版社，2015.

13 凌耀星．难经校注．北京：人民卫生出版社，1991.

14 象形字典（网络版）.https://www.vividict.com/Public/index/page/index/index.html.

15 章锡琛．张载集．北京：中华书局，1978.

16［宋］欧阳修撰．欧阳文忠公文集//四部备要．北京：中华书局，1989.

17［宋］邵雍著，郭彧整理．邵雍集．北京：中华书局，2010.

18［晋］郭象注，［唐］成玄英疏．庄子注疏．北京：中华书局，2011.

19［汉］许慎．说文解字．北京：中华书局，1963.

20［汉］班固．汉书．北京：中华书局，1962.

21 林义光．诗经通解．上海：中西书局，2012.

22［清］郭庆藩．庄子集释．北京：中华书局，1961.

23 尚书正义//［清］阮元．十三经注疏．北京：中华书局，1980.

24 苏舆著，钟哲点校．春秋繁露义证．北京：中华书局，1992.

25 王利器．文子疏义．北京：中华书局，2000.

26［汉］许慎撰．说文解字．汲古阁本．

27［南宋］朱熹．四书章句集注．北京：中华书局，1983.

28 汪荣宝．法言义疏．北京：中华书局，1987.

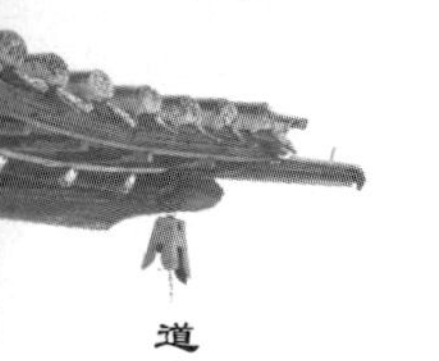

29 [清]钱大昕．潜研堂文集//王云五．万有文库．上海：商务印书馆，1937.
30 [清]惠栋．易汉学//丛书集成初编．上海：商务印书馆，1937.
31 郭蔼春．黄帝内经素问校注．北京：人民卫生出版社，2013.
32 灵枢经．北京：人民卫生出版社，1963.
33 [明]张介宾．类经．北京：人民卫生出版社，1965.
34 [宋]丁度，等．集韵．上海：上海古籍出版社，1985.
35 春秋左传正义//[清]阮元．十三经注疏．北京：中华书局，1980.
36《简帛书法选》编辑组．郭店楚墓竹简·太一生水、鲁穆公问子思．北京：文物出版社，2002.
37 黄珂译注．山海经全译．贵阳：贵州人民出版社，1991.
38 刘安，等撰．陈广忠校点．淮南子．上海：上海古籍出版社，2016.
39 [宋]李昉，李穆，徐铉，等．太平御览·卷九百一十三·兽部二十五·杂兽．
40 魏启鹏．马王堆汉墓帛书黄帝书笺证．北京：中华书局，2004.
41 [汉]严尊．老子指归．北京：中华书局，1994.
42 [东汉]郑玄注．易纬．乌鲁木齐：新疆人民出版社，2000.

第二篇

中医之源一

象意、五行、藏象

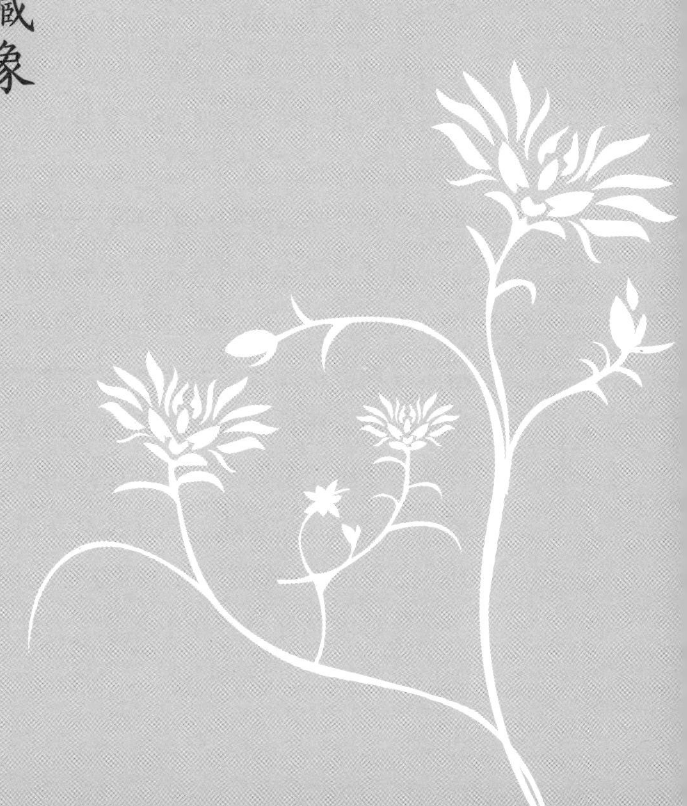

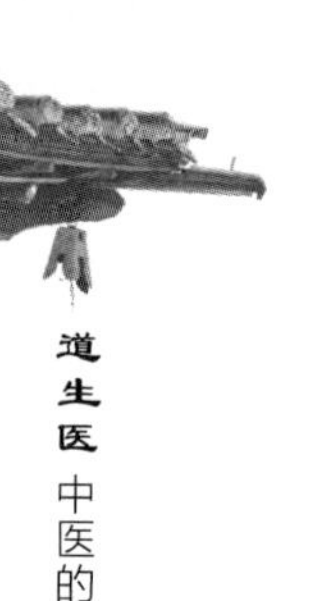

象与意——中国古人的思维

象意思维

研究古人的学说，如果不知道古人是怎么想问题的，中国古人是用什么思维方式构建学说和理论的，就不由自主地以己之意度古人之意，结果常常会南辕北辙，甚至会闹出不少笑话。研究中医尤其需要研究中国古人的思维方式，中医是中国古人以华夏文明和智慧，在那个时代的知识背景下创造的医学。要真正理解中医，就必须要了解中国古人尤其是先秦古人的智慧是什么？他们是以什么样的世界观看待自然和人体的？是以什么样的思维方式解决健康和疾病问题的？而要理解这些首先就要明白中国古人的象意思维。

象意思维非常重要，它是解开中医理论之锁的一把钥匙，也是理解古人思想的一把钥匙。20世纪80年代王树人先生提出“象思维”一词，后来逐渐被中国哲学界所重视。“象思维”一词的提出，代表了从思维角度去研究中国古代哲学思想，这是一个巨大的进步。同时中医界也开始注重研究象思维，但可惜的是中医界和研究象思维的哲学界一样，虽然开始重视象思维，但并没有在中国古人的思维背景中去真正理解什么是象思维，而是力图在西方的思维框架下解构中国古人的象思维。于是象思维始终只存在于部分学者的研究论文里，难以被临床中医医生所理解，更谈不上运用。那么何为象思维？为什么本书称之为象意思维？它到底有什么用？为什么这么重要？为什么很多人曲解了它？我们不妨先从日常生活谈起。

一次我在公交车上看到一个小伙子穿着一件T恤，上面印着四个字“朕本布衣”。当然这是一句调侃的话，但却是中国古人象思维的表达。“朕本布衣”，大家当然知道，说的不是“朕本来是一件布做的衣服”，而是说“朕本是平民百姓出身”。中国古人用了“布衣”这样一个具体的事物作为象征来表达背后的含义——平民出身。这个具体的事物就是古人所立的象，其所比喻或象征的含义是这个象所要传达的目标——意。中国古人常常不直接表达意，而是通过建立象来表达。象思维这一名称强调了象，但实际上象的目的是传达意。意是象的目标，因此本书称之为象意思维。象意思维最早的文献记载可追溯到《周易》。《易传》明确谈论了中国古人为何要用象意思维。象意思维的目的是什么？

象意思维非常重要，它是解开中医理论之锁的一把钥匙，也是理解古人思想的一把钥匙。

子曰：书不尽言，言不尽意；然则圣人之意，其不可见乎？子曰：圣人立象以尽意。[1]

古人认为，书不能把要说的语言都说尽、说清，语言也不能将所要表达的意思都表达完整和清楚；难道圣人的心意就不能很好地表达了吗？古人想出了一个办法，那就是“立象以尽意”。就像刚刚所提到的“朕本布衣”一样，古人立了“布衣”这个象来尽“我本是平民出身”这个意。

中国古人认为，语言作为一种表达意的工具，虽然重要，却很不完美，语言并不能准确地表达意。于是中国古人就采取了另外一种表达方式，即不直接用语言来表达意，而是在语言和意之间插入了一个象。用语言来表达象，再用象来表

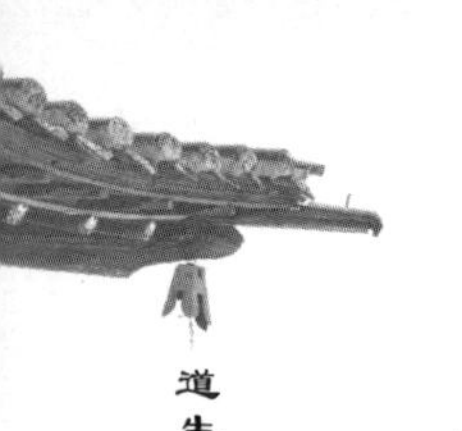

达意，这就是立象以尽意。古人发现“象”可以更好、更准确、更生动地表达意。比如你想告诉一个孩子什么是忧愁，靠语言的定义是很难让一个不知道何为忧愁的孩子理解的，但如果你给他讲一个忧愁的故事，让孩子真正感受到忧愁，那么这个故事就是象。这就是立象以尽意的方法，古人认为这种方法远比用语言直接讲述忧愁的定义要好。

乾卦的象与意

象意思维常常用来表达复杂的思想，如《周易》。我们看看《周易》是怎样立象以尽意的。《周易》是我国最古老的象思维代表著作，《周易》采用了两种立象方式，卦画和卦爻辞，分别为图的形式和语言的形式。《周易》不但通过卦画来传达“意”，还通过卦辞和爻辞，以语言形式来表达意，卦象即卦之象。

以《周易》乾卦为例，其初爻的爻辞曰：“初九，潜龙，勿用”[1]。“勿用”是断辞，即“不要用”，但为什么不要用，爻辞并没有直接说，而是通过卦画和语言立了一个象。首先看卦画（图 7），整个乾卦都是阳爻，是纯阳之卦。乾卦的初爻在整个卦的最下，也是第一、初始，最下面的阳爻，这就是此爻的图画之象。卦画如果看不太懂，再看卦爻辞——“初九，潜龙”。这个爻辞所立的象传达何意？初，即初爻，初爻从

乾卦

上爻▬▬上九：亢龙有悔

五爻▬▬九五：飞龙在天，利见大人

四爻▬▬九四：或跃在渊，无咎

三爻▬▬九三：君子终日乾乾，夕惕若厉，无咎

二爻▬▬九二：见龙在田，利见大人

初爻▬▬初九：潜龙勿用

图 7　乾卦

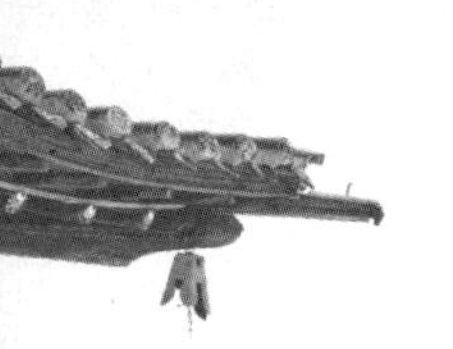

空间上看表达了在最下，从时间上看表达了刚刚开始。再看“九”，《周易》称阳爻为“九”，九是数之极，物极必变，故“九”的含义有变动之意。阳爻相对于阴爻，表达了生发、向上、有力的状态。何谓“潜龙”？龙在传说中是神圣的、充满生命力的，它“能大能小，能升能隐”，隐含了变化、变动之意。“潜”是潜伏在下的，但“潜”也意味着最终是要显露之意。《周易集解》引《春秋元命苞》曰：“龙之为言也，萌也。”萌者，动也。潜龙，象征了潜伏在下但终究要显露出来的一股神圣而强大的、充满生机的力量，但这种力量现在还处在潜伏状态，这就是“潜龙”这个象所要表达的意。如果用解释性的语言表达这个意，容易流于僵硬、死板。如果把这个意用潜龙——潜伏在下但跃跃欲试准备腾飞，“升则飞腾于宇宙之间，隐则潜伏于波涛之内”的龙——来代表的话，人们会感到这个意是生动活泼的，会感受到它所传达的意境，甚至情感，这是单纯用语言难以直接表达的。有些“意”唯有借助“象”，才能被读者真切而深刻地感受和理解，这就是立象的目的。

得意忘象

象意思维如此重要，它是中国古人独特的表意方式，但也应该看到，在象意思维中，“象”虽重要，但它只是个工具。

是故夫象，圣人有以见天下之赜，而拟诸形容。象其物宜，是故谓之象。

——《易传·系辞》[1]

“象”是拟诸形容，象其物宜。“宜者，事也。”（《尔雅·释诂》）。象是对事物的比拟、象征、形容，其目的是更好地传递和表达“意”，也就是要“见天下之赜”。赜（zé），“谓幽深难见”，即深奥复杂之意。王弼在《周易略例·明象》中说：“言者所以明象，得象而忘言；象者所以存意，得意而忘象。”[2]用语言来描述象，用象为工具传达意，意才是目的。得到意，象就不重要了，得意可以忘掉象。一些研究象思维的学者试图将象当做终极目的，实在是未及其意。如此则失去了古人构建象思维的本义，舍本求末了。意才是象存在的意义。以象传意，所以我们才称之为“象意思维”。

象意思维是东西方思维的差异之一，西方文明非常注重语言对意的准确表达，所以西方语言更为严谨，其定义清晰，对一个词所表达的概念的内涵、外延都十分严密。反之，在西方人眼里，中国的语言十分模糊，常常具有多意性，一个词的含义在不同语境下可以完全不

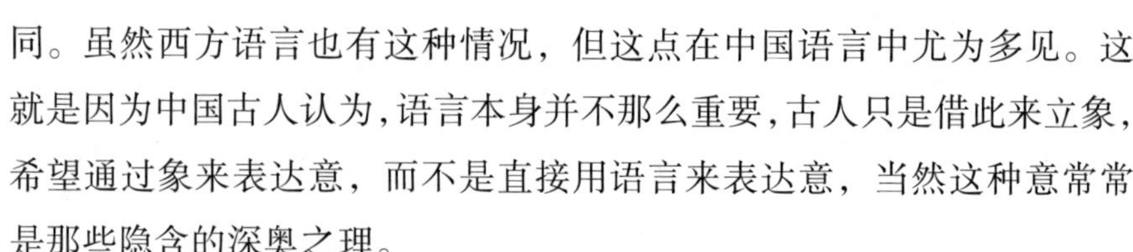

同。虽然西方语言也有这种情况，但这点在中国语言中尤为多见。这就是因为中国古人认为，语言本身并不那么重要，古人只是借此来立象，希望通过象来表达意，而不是直接用语言来表达意，当然这种意常常是那些隐含的深奥之理。

其实中国人的象形文字就是象意思维的代表。以形象意的象意思维深入到了中国人的思维深处，是中国人的根本思维之一。《周易》用它来传达万物变化之意，我们熟悉的气、阴阳、五行无不是象意思维的产物。

气与阴阳

气，甲骨文写作 ，金文写作 。

《说文解字》云：

气，云气也，象形。凡气之属皆从气。[3]

气，本来描述的是云气。云气或聚或散，时而成雾，流动弥散。云气时有时无，似有似无，缥渺无形，充满空间，时而又聚而成云，可形可见。古人正是用云气的这个象来表达后来我们熟知的气的概念，用云气作为象，来比喻、象征自然界中的一种物质。它也像云气一样，具有弥漫、聚散、变化、流动、可在无形和有形之间转换的特性，这种物质被称为气。这时作为象的云气和作为意的气合为一个词，通过“云气”这个象，极好地、传神地表达了气之意。

阴阳亦如此。

阳，甲骨文 ，阜，山地；昜，日光照射，表示受光的山坡。《说文解字》云：“阳，高明也。”阴，金文 ， 阜，山地； 侌，天空多云、没有阳光。表示山地背阳、缺少阳光的北坡。[3]

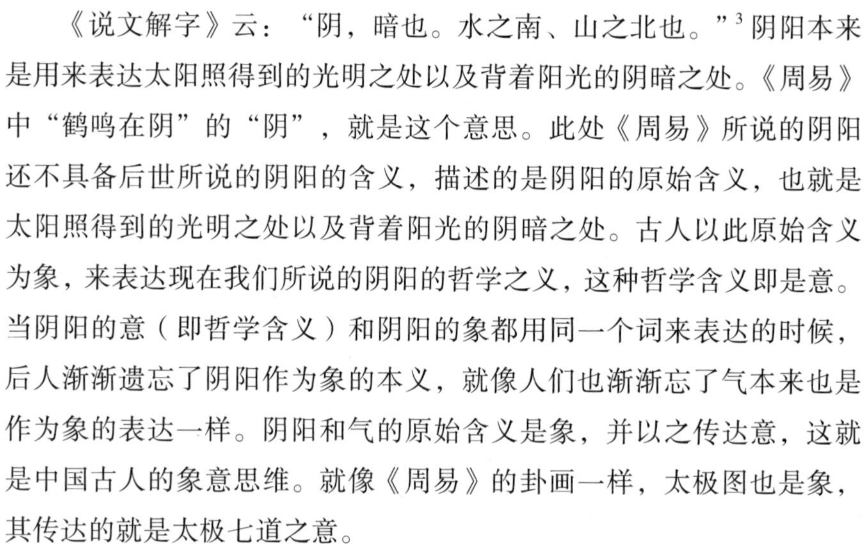

《说文解字》云："阴，暗也。水之南、山之北也。"[3]阴阳本来是用来表达太阳照得到的光明之处以及背着阳光的阴暗之处。《周易》中"鹤鸣在阴"的"阴"，就是这个意思。此处《周易》所说的阴阳还不具备后世所说的阴阳的含义，描述的是阴阳的原始含义，也就是太阳照得到的光明之处以及背着阳光的阴暗之处。古人以此原始含义为象，来表达现在我们所说的阴阳的哲学之义，这种哲学含义即是意。当阴阳的意（即哲学含义）和阴阳的象都用同一个词来表达的时候，后人渐渐遗忘了阴阳作为象的本义，就像人们也渐渐忘了气本来也是作为象的表达一样。阴阳和气的原始含义是象，并以之传达意，这就是中国古人的象意思维。就像《周易》的卦画一样，太极图也是象，其传达的就是太极七道之意。

我们渐渐忘记了气和阴阳的象，而直接接受了其意；而对五行的理解却恰恰相反，我们渐渐忘了五行所要传达的意，而直接把五行的象当成了本质。

五行的象与意

废止五行

顾颉刚先生说阴阳五行是“中国人的思想律”，是中国文化的骨架之一。致力于阴阳五行研究的庞朴先生说：“五四以前的中国固有文化，是以阴阳五行作为骨架的，阴阳消长、五行生克的思想，迷漫于意识的各个领域，深嵌到生活的一切方面，如果不明白阴阳五行图式，几乎就无法理解中国的文化体系。”当然，中医更离不开阴阳五行，阴阳五行被称为中医理论的基石。《灵枢·通天论》说：“天地之间，六合之内，不离于五。”[4]古人认为万事万物都有阴阳五行。《逸周书》云：“陈彼五行必有胜，天之所覆尽可称。”但阴阳五行在近现代却被广泛质疑。如民国的国学大师章太炎，1926年在《医界春秋》上发表文章《论五脏附五行无定说》，主张废除五行。并补充说：

自《素问》《八十一难》以五脏附五行，其始概以物类譬况，久之遂若实见其然者。然五行之说，以肝为木、心为火、脾为土、肺为金、肾为水，及附之六气……已自相乖角也。

五经异义，今文《尚书》欧阳说：肝，木也；心，火也；脾，土也；肺，金也；肾，水也。古《尚书》说：脾，木也；肺，火也；心，土也；肝，

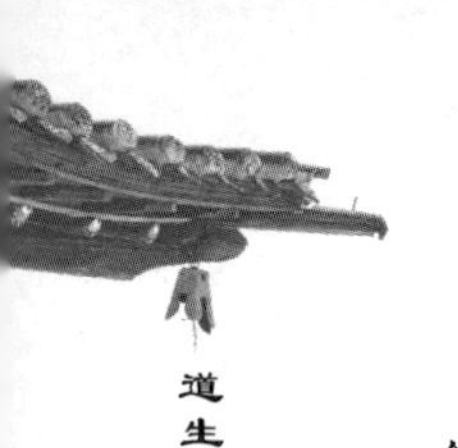

金也；肾，水也。谨按《月令》：春祭脾，夏祭肺，季夏祭心，冬祭肾。与古《尚书》说同。郑氏驳曰：今医病之法，以肝为木，心为火，脾为土，肺为金，肾为水，则有瘳也。若反其术，不死为剧。[5]

其思想后来影响到陆渊雷、章次公等中医名家。中华人民共和国成立后章次公因反对阴阳五行，也和其他中医大家作了激烈的辩论。

其实，我们可以先不预设谁对谁错，首先应该明晰，五行到底是什么？明白了这个，才能评价五行到底有没有价值。首先，如果五行指的就是金、木、水、火、土五种物质或元素，显然放在今天是可笑的。古人认为万事万物都有五行，那一滴水中是否有金、木、水、火、土？一张纸、一根粉笔呢？一些学者在讲金生水的时候说铁可以融化为铁水，或者说铁放在寒冷的天气里会有水珠，若古人认识的金生水果真如此，这种认识放在今天岂不可笑？难道凭这个就说五行是中医理论甚至中国传统文化的基石吗？

其实五行之本义，明清之际已少有人知晓。明清之际思想家方以智曾为此叹曰："且问五行金生水，金何以生水乎？老生夙学，不能答也。"（《物理小识·卷一》）[6]明代学者王廷相曰："五行家谓金能生水，岂其然乎？岂其然乎？"

五行的本质

关于五行的本质或起源，后世有很多学说，如五材说、五星说、五方说、五德说等。五材说刚刚已经说了，如果是五星说，那为什么金星克木星、土星克水星？其内在原理是什么？从最早的文献如甲骨文看，有学者认为，五方说可能是五行学说的起源，但五方说难以解释为何天地万物都有五行、五行何以相生相克。

其实，明白了太极圜道，也就明白了五行是什么，五行是怎样产生的，五行产生的意义。宋代儒家周敦颐的《太极图说》虽然不是第一个提出太极概念的，却做了一部研究太极图的专著，可以说为太极图作了定义，阐述了太极和五行的关系。

无极而太极。太极动而生阳，动极而静，静而生阴，静极复动。一动一静，互为其根；分阴分阳，两仪立焉。阳变阴合，而生水火木金土。五气顺布，四时行焉。五行一阴阳也，阴阳一太极也。

——宋·周敦颐《太极图说》[7]

“阳变阴合，而生水火木金土。”我们看到水火木金土是太极分阴阳之后，进而阳变阴合的结果。“五行一阴阳也”，五行本质上就是阴阳，是阴阳的进一步变化和衍生。道生一，一生二，二即阴阳。二生三，三是阴阳相交。阴阳相交即阳变阴合，阳变阴合即三生万物，

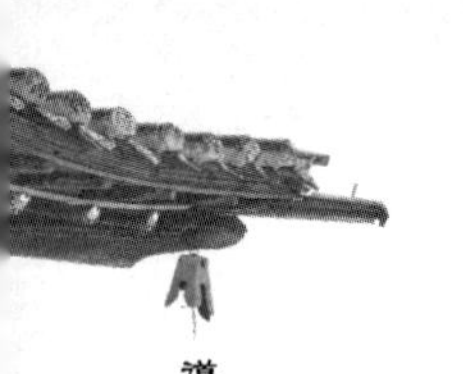

而首先生的就是五行，所以五行告诉我们，阳变阴合是怎样生万物的，这是生万物的第一个阶段。

首先，我们知道，有了阴阳，就自然有了阴阳之“中”，这个阴阳之中非阴非阳、即阴即阳，是阴阳沟通的枢纽。阴阳可以再分阴阳，当阴阳第一次再分阴阳时，“阳”分为阳气初生的少阳、阳气隆盛的太阳；“阴”分为阴气初生的少阴、阴气隆盛的太阴，这就是四象。而原来的阴阳的“中”，即“三”仍然居中不动，这样就与少阳、太阳、少阴、太阴一起构成了五行（图 8）。

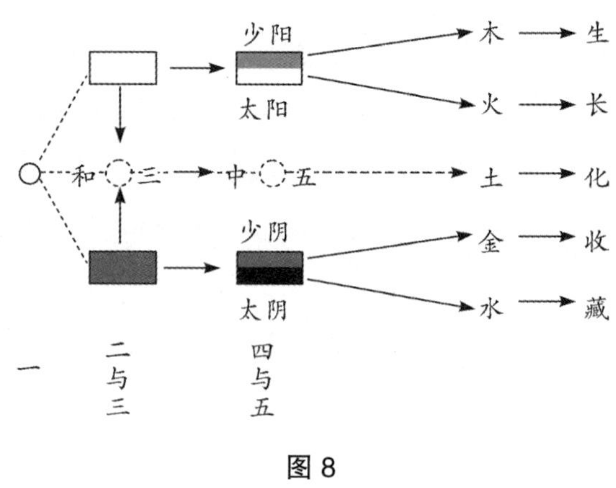

图 8

少阳代表阳气初生，以木作为象征；太阳代表阳气隆盛，以火作为象征；少阴代表阴气初生，以金作为象征。太阴代表阴气隆盛，以水作为象征；原来的阴阳之中的三变成了四象之中的五。五在四象之中，以土为象，这个五就是原来的三。三生万物，以土为之象，因为土生万物。少阳阳气初生谓之“生”，故木象征了“生”之象；太阳阳气隆盛谓之“长”，故火象征了“长”之象；少阴为阴生阳收谓之“收”，故金象征了“收”之象；太阴为阴气盛，故阳气收藏谓之“藏”，水象征了“藏”之象；五是四象之中，中的作用之一即为“化”，沟通阴阳变化万物，故居中以土象之，象征了“化”。

综上所述，我们知道五行是阴阳的进一步分化，阳进一步分为生与长，阴进一步分为收与藏，阴阳之间的“中”变为四象之“中”，即化，故五行实际上是气之变化——气化，即生、长、化、收、藏五个状态。所以，五行绝不是金、木、水、火、土五种物质，这五种物质只是象，是为表达生、长、化、收、藏之意。故《素问·天元纪大论》云：

寒暑燥湿风火，天之阴阳也，三阴三阳上奉之。木火土金水，地之阴阳也，生长化收藏下应之。[8]

寒暑燥湿风火、木火土金水都只是象，其背后的本质是天地阴阳的变化，五行即生长化收藏，即阴阳的变化。古人将太极圜道划分了生长化收藏五个阶段、五种状态，这就是五行。古人为了表达生、长、化、收、藏这五种状态或者五个阶段，借用了百姓生活中最常见的五种物质作为比喻和象征，这就是金、木、水、火、土。《尚书正义·洪范》云：

水火者，百姓之所饮食也；金木者，百姓之所兴作也；土者，万物之所资生也，是为人用。[9]

五种物质作为象，传达生、长、化、收、藏之意。木之意是阳气的初生，春天、早晨、东方、动物、人从出生到青年等，它们都是一类象，它们都有相同之意——阳气的初生；火之意是阳气成长盛大，夏天、上午、南方、动物与人青壮年等，它们都是一类象，它们都有相同之意——阳气的盛大；土之意是阳气的转化，是从阳转阴这个过程的变化，长夏、正午、中央、动物与人中年等，它们都是一类象，它们都有相同之意——阳气的转化；金之意是阳气的收敛，秋季、下午到黄昏、西方、动物与人的老年等，它们都是一类象，它

五行绝不是金木水火土五种物质，这五种物质只是象，是为表达生长化收藏之意。

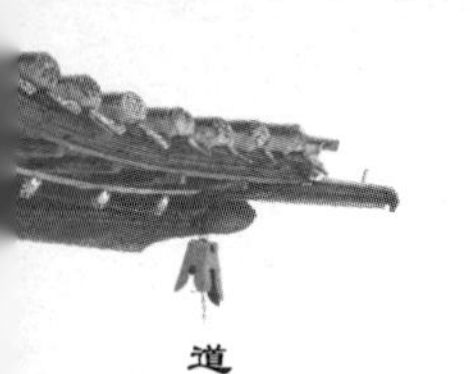

们都有相同之意——阳气的收敛；水之意是阳气的归藏，冬季、夜晚、北方、动物与人死亡，它们都是一类象，它们都有相同之意——阳气的归藏。

对个体而言是生长壮老已，象征一个圜道循环的结束。如果圜道可以循环往复，则收藏之后是下一个循环再启动，即水生木，启动新的循环。这就是五行相生，水生木、木生火、火生土、土生金、金生水，五行相生即生、长、化、收、藏的相续。所以前面说的金生水不是金属生水，金、水是象征，金生水是说“气之藏”源于“气之收”，故金生水，就像秋天紧接着就是冬天。明白象与意，就不会再有“且问五行金生水，金何以生水乎？老生夙学，不能答也”的感叹了。

为什么万事万物都有五行？因为万事万物都有阴阳。为什么万事万物都有阴阳？因为万事万物都有生有灭，小到粒子大到宇宙，都有生有灭。生灭就是阴阳，生灭转化的过程就是阴阳转化的过程，就像太极图所示。所以万事万物都有太极图。因为万事万物都有阴阳，有阴阳就有阴阳的再分，有阴阳的再分就有生长化收藏。从阳到阴，从生到灭，这个过程分为生长化收藏，五个阶段就是五行，因此万事万物都有五行。万事万物只要有生灭就有阴阳，有阴阳就有五行，阴阳五行的变化就是圜道，圜道就是太极图。

所以古人认为万事万物都有阴阳，都有五行，都有太极图；但绝不是说万事万物都有金木水火土五种物质。五种物质只是象，象征了万事万物都有生长化收藏、生长壮老已的圜道；同样，并不是说万物里都有一副太极图。太极图同样是象，以图为象，表达了万物都有太极图所传达的太极七道。

五行相克之理

阴阳相反相成，因而五行有相生也有相克。五行相生，水生木、木生火、火生土、土生金、金生水，就是生长化收藏一气周流的变化，就像四季相续一样。相生好理解，那么相克呢？为什么木克土、土克水、水克火、火克金、金克木？为什么如此相克？为什么不能是火克水、水可土？如果五行是五种物质，那么水克火，火也可以克水；土克水，水也可以克土。但是如果我们知道了五行的五种物质只是象，是比喻，其背后的真实之意是生长化收藏五个意，那么相生要从此考虑，相克也要从此考虑，即从生长化收藏的意的角度考虑。我们来看五行相克。

首先，从阴阳上分，木火属阳，木为少阳，火为太阳；金水属阴，金为少阴，水为太阴。金木都是阴阳的初始阶段，都是“少”，即“少”或“初”的级别。水火是阴阳之隆盛，都是“太”，即“太”或“大”的级别。首先，是同级别的相克，在同一级别上一定是阴克阳。因为克为杀，杀为阴，所以从杀与克的角度上看，是阴杀阳，而不是阳杀阴。所以少阴克少阳，也就是金克木。在太的级别上，太阴克太阳，也就是水克火。同一级别上不能被克的，就需要高一级别的来克，“太”级别克“少”级别，即太阳克少阴，火克金。但谈到土，就比较特别，它是圆心、是中，因此土不在任何一个级别上。那么为什么土克水、木克土？谈到五行、谈到土，就一定要回到圜道上，回到太极图上。古人将生长化收藏循环往复的过程比喻为一个循环往复运动的圆，木

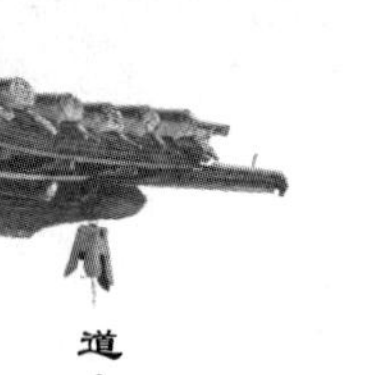

（生之气）是从圆的最低点向上升起的部分，火（长之气）是接续木之气一直到达圆最顶点的部分，金（收之气）是从圆的最顶点开始向下运行的部分，水（藏之气）是接续金之气到达圆的最低点的部分，而土居中为圆心（图9）。这个圆循环往复地运动变化，是古人对自然之气运动变化的认识，这个气化模型即圜道，也就是太极图。

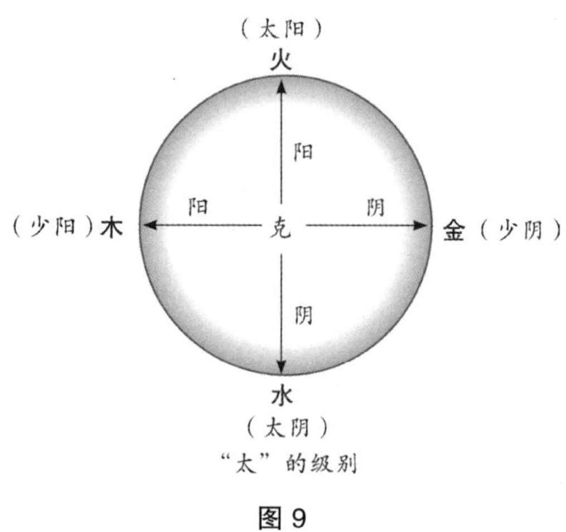

图9

土克水，即居于中心的化之气克居于圜道终点的藏之气。在太极图或圜道上，水象征藏，是圜道循环的终点，以圜道一个循环的终点或终结象征之。水是藏，但如果过分的藏就会停留在这个循环的终点，而难以开始下一个循环，就不会让水再生木，就不能开始新的循环。因此，如果想让这个循环再一次循环，以至循环往复，一定要有一个力量克服这个终结之力，克服这个藏的终结之气，给它从收藏到启动的力量，就要靠圆心，也就是土的化的力量。化，是转化，促使藏的力量转化为生的力量。土居圆心，以圆心化的力量克服水的终结之力，如此才能使水生木。因此，启动下一次循环的力量之源，即土克水。土克水，才能让水生木，相克才能相生。故古人云"两间陈列五行，相克而生物"（清·潘振《周书解义》）。[10]

为什么木克土？土居圆心，圆心虽然可以促使圆运动循环往复，但圆心的另一个目的是维持这个圆的稳定和固有大小。比喻来说，如果这个圆要在原来的基础上进一步扩大，就必须克服这个圆心的牵引而使半径变大，才能建立一个新的、更大的圆。建立一个新的更大的圆，就要有一个新的起点启动之，并克服原有圆心的力量，而圆的启动之气，在五行就是木。由此，新圆的启动之机，即生之气——木，克服原来的旧圆圆心——土——的牵引，才能开始形成一个更大的圆，而这个过程就是木克土（图 10）。

这个圆循环往复地运动变化，是古人对自然之气运动变化的认识，这个气化模型即圜道，也就是太极图。

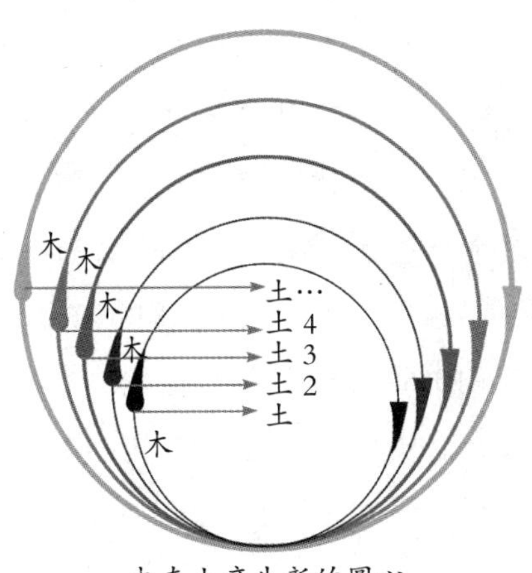

木克土产生新的圆心

（土 2，土 3，土 4，……）

图 10

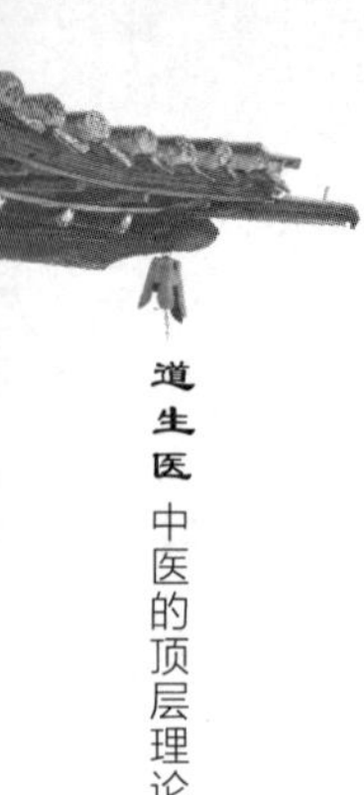

克即是生——进化之路

如果说一次圆运动就代表从生到死的生命历程，那么圆运动的循环往复就象征了生命的生生不息。就像草木凋零后，春天复生；人会死亡，但传宗接代不断繁衍。土克水，让圆运动不断循环，象征生命生生不息。而木克土，才能产生新的更大的圆，象征生命的进化，突破原有的限制，进化出更完美的生命。人类身体的进化、基因的进化，正是对原来固有的（圆运动）状态的突破和进化，木克土象征新生。因此，五行相克如此重要，五行相克就是另一种让生命生生不息的过程，五行相克其实是另外一种生，甚至是新生。古人云：

> 夫和实生物，同则不继。以他平他谓之和，故能丰长而物归之；若以同裨同，尽乃弃矣。
>
> ——《国语·郑语》[11]

以他平他的克，是另外一种和，和实生物。因此，太极圜道并非只在一个层次或一个范围内的循环，而是可以突破原来圆的范围而产生新的圆，产生进化的生命或事物。

木克土象征新生，但反过来，如果木气克伐过度，也是对圆心的破坏，而且是对圆运动核心的破坏。如在脉诊中，肝属木，其脉为弦，而对于病理的弦脉，清代郭元峰在《脉如》中说："弦为六贼之首，最为诸经作病，故伤寒坏证，弦脉居多，虚劳内伤，弦常过半，总由中气少权，土败木贼所至。"[12] 弦脉过强代表了肝气过盛克伐脾土，土是圆心，是五藏之本，圆心被克伐，诸经做病，五藏六府皆病。但弦脉又是生机之意，病重之脉见弦脉又是生机之象，如此如何判断吉凶，总由胃气之有无，即脉之从容和缓之气多少而定。

综上所述，道生一，一生二，二生三，三生万物。二是阴阳，三是阴阳之间的枢、是阴阳的沟通点。阴阳再分就是四象，加上原来的枢，即构成了五行。所以五行是阴阳的进一步再分，而五行的相生相克是为了深入具体地表达阴阳是如何生万物的，也就是说三生万物是通过五行的生克制化进一步表达出来的。尤其是从土克水中，我们看到了让一个生命延续不断的力量，从木克土中我们看到了生命进化的力量。五行的相生相克正是三生万物的生生不息之道。《逸周书》云："陈彼五行必有胜，天之所覆尽可称。"晋五经博士孔晁注云："言五行相胜，以生成万物，尽可称名之也。"清人潘振《周书解义》注云："两间陈列五行，相克而生物。天之所覆，万物尽可称名，皆道之所在也。"

五行是阴阳的进一步再分，而五行的相生相克是为了深入具体地表达阴阳是如何生万物的，也就是说三生万物是通过五行的生克制化进一步表达出来的。

太极圜道的变化分为五份就是五行，分为六份就是三阴三阳，分为八份就是八卦。五行也好、三阴三阳也好、八卦也罢都是为了更细致具体地表达阴阳的变化，如果还嫌不细化、具体，还可以演变到 64 卦、384 爻，奇门遁甲的 1080 局，里面隐含了更为复杂的生克制化，但五行无疑是基础。因为五行是阴阳初分，是第一次分化的结果，是最基础的生克制化的具体形式，以后的都是在此基础上进一步分化的结果。

五行在中医上对应了人体的五藏。五藏在太极图上常常

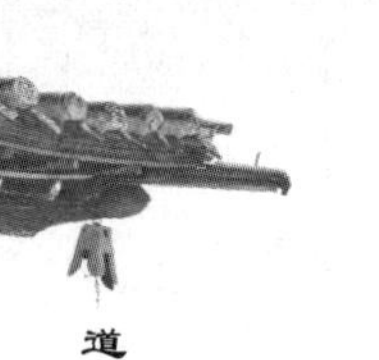

这样表达（图 11）：肾主封藏，在圆的最下，代表圆的结束，代表藏，五行为水；肝居于圆之左，故《素问 · 刺禁论》云“肝出于左”，代表阳气的生发，为气之生，五行为木；心居于圆的最上，代表阳气最盛，长的状态，五行为火；肺居于圆之右，故《素问·刺禁论》云“肺藏于右”，代表气的降、气之收，五行为金；脾居中，在圆心，代表化的状态，五行为土。五藏在这个太极图上，与其相对应的六府、十二经络也就在这个太极图上，所以说太极图是人体气化运行的总图，是中医理论的核心。

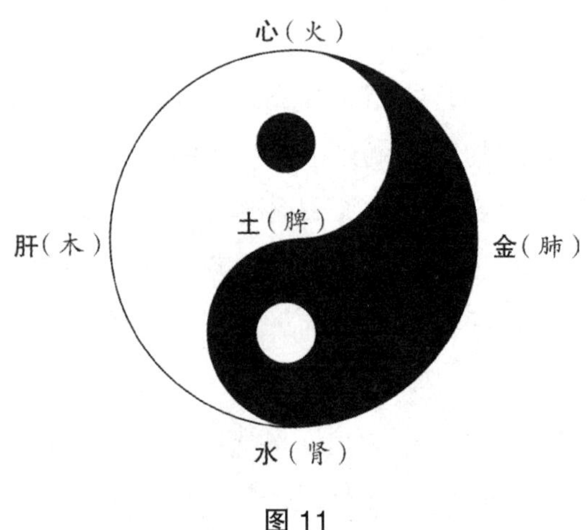

图 11

殷商之“五”

如前所述，太极圜道的变化，分为五份就是五行，分为六份就是三阴三阳，分为八份就是八卦。但为什么用得最多最广的是五行，也就是将太极圜道的变化分为五份？诚然，五行是阴阳再分阴阳的第一步，是最基础的生克制化，但除此之外还有没有更深的含义？

上文我们谈到五行的时候说到五方，虽然五方不是五行，但五方和五行在起源上还是有关系的。在说“五”之前我们不妨先看“四”。首先我们看甲骨文，甲骨文中记载了四方神与四方风。

东方曰析，凤（风）曰劦（协）。
南方曰夹，凤（风）曰微。
西方曰夷，凤（风）曰彝。
北方曰宛，风曰役。

——《合集》

辛亥卜，内贞：禘于北，方曰宛，风曰役。
辛亥卜，内贞：禘于南，方曰微，风曰迟。
贞：禘于东，方曰析，风曰劦（协）。
贞：禘于西，方曰彝，风曰韦。

——《合集》

再看古代文献《山海经》：

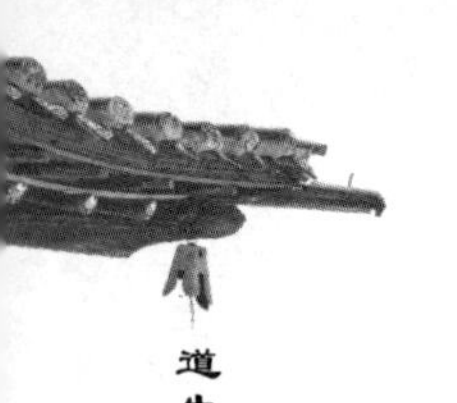

（有神）名曰折丹，东方曰折，来风曰俊，处东极以出入风。

——《大荒东经》[13]

有神名曰因，南方曰因乎，夸〔来〕风曰乎民，处南极以出入风。

——《大荒南经》[13]

有人名曰石夷〔西方曰夷〕，来风曰韦，处西北隅以司日月之长短。

——《大荒西经》[13]

有人名曰鵷，北方曰鵷，来之风曰（狻），是处东极隅以止日月，使无相间出没，司其短长。

——《大荒东经》[13]

由此可见，殷商古人对四方的崇拜，也许还有更早的文献。虽然只是记载了四方，但我们知道认识和对待四方是以中心点为视角的。站在中心才有四方，有了四方，中心自然在其中。这个中心，在商代正是商王朝所在之地，甲骨文称之为“中商”。

戊寅卜，王，贞受中商年。十月。

——罗振玉《殷墟书契前编》[14]

口巳卜，王，贞于中商乎御方。

——商承祚《殷契佚存》[15]

己巳王卜贞 [今] 岁商受 [年]。王占曰吉。东土受年。南土受年。西土受年。北土受年。

——郭沫若《殷契粹编》[16]

卜辞中将商与东南西北并称，商也称中商，可见商代已经有了“五”——四方和中心的结构。《周礼·秋宫·大行人》云：

凡诸侯之邦交，岁相问，殷相聘也，世相朝也。郑玄注：“殷，中也。久无事，又于殷朝者及而相聘也。”[17]

其实甲骨文“五”的文字就可以清晰地阐明这个意义。

一、二、三、四，甲骨文均写作一 二 三 亖，而五并没有写作五横，而是写作X，从X上看，明显是四方交汇于中，共为五之意。

这个中也是在四的基础上的第五。东南西北四个方向交伍汇于中，产生第五个点，表示数字五。早在殷商时代，五与中就已经联系在一起了，我们可以看到殷商的中、东、南、西、北五方观念。

站在中心才有四方，有了四方，中心自然在其中。

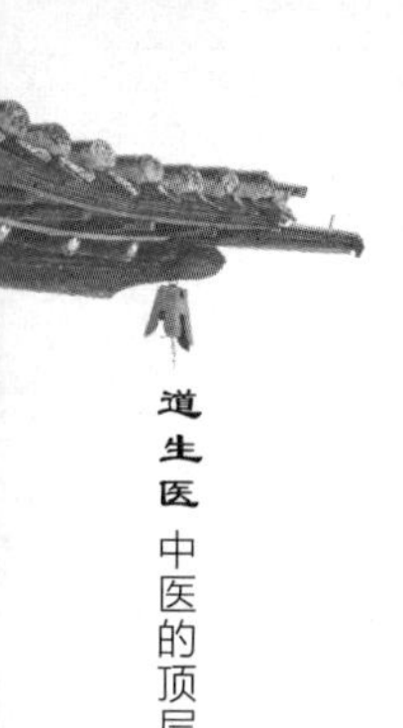

羲与和

从甲骨文中我们看到，商代古人不但有了四方的观念，而且对各方崇拜、祭祀。这和我们现在所说的五行有什么关系呢？其实对四方的崇拜只是表象，在古人眼中，空间和时间是合为一体的，方位同时也是时间。古人观察太阳从东方升起，时间是早晨，空间是东方，空间和时间合为一体，甚至成为一个概念；同样，上午太阳走向南方，天气最热，日光最强，所以南方和上午空间时间合为一体；日落西方，日落时的黄昏和西方空间时间合为一体；太阳隐没，古人认为其藏于北方，北方与夜晚空间时间合为一体。太阳的变化带来了气候、光线、热量、风、雨水以及人类、动物、植物的变化，一天如此，一年也是如此，所以《尚书·尧典》中说：

> 乃命羲和，钦若昊天，历象日月星辰，敬授民时。
> 分命羲仲，宅嵎夷，曰旸谷……平秩东作，……日中……以殷仲春。
> 申命羲叔，宅南交，曰明都……平秩南为，……日永……以正仲夏。
> 分命和仲，宅西方，曰昧谷……平秩西成，……宵中……以殷仲秋。
> 申命和叔，宅朔方，曰幽都……平在朔易，……日短……以正仲冬。[18]

我们看到这里四方与太阳的出入及四季是合为一体的，和太阳的运行变化相对应。

这里有个细节：按照东南西北或春夏秋冬的排列顺序，其掌管人分别是羲仲、羲叔、和仲、和叔。注意这里先分“羲”“和”，然后“羲”“和”再分“仲”“叔”。我们知道“仲”与“叔”表示长幼顺序。《白虎通·姓名》：“仲，中也；叔，少也。”[19] 四季首先分“羲”与“和”，然后“羲”再分“羲仲”“羲叔”，“和”再分“和仲”“和叔”。羲为阳，羲仲、羲叔为东、南，为春、夏；和为阴，和仲、和叔为西、北，为秋、冬。这里正是阴阳再分阴阳而成四象之意（图 12）。

羲为阳，羲仲、羲叔为东、南，为春、夏；和为阴，和仲、和叔为西、北，为秋、冬。这里正是阴阳再分阴阳而成四象之意。

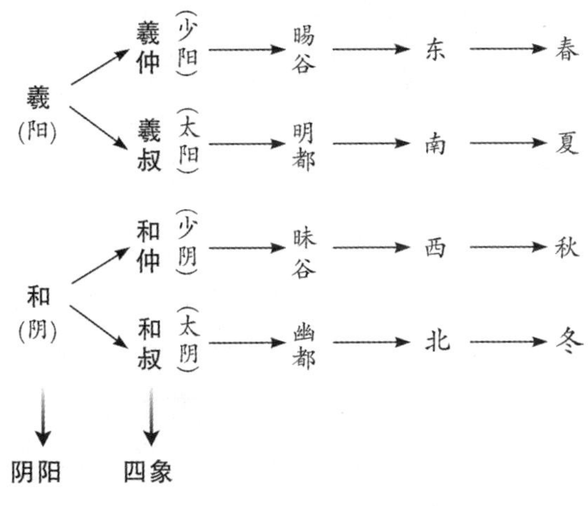

图 12

其实从甲骨文“五”这个字上我们也能看出此意。

要表示四方交汇于中，这个甲骨文的“五”可以没有上下这两个横，许慎认为上下两横表示的是天地相交之象，但天地相交何以产生数字五呢？古人造此字，一定是既要表达五的哲学含义，又要表达它的数字含义，否则就没有必要借助数字来表达这个哲学含义。其实这两个横正是将四方中的两方合在一起，如上面的横合东南两方，下面的横合西北两方，这与先分羲和，再分仲叔的道理是一样的，即阴阳再分阴阳，然后四方交通于中而成五。其实正午时分，太阳接近头顶，正是四方之中。

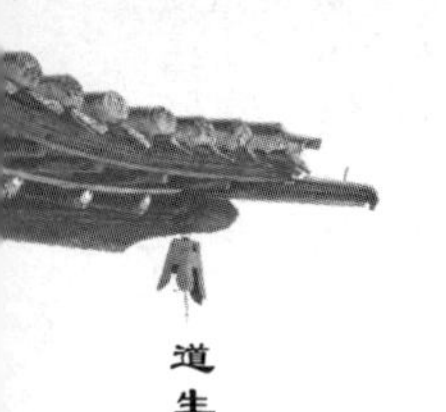

五行的终极之源

圭表之中

如果太阳周日视运动是循环往复之圜道，那么太阳周年视运动是更为重要的圜道，因为它不只带来了明暗的变化，还带来了气候、物候、生命变化。古人为了把握这一圜道的规律和变化，创造了圭表等测量仪器。圭表可能是中国古人第一次建立起的圜道的人工模型。古人通过对太阳周年视运动的观察，在这个模型上找到了圜道运行的四个关键点——二至二分点，即冬至、夏至、春分、秋分四个点。冯时先生考证了前述甲骨文的四方风，从命名上考证，四方风神代表了冬至、夏至、春分、秋分。同样《尚书·尧典》中的日中、日永、宵中、日短也是此意。冯时先生还考证了湖南长沙子弹库楚国帛书所描绘的四神即是二至二分之神（图 13）。成都金沙遗址出土的殷商时期的太阳四鸟金箔，我们知道古人认为太阳的运行是以鸟负之而行的，金箔四鸟象征了太阳周年运转中的二至二分，十二道光芒表达了太阳运行一周分为十二月（图 14）。在殷商甲骨文中还只有春秋没有冬夏，四季概念尚未成熟，但这时二至二分的观念已经成熟，所以此处四鸟不代表四季而代表二至二分，而且二至二分比之四季对于古人而言更为重要。

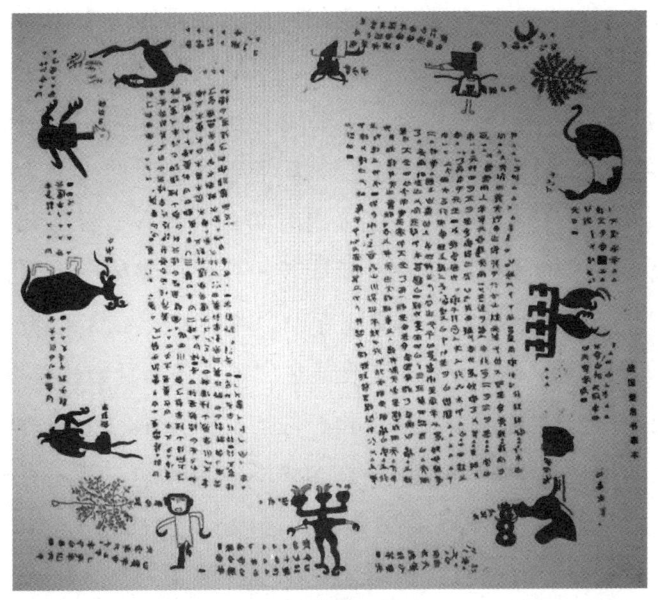

图 13　楚国帛书

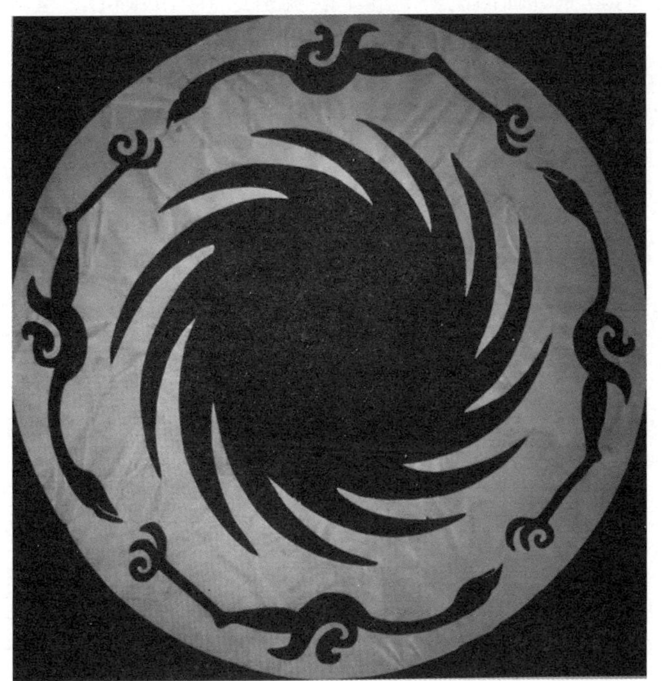

图 14　太阳鸟

古人为了把握这一圜道的规律和变化，创造了圭表等测量仪器。圭表可能是中国古人第一次建立起圜道的人工模型。

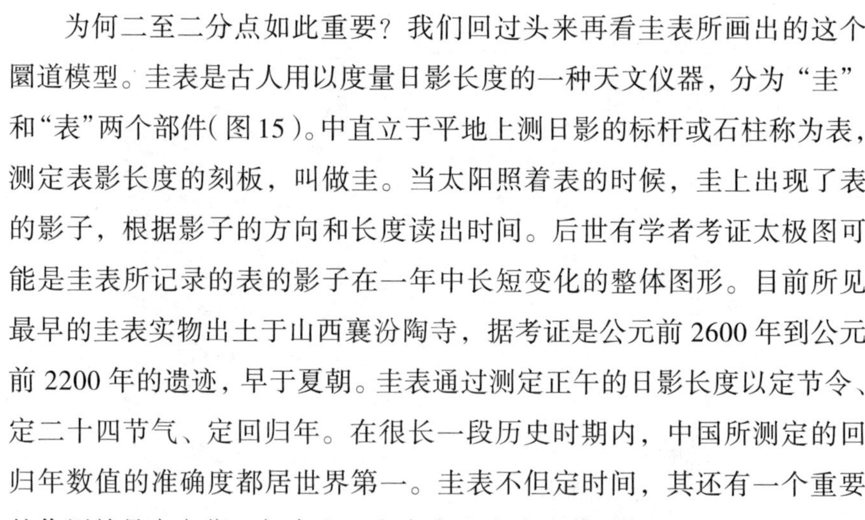

为何二至二分点如此重要？我们回过头来再看圭表所画出的这个圜道模型。圭表是古人用以度量日影长度的一种天文仪器，分为“圭”和“表”两个部件(图15)。中直立于平地上测日影的标杆或石柱称为表，测定表影长度的刻板，叫做圭。当太阳照着表的时候，圭上出现了表的影子，根据影子的方向和长度读出时间。后世有学者考证太极图可能是圭表所记录的表的影子在一年中长短变化的整体图形。目前所见最早的圭表实物出土于山西襄汾陶寺，据考证是公元前2600年到公元前2200年的遗迹，早于夏朝。圭表通过测定正午的日影长度以定节令、定二十四节气、定回归年。在很长一段历史时期内，中国所测定的回归年数值的准确度都居世界第一。圭表不但定时间，其还有一个重要的作用就是定方位。如古人以之定大地之中来建首都。

圭表最重要的有两点：一是表的影子反映了一年太阳循环往复的圜道；二就是这个表，也就是标杆，其立于圆之“中”。没有这个“表”也就没有表的影子所画出的圆，这个表就是这个圆的圆心，也就是中。

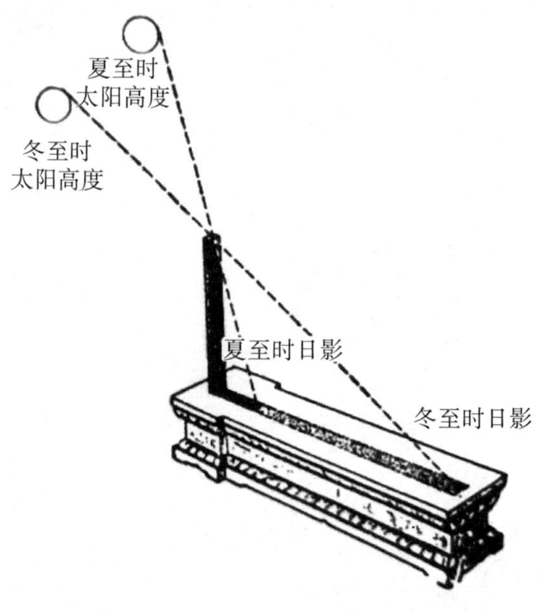

图15 圭表

古人以表为正。《淮南子·本经》云:“抱表怀绳。”[20]高诱注:“表,正也。”《素问·六节藏象论》曰:“表正于中。”[8]后来圭表又被称为槷表、祖槷、圭臬,以至于被当做标准、准则和法度的代名词,如王念孙《疏证》云:“凡言臬者,皆树之中央,取准则之义也。”清钱泳《履园丛话·耆旧·西庄光禄》:“世之言学者,以先生为圭臬云。”[21]

萧良琼探讨了古人对中的认识与商代圭表测影的关系。[22]在《周礼·地官大司徒》中记载了古人以土圭以求地之中的思想,因为地中才是最适合建立王国之地:

> 以土圭之法测土深,正日景,以求地中,……日至之景尺有五寸,谓之地中。天地之所合也,四时之所交也,风雨之所会也,阴阳之所和也,然则万物阜安,乃建王国焉。[23]

圭表不但定时间,其还有一个重要的作用就是定方位。如古人以之定大地之中来建首都。

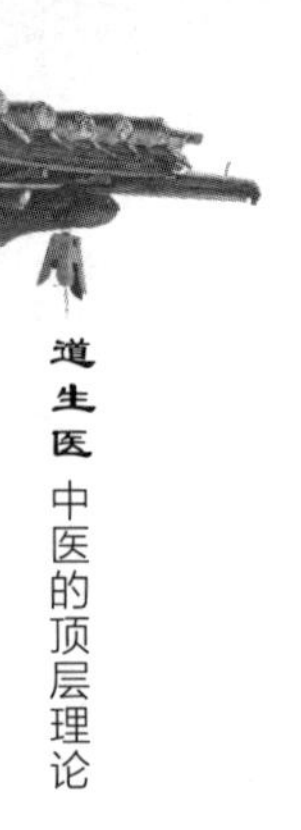

五行——圜道的控制中心

圭表日影一年的变化就形成一个圜道模型。这是一个二维模型，而二维的建立必须要有横竖两个轴。首先，圆的最高点和最低点即冬至点和夏至点，如果左升为阳，冬至点就是阳的起点；如果右降为阴，夏至点就是阴的起点，冬至、夏至构成纵轴，这是一维的阴阳，这是根本。在此基础上阴阳再分阴阳，就有了春分点和秋分点，它们构成了横轴，纵横两轴交叉，使圆成为二维之图。因为是正圆，纵横两轴的交叉点就是圆心。其实先有了圆心，才以此为中心构成纵横两轴之交，即有了立于中的表才有日影所描绘出的圆，圆是围绕圆心运行的。圆心、冬至、夏至、春分、秋分这五个点控制了二维的平面圆。冬至、夏至构成的轴是一维的阴阳，这是根本。以此为基础，阴阳再分阴阳，加上春分、秋分构成的轴，就建立了二维的太极圜道模型。圭表记录了太阳运行的变化，太阳运行的变化导致了四季的变化，四季气候和阳光的变化导致了物候的变化，而这些变化皆以太阳运行的变化为主导。太阳运行变化被圭表记录成为一个模式图，这可能就是太极图的缘起。太阳运行变化的四个关键点，即太阳运行变化的两个极点——冬至、夏至点，两个平分点——春分、秋分点，构成了纵横两轴，决定了二维图的基本构成，加上圆心这个中点，就构成了“五”这个元素。太极图上的五个核心点是形成并控制整体圆运动的关键点，它们决定了整个圆，可以说把握住这五个核心点就把握了整个圆，这就是中国古人之所以用五行之“五”的原因。换句话说，这五个点必须是最能体现生长化收藏的代表点，这就是五行的来源。

我们知道万物皆秉圜道，如果将太极圜道看做一个系统，这五个点就是把握和控制这个系统的五个关键点，古人称此为“机”。这就是五行的本义。因此，古人用五这个数字绝不是数字崇拜，无论用五还是用六，都有着各自不同的哲学含义，甚至是科学含义，而不是幸运数字或图腾数字。

三维的太极球是立体交叉的两个二维太极图，太极球的三维运行实际上秉承了二维的太极图，其运行模式源于二维的太极图。

古人认为万物的产生和变化源于道生一的一，一生二，二即阴阳，而在模式上，阴阳只是一维，当阴阳变化形成圜道的时候，就形成了二维之圆，而二维之圆的形成——纵横两轴，即 X、Y 轴的交叉就构成了五行。但二维太极图只是模式图，万物有升降也有出入，升降是二维，加上出入就变为三维。《黄帝内经》云：“升降出入，无器不有。”三维的运行构成了太极球，X、Y、Z 三个轴构成了六个点，即六合，这就构成了三阴三阳。这是实际运化模型，太极球的球心和太极图的圆心是一个点。三维的太极球是立体交叉的两个二维太极图，太极球的三维运行实际上秉承了二维的太极图，其运行模式源于二维的太极图。因此三维太极球的基本控制是二维的太极图，而二维太极图的基本控制就是纵横两轴交叉而来的五个点，放在太阳运行的圜道上就是冬至点、夏至点、春分点、秋分点以及圆心，也就是五行的本质。因此五行控制了整体圜道的变化，而三阴三阳是圜道的三维实际运行（图 16）。

六，意在将圜道的三维空间与时间结合起来，来表达圜道的实际运行，但五是控制圜道的最基本的核心，故《灵枢·通天论》云：“天地之间，六合之内，不离于五。”五行是圜道的控制中心。另一方面，从关系上讲，五行的五还是最基本的关系变量，关系最少发生在两个事物之间，而它们之间

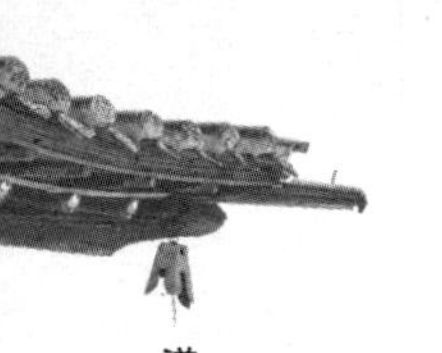

最基本的关系只有五种，以主客关系为例，即你生我、我生你、你克我、我克你、不生不克（生代表有益，克代表有害）。它们的基本关系只此五种，其他都是在这个基础上的变化，如 70% 有害、30% 有益等。最少、最基本的关系只有这五种，即最少的完备变量，就像计算机计算再复杂，也就是 0、1 两个基本变量。

中医的五藏六府，六府以五藏为核心。五运六气中，六气的核心是五行的生克制化，因此五行是圜道的控制中心。

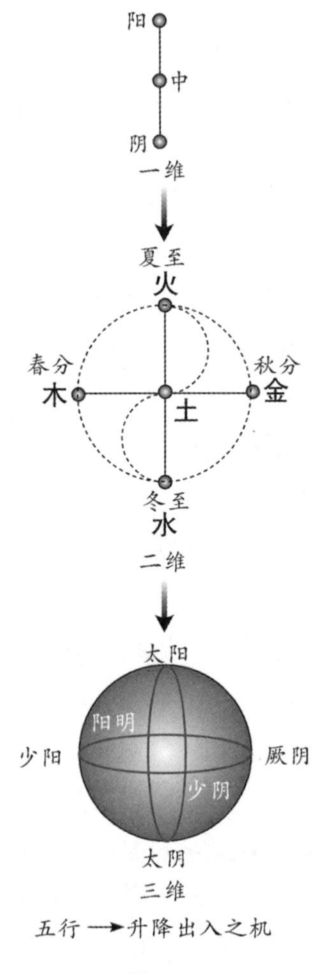

图 16

藏象之意

心思与脑

中医的藏府和西医的解剖脏器到底是什么关系？这是一个很重要问题。曾经有一个科研课题“关于肝藏血的科学内涵研究”，这是一个很好的课题，但是研究起来似乎很困难。首先要清楚课题中所说的肝是西医学的肝脏还是中医学的肝？如果是中医学的肝，中医学的肝是什么？它和西医解剖的肝脏有什么不同，有什么关系？还有血也是如此，中医学的血和人体的血液完全一样吗？如果不知道中医的肝、血是什么内涵，怎么研究肝藏血呢？其实我们在临床上常常有意无意地回避了这个问题。例如，当我们说“胆主决断”时我们认为中医的胆和西医的胆不一样，当我们说胆囊炎、胆结石，中医的胆和西医的胆又一样了。中医不但说“胆者中正之官，决断出焉”，还说“凡十一藏取决于胆”，那如果胆囊切除了呢？人的决断力会如何？十一藏会怎样？中医的胆和西医的胆到底是什么关系？

西医不断在嘲笑中医，例如一些西医包括部分中医认为，明明是大脑在思考，中医还在说心主神，古人不懂也就算了，因为古代中医很落后，现代中医大概不应该再这么认为了。果真如此吗？

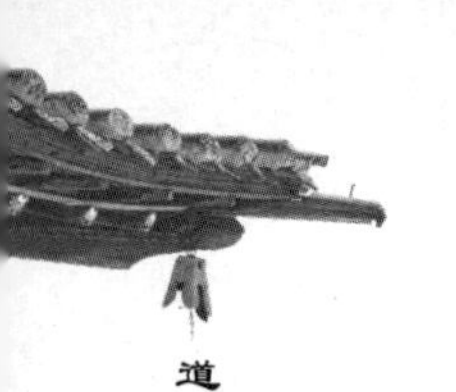

我们看金文的思考的“思”写作 。 为囟，显然是以头颅之囟门代指脑， 指的是心。

金文从年代上看仅次于甲骨文，指的是铸造在殷周青铜器上的铭文，也称钟鼎文。中国文字是象形字，古人不会随便象形，以此立意也不会无缘无故。思考的“思”，何以要写“囟”？“囟”在上，“心”在下，如果古人不知道思考和大脑有关为什么要写这个“囟”？如果一个人头部被猛击，造成意识丧失、晕厥，这种情况难道在古代不会出现吗？出现了，难道古人不会想到脑和意识的关系吗？但如果古人知道意识和大脑有关，又为什么“思”这个字还非要加一个心字在下面呢？为什么中医非要说心主神而不说脑主神？其实在我们没有理解古人的本意之前，还是不要轻易下论断，就像古人明明知道解剖的肝脏在人体右侧，但为什么偏偏说肝在左？只有理解了古人的思维方式才能真正理解中医。那么，中医的藏府和解剖的器官到底是什么关系？

中医解剖学

毋庸置疑，中医的藏府显然和解剖的脏腑器官是相关的，在《黄帝内经》《难经》里都详细地记载了这些器官的解剖和测量。

若夫八尺之士，皮肉在此，外可度量切循而得之。其死，可解剖而视之。其脏之坚脆，腑之大小，谷之多少，脉之长短，血之清浊。

——《灵枢·经水》[4]

胃纡曲屈，伸之，长二尺六寸，大一尺五寸，径五寸，大容三斗五升；小肠后附脊，左环回周迭积，其注于回肠者，外附于脐上，回运环十六曲，大二寸半，径八分分之少半，长三丈二尺。回肠当脐，左环回周叶积而下，回运环反十六曲，大四寸，径一寸寸之少半，长二丈一尺。广肠傅脊，以受回肠，左环叶脊，上下辟，大八寸，径二寸寸之大半，长二尺八寸。

——《灵枢·肠胃》[4]

肝重四斤四两，左三叶，右四叶，凡七叶。心重十二两，中有七孔三毛，盛精汁三合。脾重二斤三两，扁广三寸，长五寸，有散膏半斤，主裹血，温五脏。肺重三斤三两，凡八叶。肾有两枚，重一斤一两。

——《难经·四十二难》[24]

现代研究《难经》对五脏重量的描述，除了脾藏以外，皆与现代青年人五脏的平均重量一致，解剖上大致相符。

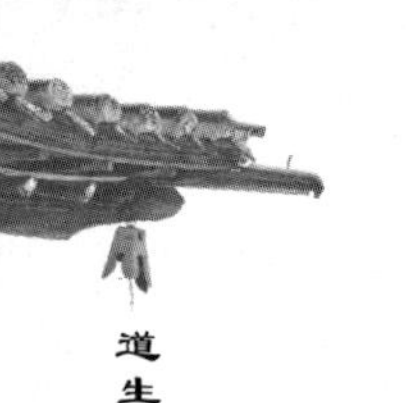

其实在奴隶社会，因为战争，古人解剖人体是很容易的，这在历史记载中可以看到，古人不可能不明白解剖的五脏。《礼记·月令》中记载了这样的五行配属：

孟春、仲春、季春之月，其味酸，其祀户，祭先脾；孟夏、仲夏、季夏之月，其味苦，其祀灶，祭先肺；季夏中央土注火休而盛德在土，其味甘，其祀中霤，祭先心；孟秋、仲秋、季秋之月，其味辛，其祀门，祭先肝；孟冬、仲冬、季冬之月，其味咸，其祀行，祭先肾。[25]

上述文字中可以了解到脾在春，肺在夏，心在季夏，肝属秋，肾在冬。这与国学大师章太炎批判中医的五行所引的文献一致，即"古《尚书》说：脾，木也；肺，火也；心，土也；肝，金也；肾，水也。"（参见"废止五行"一节）章太炎以此批判五行配五脏的荒谬，认为和《黄帝内经》的不同，是古人各有各的学说而且自相矛盾，因此现在的五行配五脏也不是什么定论。其实这恰恰是不理解古人的思维所致。

五行之天人观

要理解古人的思维和世界观，首先要从五行配方位说起。人体背为阳，腹为阴，而南方为阳，北方为阴，万物负阴而抱阳，故古人认为人体与天地自然相应的方式是面南背北而立，背北是以阳负阴，面南是以阴抱阳，如此才能阴阳交泰。

当人体面南背北而立的时候，人的左侧就对应东方。东方是太阳升起的地方，为阳气之升，以木为之象，五行属木，四季为春天，故人体之左与天地相应主升。人的右侧对应西方。西方是太阳落下的地方，为阳气之降，以金为之象，五行属金，四季为秋天，故人体之右与天地相应主降。中午太阳在南方，对应于人体的上方，是阳气最旺的状态，以火为之象，故五行属火，四季为夏天。太阳由西而降，第二天又由东而出，古人认为晚上，太阳在地之下，必经北方，为阳气之藏，对应于人体的下方，五行为水，四季为冬天。中央，主四方之化，以土象征之，故五行属土，对于人体的中央，季节为长夏。

祭祀当然不能用气化的藏府，一定要用实体，因此必然要用解剖的五脏（注：本书气化的藏府用“藏”，解剖的脏腑用“脏”）。故《吕氏春秋·十二纪》《礼记·月令》和《尚书》所用的五行配五脏必须用解剖的五脏。而从解剖上看五脏在人体的空间分布，肺在最上部，故属火；解剖上的肝脏在身体的右边，故属金；解剖上的心在五脏之中，故属土；解剖上的肾在五脏最下面，故属水；解剖的脾在人体的左边，

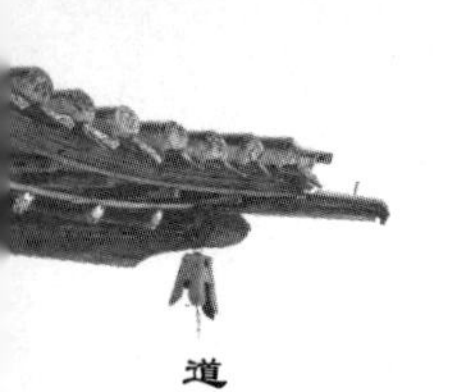

故属木，这个解剖的五脏和五行的相配很清晰、很明确。说明古人对解剖的脏腑认识得很清楚，而且与五行相配也很清楚。

但为何《黄帝内经》的五藏和五行的相配又与此不同呢？其实这恰恰说明《黄帝内经》的五藏系统不只是解剖的五脏系统，还有另一个五藏体系——气化的五藏。《素问·刺禁论》云："肝生于左，肺藏于右。"[8] 注意，这里说的是"生"与"藏"，这是气的生与藏，是气的变化（气化）。"肝生于左"，如前所述，左为阳气之生，故肝应人体之左，这是气化的肝藏，故五行属木。脉诊上也是如此，左关脉为肝胆。"肺藏于右"，如前所述，右为阳气之降，应人体之右，这是气化之肺，故五行属金，脉诊上右寸脉为肺脉。中医说肾有两，左为肾，右为命门，指的是解剖上的肾吗？如果指的是解剖上的肾，那肺也有两，为什么不说肺有两呢？所以这个不是解剖的肾而是气化的肾（参见"命门"一节），气化的肾主闭藏，故五行属水。同样，气化的心藏主长，故五行属火。气化的脾主运化水谷精微以舒布四藏，应土，居中，主化之象。因此这是气化的五藏，已经不是解剖的五脏，因而与解剖的五脏所属五行自然不同。但为什么有了解剖的五脏，古人还要构建一个气化的五藏呢？《周易·系辞上》云："形而上者谓之道，形而下者谓之器。"[1] 形而下者，其有形可见，有形可见的脏腑就是解剖的脏腑，此为器。形而上者谓气化无形，接近道，在有形之上。古人以为形而下的、解剖的五脏成形之前，还有一个形而上的、气化的五藏。祭祀当然要用有形的、解剖的脏腑，不能用无形的、气化的藏府，所以自然要按解剖的位置配属五行。而对于人体的健康与疾病，古人以为要站在形而上的层次，才有利于把握变化的先机，因此中医的五藏自然要用气化的五藏。

古人认为，气化的五藏是在解剖的五脏成形之前的，决定了解剖的五脏的关键与核心。对于人体的健康与疾病，站在气化的层面，可以在解剖的五脏还没有看到病变之形的时候，就调整和干预，古人称之为握其先机。这是一个更高的层次，所以从气化角度认识的五藏，其所属五行，自然与解剖脏腑的五行所属不同，这本没什么争议。如果不懂古人的思想，只看文字表面的描述，妄做否定，就会贻笑大方。

这是气化的五藏，已经不是解剖的五脏，因而与解剖的五脏所属五行自然不同。

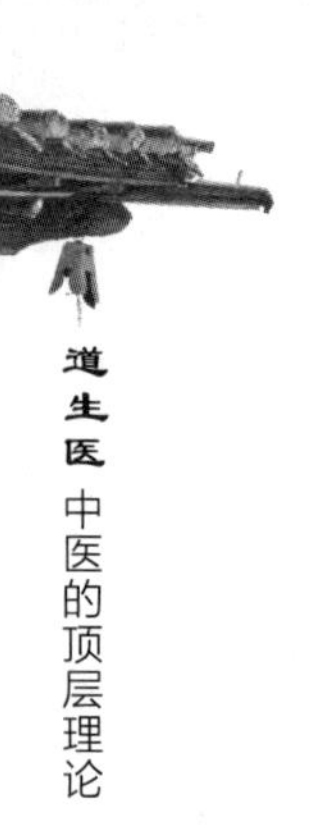

藏象本质

《黄帝内经》构建了两个藏府系统，除了因为形而上和形而下的关系以外，还有另一层深意，这就是象与意，也就是《黄帝内经》所说的藏象。为什么叫藏象？张介宾认为："象，形象也。藏居于内，形见于外，故曰藏象。"[26] 这个解释有一定道理却还不到位。"藏象"一词在《黄帝内经》中首见于《素问·六节藏象论》：

帝曰：藏象何如？

岐伯曰：心者，生之本，神之变也；其华在面，其充在血脉，为阳中之太阳，通于夏气。

肺者，气之本，魄之处也；其华在毛，其充在皮，为阳中之太阴，通于秋气。

肾者，主蛰，封藏之本，精之处也；其华在发，其充在骨，为阴中之少阴，通于冬气。

肝者，罢极之本，魂之居也；其华在爪，其充在筋，以生血气，其味酸，其色苍，此为阴中之少阳，通于春气。

脾、胃、大肠、小肠、三焦、膀胱者，仓廪之本，营之居也，名曰器，能化糟粕，转味而入出者也，其华在唇四白，其充在肌，其味甘，其色黄，此至阴之类，通于土气。[8]

藏（zàng）者，藏（cáng）也。藏（cáng）的是什么？圣人立象以尽意，象在外，是为了表达隐藏其背后的意。《易传》云：“见乃谓之象。”我们看上面这一段文献，“其华在面，其充在血脉”“其华在毛，其充在皮”等，此为外在之象，而藏在其背后的意，显然就是“心者，生之本，神之变也”“肺者，气之本，魄之处也”等，这是所藏（cáng）之意：

心，生之本，心属火，象征生命繁盛之象，此为生长之气，生命繁盛之万物并作，故为生之本。

肺，气之本。肺为华盖，其位最高，象天之位。天位最高，无可在上，故其气俯降而交于地，并弥散与天地之间。故肺，气之本，属金，主肃降。

肾，封藏之本，是气之藏（cáng），聚五藏六府之精华而藏之。

肝，罢极之本。罢极，后世训为“耐受疲困”，于全文语境不符，前文生之本、气之本、封藏之本、仓廪之本皆言气的变化及五藏的生理机制，此处“罢极之本”一样也应该是谈气的变化和生理机制。罢，《玉篇》解释为：“休也，已也。”[27] 极，极则变，物极必反，休止之极则生之气升。肝起于水生于木，水，封藏而止也，止之极而反，则木生发之气升也，故曰肝为“阴中之少阳，通于春气”。肝，生发之谓也，是生发之气的根本，就像肾是封藏之气的根本一样。故“罢极之本”是归止之极后阳气初升之本也。

脾，仓廪之本。仓廪，谷物聚汇之地，谷生于土，土主化也，脾、胃、大肠、小肠、三焦、膀胱传化水谷之气，故属于土，此为化之气，故曰仓廪之本。

这是藏象所藏（cáng）之意，即气的生长化收藏。《易传》云：“见乃谓之象，形乃谓之器。”“见”与“形”此处是互文。

一个是气化的五藏，这是意，是本；解剖的、可见的五脏，是象，为标。就像五行的金木水火土是象，而气生长化收藏的变化才是意。五藏如此，六府也如此。

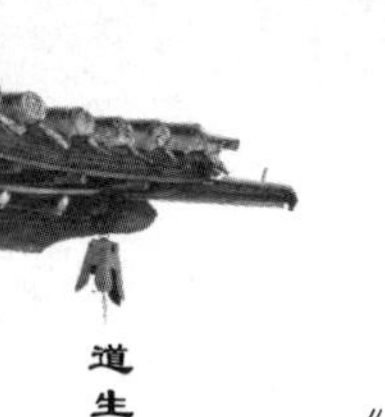

《广雅》云：“形，见也。”有形可见的器皆可为象，故《易传》云：“以制器者尚其象。”在人体中可见的解剖器官，即有形可见之器皆是象，如“其华在唇四白，其充在肌，其味甘，其色黄”。唇、肌肉、味道、颜色等有形可见者皆为象。当然五藏之象还不止这些，如肝藏之象还有：在体为筋，在色为苍，在音为角，在声为呼，在变动为握，在窍为目，在味为酸，在志为怒等，它们都被归为肝藏之象（参见“取象比类”一节）。

人体中可见的解剖器官皆是有形可见之器，皆是象，解剖的脏腑也是象，其背后的意是气的生长化收藏，这就是为什么《黄帝内经》会有两个五藏系统。一个是气化的五藏，这是意，是本；解剖的、可见的五脏，是象，为标。就像五行的金木水火土是象，而气生长化收藏的变化才是意。五藏如此，六府也如此。解剖的脏腑是气化藏府的象之一，也是最重要的一个，否则也不会以之命名。但如前所述，藏之象不止解剖的脏腑一个。明白了藏（zàng）所藏（cáng）之意，才能真正理解以《黄帝内经》为传承的先秦中医的藏府思想。

五藏之藏象

为什么心主血？为什么心主神？这个心显然是气化之心。气化之心，是长（zhǎng）之气，如夏天般万物繁盛，气血充沛活跃，亦如火。而解剖的心脏也具备此气，心脏大概是解剖器官中跳动最快的、跳动时间最长的。古人在战争以及解剖人体或动物时应该可以看到心脏的搏动，在打开胸腔的一瞬间，也许会观察到心脏和血的关系。活体的心脏是搏动的、红色的，充满红色的血液，这种活跃繁盛充沛之象就像五行之火，这是“长（zhǎng）”之气。心主神也一样，思维、情绪是最活跃的、最快速的，这同样是“长（zhǎng）气”之象，故心主神。神、解剖的心脏都是火之象，应于长之气，都是气化之心的象。中医认为心主神，从前文对古文“思”的研究，我们可以看到，古人未必不知道意识和脑的关系，古人在战争中未必没有遇到头颅外伤导致意识障碍或思维障碍但心脏跳动正常的现象。也就是说，古人未必不知道大脑和神志的关系，但古人仍要说“心”主神，是因为这个“心”是气化之心，是代表了“长（zhǎng）之气”的心，无论思维活动还是解剖心脏的运动，都是此气化之心的象。同样，舌、血、脉、面（其华在面）都属于气化之心，因为它们同是气化之心的象。

为什么肺主宣发肃降？为什么肺五行为金？肺在五脏中位居最高，故曰华盖，就像天一样，既然已经是最高了，没有再高的空间可以上升，其气只能下降，故肺主肃降，此为收之气，故肺五行为金。但为

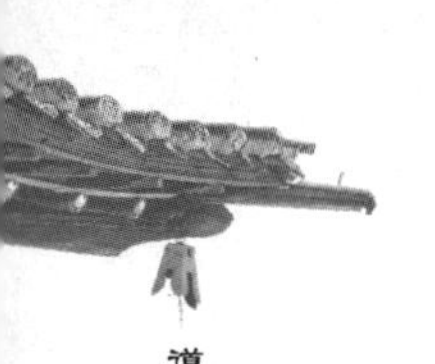

何肺又主宣发？宣发是为了恢复位居最上的肺之体，只有肺体居最上，才有降的空间，才谈得上肃降。故肺位最高，其气主降。

为什么肾主生殖？中医的肾和西医解剖学的肾最大区别在于，中医的肾包含了生殖系统，这就像气化之心包含了大脑的思维功能一样。中医的肾为何与生殖系统关系这么密切？首先我们知道，这个包含生殖功能的肾是气化的肾藏，肾藏在太极圜道中是圆的终点，在生长化收藏中主闭藏，它同时也是圜道循环再一次循环的起点。如果一次循环象征一个生命周期的话，则再一次循环则象征了继承了原循环特征的新生命，这正是生殖系统的特征。古人认为生殖系统储备了人体的精华，产生和孕育新生命，这符合气化肾藏的特征，故肾主生殖，生殖器官是气化肾藏之象。

为什么肝主情志？为什么肝藏（cáng）血？肝藏（zàng）为何在左而不是在右？首先，气化的肝藏为生之气，天人合一时，人体之左应天地自然的生之气，故肝藏在左。为何肝主情志？情志以舒畅为顺，而舒畅之气正是舒展的、调畅的生发之气。肝以生发为用，故主情志。为何肝藏血？血与精皆为阴，精为阴中之阴，而血为红色，流动不息，故血为阴中之阳。肾主封藏，故主藏精。而肝是从阴转阳的初生之气，从阴，肝肾同居下焦，其体阴；转阳，肝主生发，其用阳，故肝亦是阴中之阳。血为液体，其体阴，血为红色，流动不息，其用阳，二者皆是阴中之阳，其象相应。

肝主藏血和心主血有什么区别？心主血，主要是与血的流动运行之象相和。血液运动、流行，并流动到全身各处，其源于心藏的动力，心藏的动力就像火一样，这正是长之气，血液又是通过血管分布到全身各处，乃至毛细血管所致的微细之处，故又云心主血脉。而肝体阴而用阳，肝之气从肾而来，故其体阴，故主血之藏，故古人云“精血同源”。其用为阳，主生发，转为血之红，亦阳气初现之象。

脾为何主运化？为何脾主四肢？气化脾藏居圆心，是化之气。化，即变化、转化、运化。人体中的化莫过于水谷的运化、转化、变化，饮食是外来的，水谷变为营养物质，再转化为人体细胞、组织中的物质，正体现了脾藏化之气的作用。脾在五藏之中，亦在人体之中，四肢象征四方、四象、四旁，脾执中央以运四旁，故脾主四肢。其实关于这一点竟然在《周易》的《易传》中即有了体现。《周易· 坤卦》第五爻曰："黄裳元吉。"《易传· 文言》曰："君子黄中通理，正位居体，美在其中，而畅于四支，发于事业，美之至也。"黄，土之色，土居中。

黄为土色，位在中央。

——《论衡·验符》

黄，中之色也。

——《左传·昭公十二年》

黄者，中也。

——《礼记·郊特牲》

"美在其中，而畅于四支"即中主于四肢之意，而人体五藏之中，脾也，故脾居中，故主四肢。

综上所述，中医的藏府主要指的是气化的藏府，解剖的脏腑是气化藏府之象，气化的藏府有很多象，故谓之藏象。气化的藏府为本，解剖的脏腑为标。

气化之心，是长之气，如夏天般万物繁盛，气血充沛活跃，亦如火。

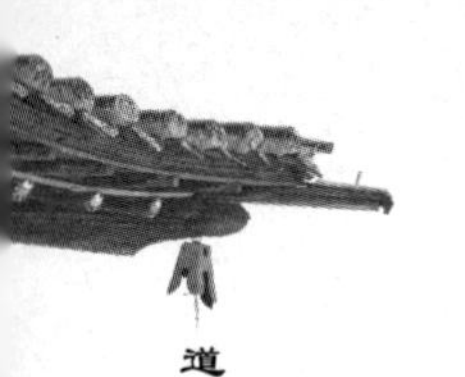

应象与比类

取象比类

大家都知道取象比类是中国古代传统思维方法之一，在《周易》和《黄帝内经》中广泛应用。

《周易·说卦》：

巽为木，为风，为长女，为绳直，为工，为白，为长，为高，为进退，为不果，为臭。其于人也，为寡发，为广颡，为多白眼，为近利市三倍，其究为躁卦。[1]

《素问·阴阳应象大论》：

东方生风，风生木，木生酸，酸生肝，肝生筋，筋生心，肝主目。其在天为玄，在人为道，在地为化。化生五味，道生智，玄生神。神在天为风，在地为木，在体为筋，在藏为肝，在色为苍，在音为角，在声为呼，在变动为握，在窍为目，在味为酸，在志为怒。

南方生热，热生火，火生苦，苦生心，心生血，血生脾，心主舌。其在天为热，在地为火，在体为脉，在藏为心，在色为赤，在音为徵，在声为笑，在变动为忧，在窍为舌，在味为苦，在志为喜。

中央生湿，湿生土，土生甘，甘生脾，脾生肉，肉生肺，脾主口。其在天为湿，在地为土，在体为肉，在藏为脾，在色为黄，在音为宫，在声为歌，在变动为哕，在窍为口，在味为甘，在志为思。

西方生燥，燥生金，金生辛，辛生肺，肺生皮毛，皮毛生肾，肺主鼻。其在天为燥，在地为金，在体为皮毛，在藏为肺，在色为白，在音为商，在声为哭，在变动为咳，在窍为鼻，在味为辛，在志为忧。

北方生寒，寒生水，水生咸，咸生肾，肾生骨髓，髓生肝，肾主耳。其在天为寒，在地为水，在体为骨，在藏为肾，在色为黑，在音为羽，在声为呻，在变动为栗，在窍为耳，在味为咸，在志为恐。[8]

五行对应五藏，继而对应五官、五味、五声、五谷、五色等，都是取象比类。

五行对应五藏，继而对应五官、五味、五声、五谷、五色等，都是取象比类。但取象比类的原理是什么？取象比类的规则是什么？其实明白了“象”的目的是传达“意”这一原则就明白了。这些象之所以可以成为一类，是因为其背后的意是相同的，这就是取象比类的原理所在。就像我们上面所说的，为了表达悲伤这个意，我们可以通过讲一个满含悲伤的故事来表达，但这样的故事不止一个，可能因为文化背景不同、生活经历不同、年龄不同等原因，所讲的故事各不相同。可以是真实事件，也可以是科幻故事、童话、武侠小说、动物故事等。每个故事作为具体的象虽然不同，但这些故事所要表达的意都是一样的，所以这些故事都可以被归为一类，这就是取象比类的道理。

五藏、五官、五味、五声、五谷、五色等之所以被归为一类，也是因为其背后的意是相同的，《黄帝内经》称之为“应象”。

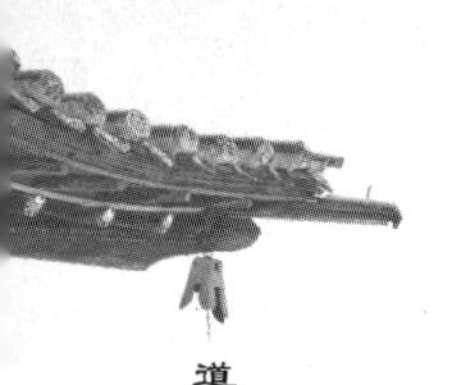

应象，即与象相应，什么与象相应？《素问·阴阳应象大论》云“阴阳应象”。以阴阳应象，阴阳正是这些象背后的意，“以意”应象也。“阴阳应象”，象是标，阴阳是本，阴阳的变化形成五行，五行是气的生长化收藏，形成气化的五藏，解剖的脏是其象，也包括与之相类的其他解剖器官。气化的五藏是本，解剖的脏腑是标，气化五藏应解剖脏腑之象，这是五行应象，五行一阴阳也，还是阴阳应象。

明白了这些就会明白为什么心开窍于舌、肺与大肠相表里、脾为何主四肢等。心，其背后的意是长之气，是气的旺盛，动之象最盛。舌，在五官中是动之象最盛、动得最灵活的，正是火之象，是长之意，与心比为一类，故曰心开窍于舌，其他五藏和五官相配皆是此意。肺属金，其背后的意是收降之气，故肺主肃降；大肠排除粪便，亦是肃降之气使然，其意相同。所以肺与大肠相比为一类，故曰肺与大肠相表里，其余藏府相表里皆是如此。脾，居五藏之中，执中央以运四旁。四肢，象四旁，故脾主之。无论是中央还是四旁，其背后之意都是化之意。取象比类的核心是相类的象，其背后的意是一样的，故而相类，如肝、目、木、鸡、麦、筋、臊皆是一类象等，其背后的意都是生发之气，所以它们被归为了一类。

我们知道象是为了传达意的，象本身不是目的，象只是指月之手，是工具，象思维要建立在这个基础上才是古人真正的思维方法，因此取象比类不能停留在象上。仅仅将不同的象归为一类还远远不够，即只知道取象比类还不够，更重要的是要知道象背后的意。就像中医将抽搐、眩晕、颤抖和风象归为一类，谓之风，但这还不够，因为风也是象，这样类比只是说它们是一类之象，而没有说清它们背后共同的意是什么。风之象善行而数变，所以抽搐、眩晕、颤抖、瘙痒等我们称之为风证，但这只是象之间的类比，之所以我们要将它们归为一类，不但象上类似，更重要的是背后的意要一样。因此更重要的是要明白风之象背后的意是什么？见象治象会有效但是不彻底，例如，眩晕、颤抖、瘙痒、抽搐都是风证，但同样是风，为什么治疗上有的用羌活、防风，有的用熟地黄、何首乌，有的用天麻、钩藤。养血可以息风，活血也可以息风，附子、干姜可以息风，白术、黄芪也可以息风，同样是风证，为什么治疗如此不同？显然是因为这些风象背后的病机是不同的，所以治法才不同。但它们又都被归为风证，归为一类是因为其背后的意又有相同的地方，那么这风象背后的意是什么？为什么都是风象而病机却不同，是因为其背后的意还有更深的不同。唯象强调了象的重要性当然是对的，但如果停留在象的层面而不求其意，就舍本求末了。

『阴阳应象』，象是标，阴阳是本，阴阳的变化形成五行，五行是气的生长化收藏，形成气化的五藏，解剖的脏是其象，也包括与之相类的其他解剖器官。

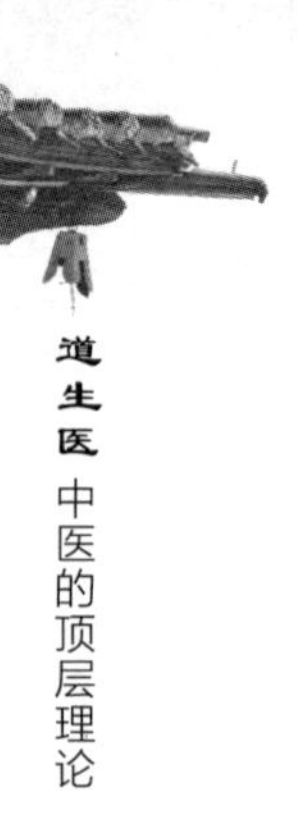

天才的类比系统

中国古人将阴阳五行作为万事万物的基础很有深意。以五行为例，五行所代表的生长化收藏，将万物不但在时间上而且在空间上有序地联系在了一起。万物都以时间和空间为维度，万物在时空中相互联系、生克制化，中国古人用这种方式让宇宙间万事万物相互联系在一起。如青色、孩子、树木、肝脏、眼睛、东方、清晨、风、小麦等，这些风马牛不相及的事物竟然可以放在一起，视为一类，彼此联系。清晨可以和心藏相生，青色可以和脾藏相克，秋天可以克伐眼睛，这些完全不同的事物不但可以分类，而且可以产生相生、相克、相互制约的关系，还有比这更有意思的吗？这是中国古人的天才思想，对于西方人而言简直不可思议，那就等待未来的验证吧。

其实万物一体，本质上是因为万物都有太极图（模型），万物都因太极图联系在一起，每个事物都因为这个太极图而产生相互联系以及生克制化，甚至层层包含，例如五藏作为一个整体是个太极图和五行，而肝藏也有自己的太极图和五行，可能每个肝细胞也有自己的太极图和五行。五行再分五行，若以五行为核心，万物由此层层叠叠彼此相连、生克制化，形成了中国人所特有的万物相连的系统观。

类比思维是人类智慧的源泉之一。美国计算机科学家、认知学家普利策奖获奖图书《哥德尔、艾舍尔、巴赫：集异璧之大成》作者侯世达，与法国著名心理学家桑德尔合著的《表象与本质：类比、思考之源与思维之火》一书，深入探讨了作为人类智慧之一的类比思维在科学发现中的重要性。其在书中说：

具有远见卓识的科学家，大都是运用类比思维的高手。近距离仔细考察数学和物理两个学科历史上一些伟大时刻可以发现，类比都始终扮演着关键角色。这些角色时而显而易见，时而深藏不露。正是在类比的引导下，爱因斯坦在 1905 年提出了“光是由粒子组成”这一假说。[28]

万物都以时间和空间为维度，万物在时空中相互联系、生克制化，中国古人用这种方式让宇宙间万事万物相互联系在一起。

然而，中国人的类比思维更进一步，不只是关注相似的象，更关注象背后的意，不但看到了象之间的相似，还有象之间的生克制化。万物互连，无一例外，这是中国古人天才的智慧。

参考书目

1 周易正义 //[清] 阮元 . 十三经注疏 . 北京：中华书局，1980.
2 [魏] 王弼 . 王弼集校释 . 北京：中华书局，1980.
3 [汉] 许慎撰，[清] 段玉裁注 . 说文解字注 . 上海：上海古籍出版社，1981.
4 灵枢经 . 北京：人民卫生出版社，1963.
5 章太炎 . 章太炎全集 . 上海：上海人民出版社，1982.
6 [明] 方以智 . 物理小识 . 卷一 .
7 [宋] 周敦颐著，陈克明点校 . 周敦颐集 . 北京：中华书局，1990.
8 郭霭春 . 黄帝内经素问校注 . 北京：人民卫生出版社，2013.
9 尚书正义 //[清] 阮元 . 十三经注疏 . 北京：中华书局，1980.
10 潘振 . 周书解义 . 清嘉庆刻本，卷八 .
11 陈桐生译注 . 国语 . 北京：中华书局，2013.
12 [清] 郭元峰 . 脉如 . 北京：中医古籍出版社，2010.
13 黄珂译注 . 山海经全译 . 贵阳：贵州人民出版社，1991.
14 罗振玉 . 殷墟书契前编 .1910.
15 商承祚 . 殷契佚存 . 南京：金陵大学，1933
16 郭沫若 . 殷契粹编 . 北京：科学出版社，1965.
17 仪礼注疏 //[清] 阮元 . 十三经注疏 . 北京：中华书局，1980.
18 冀昀主编 . 尚书 . 线装书局，2007.
19 [清] 陈立 . 白虎通疏证 . 北京：中华书局，1994.
20 何宁 . 淮南子集释 . 北京：中华书局，1998.
21 [清] 钱泳 . 履园丛话 // 历代笔记小说大观 5：清代卷 . 上海：上海古籍出版社，2007.
22 萧良琼 . 卜辞中的“立中”与商代的圭表测影 //《科学史文集》第 10 集 . 上海：上海科学技术出版社，1983.
23 周礼注疏 //[清] 阮元 . 十三经注疏 . 北京：中华书局，1980.
24 凌耀星 . 难经校注 . 北京：人民卫生出版社，1991.
25 礼记正义 //[清] 阮元 . 十三经注疏 . 北京：中华书局，1980.
26 [明] 张介宾 . 类经 . 北京：人民卫生出版社，1965.
27 [清] 张玉书，陈廷敬 . 康熙字典 . 上海：上海书店，1985.
28 [美] 侯世达，[法] 桑德尔著 . 刘健，胡海，陈祺译 . 表象与本质：类比、思考之源与思维之火 . 杭州：浙江人民出版社，2018.

第三篇

中医之源二

三阴三阳、八卦、五味

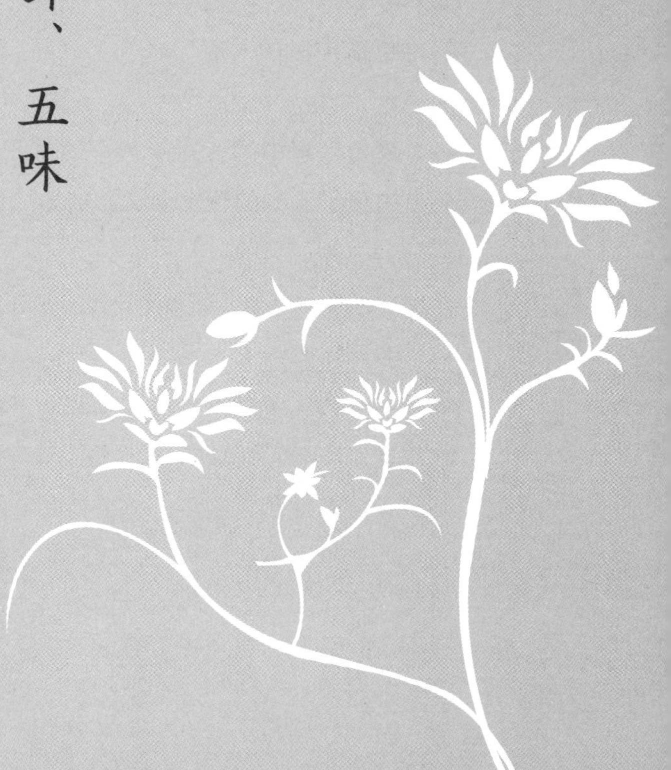

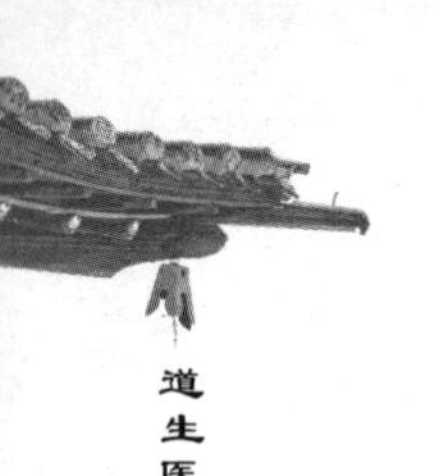

“六”与三阴三阳

“六”之象与意

前面我们谈了五行和藏象，下面我们谈六，其实六也是象。中国古人心中的数字不只是数字，数字还作为象，其背后都有其意，我们看看“六”背后的意是什么。中国古人不但常常说五，还常常说六，如六经、六艺、六礼、六律、六爻、六道、六书、六欲、六部等，当然也包括中医的六府、六气、六经。前面我们说了五，这次我们来谈谈“六”。

我们知道中国人对于数字的认识绝不仅仅是将它当成一个数字，而是内蕴了深刻的哲学含义，例如《说文解字》及《说文解字注》曰：

一，惟初太始，道立于一，造分天地，化成万物。凡一之属皆从一。

二，地之数也。易曰，天一地二，惟初大始，道立于一。有一而后有二，元气初分，轻清阳为天，重浊阴为地。

三，天地人之道也。从三数。凡三之属皆从三。弎，古文三从弋。

五，五行也。从二，阴阳在天地间交午也。凡五之属皆从五。

七，阳之正也。从一，微阴从中斜出也。[1]

那么六表达了什么含义呢？

六的甲骨文是这么写的：

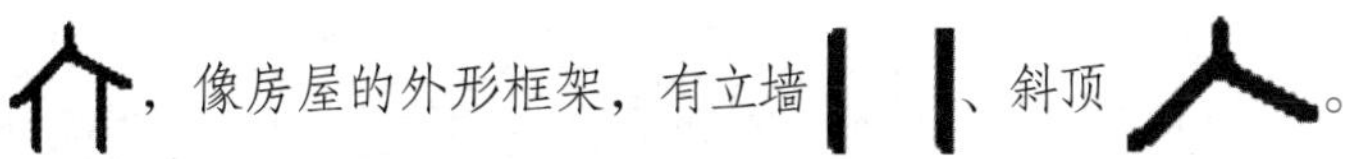

表示房屋的空间维度——四壁加屋顶、地板，正好是六面。而这六面即前后、左右、上下，古人称之为六合，也就是天地四方，因此六代表了六合。《周礼·春官大宗伯》中记载：

以玉作六器，以礼天地四方，以苍璧礼天，以黄琮礼地，以青圭礼东方，以赤璋礼南方，以白琥礼西方，以玄璜礼北方。[2]

这种以玉礼祀的传统从夏朝开始发展，经过商周，形成了成熟的文化。以玉作六器，礼天地四方。再如商代的方明：

方明者，木也，方四尺，设六色：东方青，南方赤，西方白，北方黑，上玄，下黄。

——《仪礼·觐礼》[3]

此是用方明六色象征天地四方，即六合。作为天地四方的六合也被称为六虚。《列子·仲尼》云："瞻之在前，忽焉在后，用之弥满，六虚废之莫知其所。"[4]《周易·系辞》云："变动不居，周流六虚，上下无常，刚柔相易。"[5] 易卦的六爻乃六虚之象。周流说明六爻是流动的，六虚要周流，因此"六"隐含了周遍流动之意。周流六虚构成的依然是圜道，段玉裁《说文解字注》云："圜，环也。"环绕一周，《周易》谈的还是圜道，只不过将其分为六，故《象传·乾》云：

中国古人心中的数字不只是数字，数字还作为象，其背后都有其意，我们看看『六』背后的意是什么。

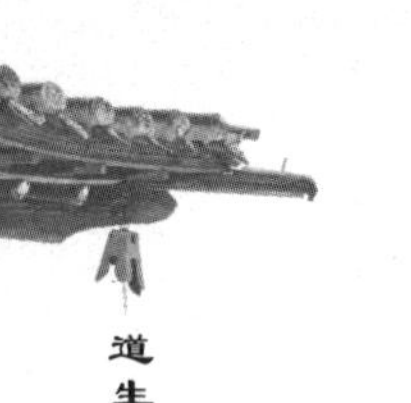

大哉乾元，万物资始，乃统天。云行雨施，品物流形。大明终始，六位时成，时乘六龙以御天。[5]

圜道，天之道也，如云行雨施，循环往复。太阳——大明——（周日、周年）的循环往复，终始循环，循环一周以六段分之，就好像太阳乘着六条龙统御着天。故六，象征了圜道循环、周流之意。可以说，六者，流也，循环周遍也。而且这个六表达的是三维立体的循环，因为六合是四方合上下，这是立体的三维空间，六表达了在立体的三维空间上的周流或圜道。故古人用圆表示平面的圆，而用圜表达立体的浑圆（参见“太极之眼与天根月窟”一节）。明白了六的本义，才能明白中医的三阴三阳，再去理解《素问·阴阳离合论》这一疑难篇章也就一目了然。

立体的三阴三阳

《素问·阴阳离合论》云：

帝曰：愿闻三阴三阳之离合也。岐伯曰：圣人南面而立，前曰广明，后曰太冲，太冲之地，名曰少阴，少阴之上，名曰太阳，太阳根起于至阴，结于命门，名曰阴中之阳。中身而上，名曰广明，广明之下，名曰太阴，太阴之前，名曰阳明，阳明根起于厉兑，名曰阴中之阳。厥阴之表，名曰少阳，少阳根起于窍阴，名曰阴中之少阳。是故三阳之离合也，太阳为开，阳明为阖，少阳为枢。三经者，不得相失也，抟而勿浮，命曰一阳。

帝曰：愿闻三阴。岐伯曰：外者为阳，内者为阴，然则中为阴，其冲在下，名曰太阴，太阴根起于隐白，名曰阴中之阴。太阴之后，名曰少阴，少阴根起于涌泉，名曰阴中之少阴。少阴之前，名曰厥阴，厥阴根起于大敦，阴之绝阳，名曰阴之绝阴。是故三阴之离合也，太阴为开，厥阴为阖，少阴为枢。三经者，不得相失也，抟而勿沉，名曰一阴。阴阳䨏䨏，积传为一周，气里形表而为相成也。[6]

这一段历来各家争论不休，其实明白了六的含义就自然明白了。

“圣人南面而立，前曰广明，后曰太冲，太冲之地，名曰少阴”，首先人体要面南而立，身体前面即胸腹为阳，即“前曰广明”；反过

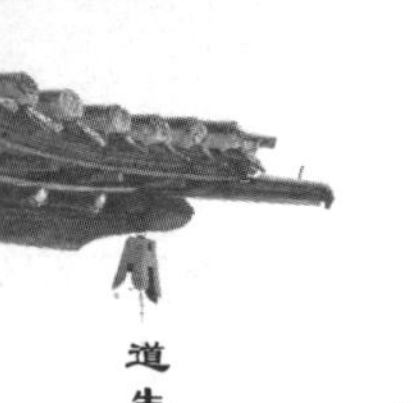

来身体后面即后背为太冲之地，即“后曰太冲”，太冲之地，少阴居之。

“少阴之上，名曰太阳”，少阴在后背，后背之上就只有头部，故头部为太阳。“中身而上，名曰广明”，中身而上是上半身，为阳，也称为广明。“广明之下，名曰太阴”，广明之下当然就是下半身，相对于头部就是小腹或会阴部（相对头部的百会）是太阴。“太阴之前，名曰阳明”，下半身之前必然是身体前部，即阳明。“其冲在下，名曰太阴”，冲即太冲，前文云太冲为身后，那么身后之下，也就只有身下，名曰太阴。“太阴之后，名曰少阴”，身下之后也就是身后，为少阴，少阴是太冲之地。

“少阴之前，名曰厥阴”，少阴在后背，少阴之前即是后背之前，后背之前就只有胸腹和身侧，而身前之胸腹已经是阳明，剩下的就只有身侧，而身侧分左右，厥阴在左还是右？“厥阴之表，名曰少阳，”“表”为阳，当人体面南而立的时候，左为阳，右为阴，厥阴为阴，自然应该在身之右侧，而与之表里的少阳为表，自然就在身体左侧。由此形成了三阴三阳的分布。因此人面南而立时，头部为太阳，会阴为太阴，前侧为阳明，后侧为少阴，左侧为少阳，右侧为厥阴（图 17）。

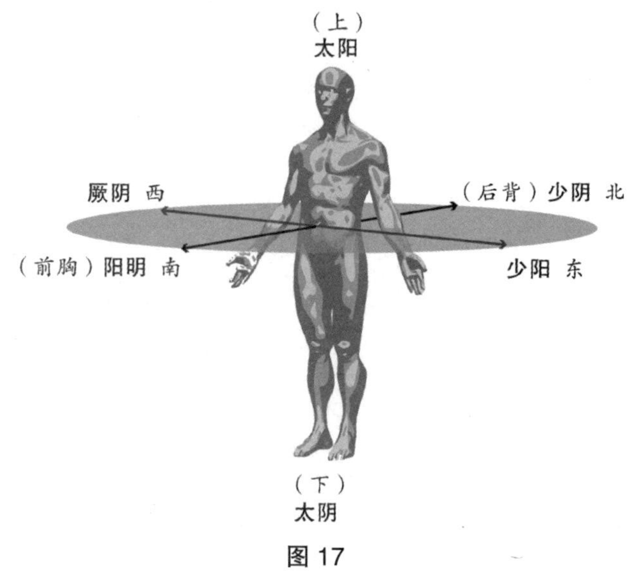

图 17

少阳为一阳，早晨太阳从东方升起，古人面南背北，人体与之相应，故初阳——少阳——从人体左侧升起。阳明是二阳，上午太阳从东方转到南方，人体与之相应，故前曰广明。阳明在身前，身前是南方，于是人体阳气从一阳变为 二阳，从身左转到身前。二阳进一步发展是三阳，正午太阳从南方慢慢升到了头顶上方，人体与之相应，从身前的阳明转到头顶变为三阳——太阳，此时阳气最盛，故曰三阳，也称巨阳。

少阳为一阳，早晨太阳从东方升起，古人面南背北，人体与之相应，故初阳——少阳——从人体左侧升起。

阳气盛极则阳极阴生，一阴生为厥阴。下午太阳开始转到西方，然后日落于西方，人体与之相应，阳气从头顶转到身体右侧，即厥阴，厥阴是一阴生。少阴是二阴，太阳从西继续转到北，人体与之相应，面南背北，身后为北方，故少阴在身后。二阴进一步发展为三阴，三阴为太阴，太阳从北方转到地下，此时阴最盛，人体与之相应，太阴自然在人体下方。阴尽阳生，三阴后一阳生，太阳经过西方、北方、下方再次从东方升起，人体之左侧少阳再次升起。

总之，人面南背北而立，早上太阳从东方（即人体左侧，少阳，一阳）升起，上午升转到南方（人体正前方，阳明，二阳），中午日光直射（人体头顶，太阳，三阳），下午太阳转到西方（人体右侧，厥阴，一阴），傍晚降到北方（人体后侧，少阴，二阴），晚上沉入地下（人体下方，太阴，三阴），次日太阳又从东方升起。三阴三阳就是天地六合在人体的三维对应。

可见三阴三阳的路线和排列顺序是太阳在天地四方——六合——中顺序运行的三维路线。阴阳离合，阳气升为阳气离，阳气收为阳气合，离而又合，合而又离，如此循环往复，谓之阴阳离合，此即圜道也。因此《素问·阴阳离合论》这一段最后总结云：

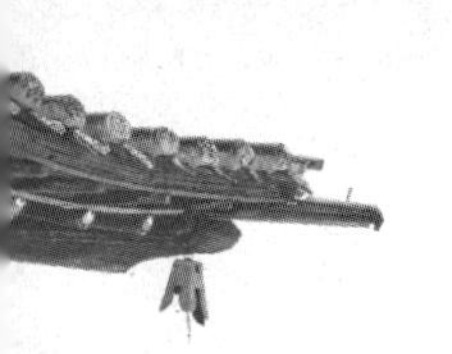

阴阳䨓䨓，积传为一周，气里形表，而为相成也。[6]

三阴三阳积传为一周，一周，圜道也，周流六虚也。

五六的天地之意

天圆地方

我们知道中医里有五藏六府、五运六气，中国古人常常将五和六一起相提并论，如五音六律、五颜六色、五亲六眷等。这代表了什么含义？它只是一种文化喜好吗？为何古人要将五与六放在一起？尤其在中医里，为什么是五藏六府、五运六气？五藏五府或者六藏六府为何不行？为了配出第六府还加了一个有名而无形的三焦，这是何意？其实五和六有深刻的含义：

天以六为节，地以五为制，周天气者，六期为一备；终地纪者，五岁为一周。

——《素问·天元纪大论》[6]

天六地五，数之常也。

——《汉书·律历志上》[7]

则天之明，因地之性，生其六气，用其五行。

——《左传·昭公二十五年》

以六为节，六将天分为了六节，六表达了天之道。而天之道是循

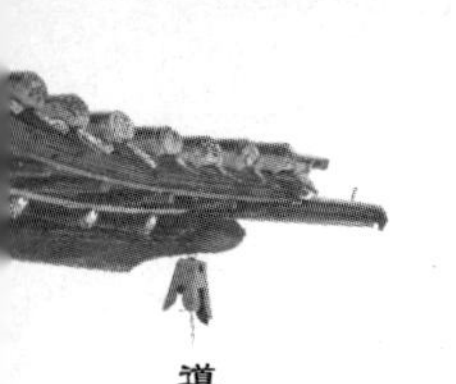

环往复的。地以五为制，五表达了地之道，地之道是东南西北中。古人云天圆地方，天之道主动为圆，地之道主静为方，动者循环往复，静者藏于诸物。中国古人认为天圆而地方，但天圆地方并非古人认为天一定是圆形的、地一定是方形的。很多人认为古人讲的天圆地方是说天是圆的、地是方的，这其实也是将“象”当成了“意”。关于这一点古人就有过这样的质疑和表达：

曾子曰：天之所生上首，地之所生下首，上首谓之圆，下首谓之方，如诚天圆而地方，则是四角之不掩也。且来。吾语汝。参尝闻之夫子曰：天道曰圆，地道曰方，方曰幽而圆曰明。

——《大戴礼记》[8]

意译：曾子说，天之所生为上，地之所生为下，天在上为圆，地在下为方，但如果真的天是圆的，地是方的，方在下面，圆盖在方上面，那会有四个角是盖不上的啊。来，我告诉你，我曾经听孔子说“天之道曰圆，地之道曰方”，方代表了幽暗之阴，圆代表了光明之阳（图 18）。

所以说天圆地方不是真的说天是圆的、地是方的，而是天道曰圆，地道曰方。天圆，象征了圆之道；地方，象征了方之道。当我们看到

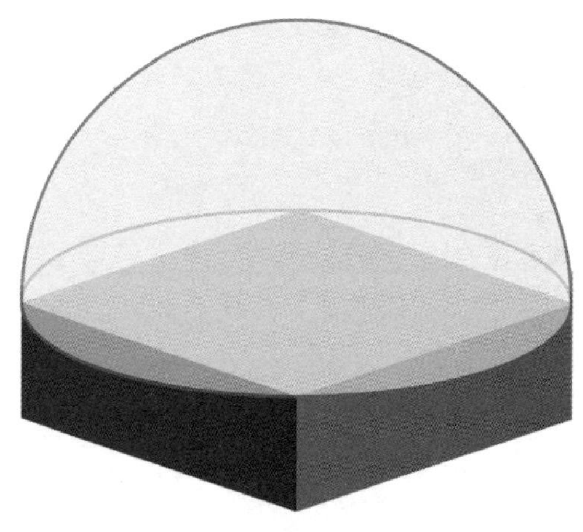

图 18

古人立“圜丘祀天”，立“方丘祭地”就以为古人认为天是圆形的、地是方形的，这是不明白古人象意思维的结果，古人所说的方圆以及所立的方丘、圆丘无非是象，是以象传意，其意正是圆之道、方之道也，故《说文解字注》释“圜”时说：

天道曰圆，地道曰方。卢云，道曰方圆耳，非形也。淮南子曰：天之圆不中规，地之方不中矩。[9]

那么这个圆之天道、方之地道，具体表达了什么？古人云：

天道圜，地道方。圣王法之，所以立上下。何以说天道之圜也？精气一上一下，圆周复杂，无所稽留，故曰天道圜。何以说地道之方也？万物殊类殊形，皆有分职，不能相为，故曰地道方。主执圜，臣处方，方圆不易，其国乃昌……先王之立高官也，必使之方，方则分定，分定则下不相隐。

——《吕氏春秋·圜道》[10]

天圆，象征了圆之道；地方，象征了方之道。

这是古人所说的天圆地方的本义。方圆是象，是借方圆之象来说明方圆所代表的意，即圆之道与方之道，圆之道在于圜周复杂，无所稽留；方之道在于万物殊类殊形，皆有分职。“主执圜，臣处方”，君主执守圜之道，臣子执守方之道。

天圆地方之道体现在中国传统文化的许多地方，当然也包括了中医。如古以“仁义”并称，仁义，亦是天地之道。仁，《康熙字典》云：“在天为元，在人为仁。”[11] 仁，在天为元，天之道也。义，《释名》曰：“义，宜也。裁制事物，使各宜也。”[11]《释名·释典艺》云：“义，正也。”[12] 方正之道，裁制事物，各使所宜，地之道也。故仁与义，天地之道也。《彖传·乾》云：

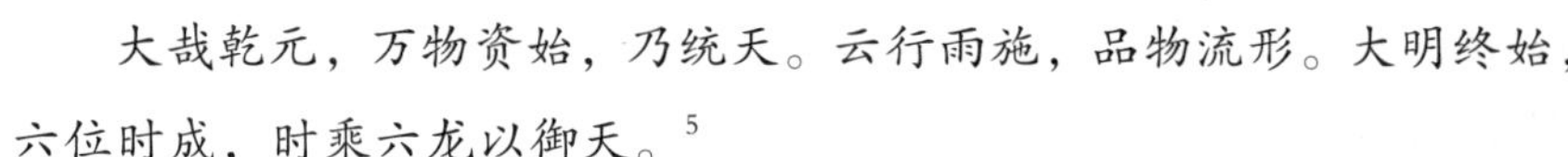
大哉乾元，万物资始，乃统天。云行雨施，品物流形。大明终始，六位时成，时乘六龙以御天。[5]

品，《玉篇》云：“类也。”品，品尝、辨别以分其类也，故曰上品、中品、下品、品味等。品物，万物分其类也，分类而位定，地方之道也。流形，天圆之道也。品物流形，天地之道也。

《周易》言“元亨利贞”。《易传·文言》云：“利者，义之和也。”清·李道平《周易集解纂疏》曰：“盖利，从刀，故主分，分故能裁制事物，使各得其宜则和矣。”分则定位，地方之道也。贞，正也，正，方直不曲谓之正，方正者，地之道也。故利与贞，地之道也。元亨是天之道，《说文解字》云：“元，始也。”《广雅·释言》云：“元，天也。”亨，通达也，元为起始，然后通达，天之启动流转之道也。故元亨利贞，元亨，天之道也，利贞，地之道也，元亨利贞，天地之道也。

天道圆，意在循环往复；地道方，意在分类分职。五行，东南西北中，地方之道也。六气，周流六虚，天圆之道也。五运六气、五藏六府、五音六律皆是天地之道也。五六并称则象征了天地相交，天地相交才能三生万物，生生不息。方圆、五六皆是象，其意在于天之道、地之道，以及天地相和之道。

生数与成数

古人用五与六相配的原因，在“五行的象与意”一篇中已经讲到了，而五和六相配还有一层含义。古人认为一三五七九为阳数，五在阳数的这五个数字里居中。二四六八十为阴数，六在阴数的这五个数字里居中。五六取的是阴阳之中，亦是阴阳和于中的含义。所以五六相和，天地之道也，万物化生之道尽矣。

五六相配，还有更深的深义。我们知道“道生一，一生二，二生三，三生万物”，从道到一，到二，到三，到万物，是一个逐渐从无到有，从无形到有形的过程，这个过程古人用数字来比喻，这就是生数和成数。古人称一二三四五为生数，六七八九十为成数。《周易·系辞传》曰：

天一地二，天三地四，天五地六，天七地八，天九地十。

孔颖达在《礼记正义》中引郑玄注曰：

天一生水于北，地二生火于南，天三生木于东，地四生金于西，天五生土于中。阳无偶，阴无配，未得相成。地六成水于北与天一并；天七成火于南与地二并；地八成木于东与天三并；天九成金于西与地四并；地十成土于中与天五并也。

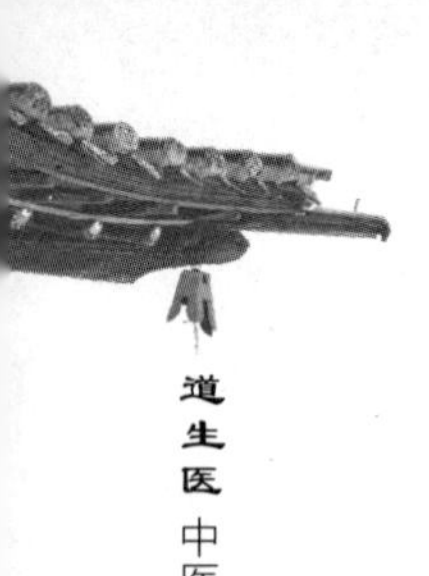

张景岳《类经图翼·五行生成数解》曰：

五行之理，原出自然，天地生成，莫不有数。圣人察《河图》而推定之。其序曰：天一生水，地六成之；地二生火，天七成之；天三生木，地八成之；地四生金，天九成之；天五生土，地十成之。[13]

为何古人要分生成之数？古人非常愿意将事物分为形而上和形而下。“形而上者谓之道，形而下者谓之器。”形而上，即成形之前；形而下，即成形之后。古人认为事物的发展是从形而上发展到形而下的。就像从受精卵发展到婴儿，一个建筑从想法到变为现实，从无形之有到有形之有，从形而上到形而下是一个逐渐发展的过程，而这个过程古人用数字之象来表达就是：从一到五，这个过程古人称之为生，故从一至五是生数。生数，尚未成形，故生数代表形而上。成数代表已经成形，故为形而下。而形之成也有一个从初始到完全成形的过程。六，象征刚刚成形，逐渐到七、八、九，到十，其形越来越显、越来越完整。万物都有生有成，从孕育到成形，古人将事物的生成过程分为十个阶段，并用十个数字来象征，此即生数和成数。

古人将事物的发展变化过程分成生数和成数是一种象征，将其分为这两个阶段是为了更好地把握事物。把握生数，是从形而上来把握，在事物成形之前就把握它，可以握其先机，古人认为这是最好的把握，但也有缺点，由于事物没有成形，因此把握起来很难。事物成形以后再去把握就已经失去了先机，就像你已经看到股票涨了或跌了，再去行动就已经晚了，成数是形而下，事物已经成形就容易把握。成数数字越来越大，象征形显现得越明显、越可见、越具体，但也越落后于先机。从六到十，就像从只有几个人知道股票涨一直到所有人都知道股票已经涨了一样。一到五，虽然都是生数，但“五”离成数最近，也就是离有形可见最近。离有形越近，就越容易把握，所以五在生数里、在形而上的阶段里是最容易把握的。而六在成数里、在形而下的阶段里是最有先机的。可以说五是无形中最有形的，六是有形中最无形的，五是无形之中最容易把握的，六是有形中最有先机的，五六恰到好处地把握了有形和无形，既要握其先机，又要有可操作性，五和六的配合刚刚好。这就是古人以五六相和作为一种象征的另一层深意。

这里还有一个问题，六为偶数，为阴，五为奇数，为阳，而天为阳，地为阴，为何要用为阴的偶数来表达天道，为何要用为阳的奇数来表达地道？这个问题《在元气神机：先秦中医之道》一书中讲为何古人都说“阴阳”而不说“阳阴”时已经讲到了。

从道到一，到二，到三，到万物，是一个逐渐从无到有，从无形到有形的过程，这个过程古人用数字来比喻，这就是生数和成数。

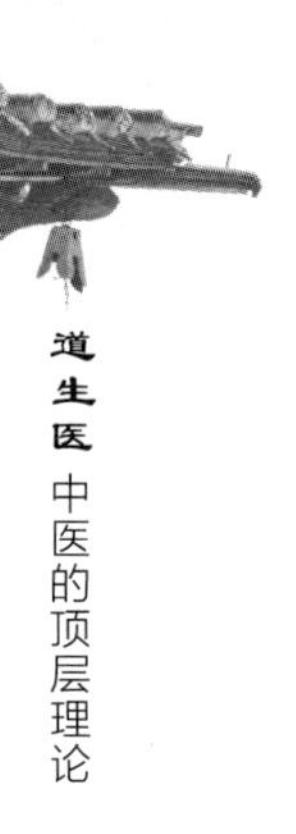

五藏六府——天地之道

先秦中医理论中的五藏六府相配正是天地相和之意。《灵枢·本藏》云：

五藏者，所以藏精神、血气、魂魄者也。六府者，所以化水谷而行津液者也。[14]

六府用六表达的正是天之道，府，泻而不藏，流动之意，即六府象征天道。六府传化而不藏，正是周流不息的天圆之道也。五藏用五表达的正是地之道，藏，藏精气而不泻，是藏之象，藏是静，此为地道之象。地道以五代表大地的东南西北中，故五藏用五，地道为方，静而藏也。五藏所藏精气，无形也，故五藏用生数也。六府所蕴水谷，有形也，故六府用成数。因此五藏六府的五六象征了天地之道，即天地的方圆之道、动静之道、生成之道、对待与流行之道、周流传化与静藏精气之道，这才是五藏六府用五六的本义。五六皆是象征，中国的数字主要的内涵都是象征，不是数字崇拜，五六是象，是以此传达意。六之意是天之道，天之道象圆，是周而复始的流动之象。五藏之五为藏，主静，象地之道，为方之道。天地相配、五六相和才是五藏六府的相和之道。

五行配五藏，从肝、木、春、东方为生，继而到心、火、夏、南方为长，到脾、土、长夏、中为化，再到肺、金、秋、西方为收，最后到肾、水、冬、北方为藏。五藏对应六府，肝与胆相表里，心与小肠相表里，脾与胃相表里，肺与大肠相表里，肾与三焦、膀胱相表里。六府在外为天、象征循环往复，五藏在内为地、象征静守五方，藏纳精气。这就是五藏六府天地相和之道。

人体中内为五藏、为地，外为六府、为天，此为人体之天地定位。天地定位后还要相和、沟通，藏府要相和、沟通，而沟通藏府的正是经络，所以我们看到经络的循行总是连府络藏，并且通达表里，纵贯上下。故经络的本质正是联络、沟通。“经，径也”（《康熙字典》）[11]，络，联络也。经络是藏府之间的沟通联络之路。经络以经（主干）、络（分支）为路径联络沟通天之六府和地之五藏，沟通表里、内外、上下、左右，是人体“天地”之间的沟通之径。天地沟通才能三生万物。经络连接沟通了天之六府与地之五藏，使之相和、相通，如此构成了三生万物之道（天——六府，地——五藏，天地相交——经络），这正是人体气化结构和功能的基本构成。

五藏者，所以藏精神、血气、魂魄者也。六府者，所以化水谷而行津液者也。

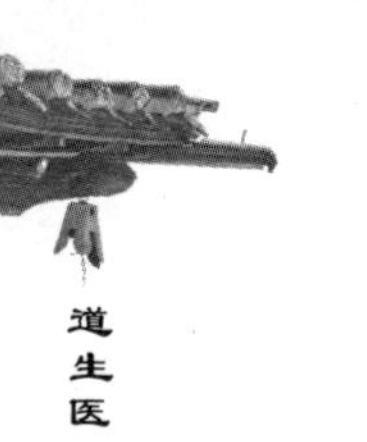

八与经络

八等于五

八，甲骨文写作：

)(，《说文解字》云："八，别也。象分别、相背之形。"[9]

此解似乎欠一步。古人的数字也是象，象是为了表达意的，而这个意就是数字背后的哲学含义。但数字首先要显示象，而这个象要具备数字的含义，古人造出数字，其背后的哲学含义和作为数字的含义要同时具备才行。如五，不但要表示交互、相通之意，还要同时表示作为数字的"五"，所以本文将"五"解释为四方交通于中而成五，更符合古人的原意，因为这既表达了作为数字的五，也表达了五的哲学含义。同样六，即要用房子之六面来表达六这个数字，还表达了天道循环、周流六虚之意。因此只是"八，别也"难以表达八的数字含义。八，别也，别于何处？

从)(上看。

如果将上下左右看作东西南北的话，则"别"表达的是别于四方之隅，也就是别于东南西北四方之间的四隅——东南、东北、西南、西北四角，四方与四隅加在一起构成了八方，如此才是八的数字含义，这从八卦中也得到了验证。

如果将上下左右看作东西南北的话，则『别』表达的是别于四方之隅，也就是别于东南西北四方之间的四隅——东南、东北、西南、西北四角，四方与四隅加在一起构成了八方，如此才是八的数字含义，这从八卦中也得到了验证。

八卦，卦者，象也，故称“卦象”，八卦作为象，其所传达的意同样在太极图上。我们先看后天八卦，后天八卦源于《周易·说卦传》（图 19）：

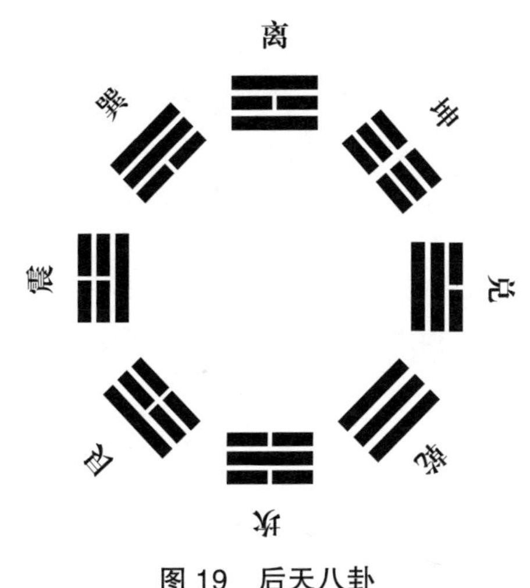

图 19　后天八卦

帝出乎震，齐乎巽，相见乎离，致役乎坤，说言乎兑，战乎乾，劳乎坎，成言乎艮。

万物出乎震，震东方也。齐乎巽，巽东南也；齐也者，言万物之絜齐也。离也者，明也，万物皆相见，南方之卦也，圣人南面而听天下，向明而治，盖取诸此也。坤也者，地也，万物皆致养焉，故曰：致役乎坤。兑，正秋也，万物之所说也，故曰：说言乎兑。战乎乾，乾西北之卦也，言阴阳相薄也。坎者水也，正北方之卦也，劳卦也，万物之所归也，故曰：劳乎坎。艮，东北之卦也。万物之所成终而成始也，故曰：成言乎艮。

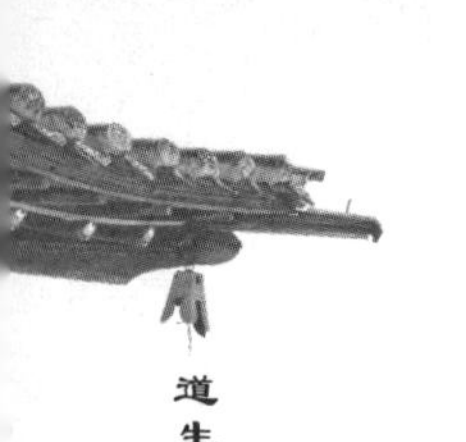

八卦是以卦画的形式立象，其背后表达的意是气的出、齐、见、役、悦、战、劳、成，然后周而复始的过程，也即太极圜道，即气的升降出入、生长化收藏的过程。只不过五行是将气化之圜道分为五个阶段，而八卦将其分为了八个阶段而已。

其实在中国传统哲学中，八是由五演化而来，甚至可以说五等于八。何出此言？我们以《黄帝内经》中脾土的三个位置为例，这三个位置并非古人有三种不同的认识，而是以不同方式表达了土的作用的。

第一，脾主长夏。《素问・脏气法时论》云："肝主春，心主夏，脾主长夏，肺主秋，肾主冬。"[6] 如果春夏是阳，秋冬是阴，则长夏则就在阴阳之中，强调了脾居阴阳之中的含义。

第二，脾在四脏之中。《素问・玉机真藏论》："脾脉者，土也。孤藏，以灌四傍者也。"[6] 土在中央，以灌四傍，形成东南西北中的格局，强调土在四藏之中以及脾土执中央以运四旁的作用。

第三，脾土寄旺于四季之末。《素问・太阴阳明论》中："脾者土也，治中央，常以四时长四脏，各十八日寄治，不得独主于时也。"[6] 王冰注曰："七十二日四季之月者，谓三月、六月、九月、十二月各十二日后，土寄旺十八日也。"[6] 是说脾土寄旺于四季之末的各十八日。其实这是执中央以运四旁的另一种更具体的表达方式。四季之末是四季从一个季节向另一个季节转化的过程，这个转化正是土——生长化收藏之化功能的体现。如果春夏秋冬用位置来表达就是东南西北四方位的话，那么四季之末就相对于东南、东北、西南、西北四个角，也称四隅，而这四隅和四正加在一起排列起来就是八卦。相对于将居中的土分别到了四隅，具体表达了土执中央以运四旁的功能。如此五行就变成了八卦，这就是"八，别也"的含义，八卦其实是五行的另外一种表达方式（图 20）。

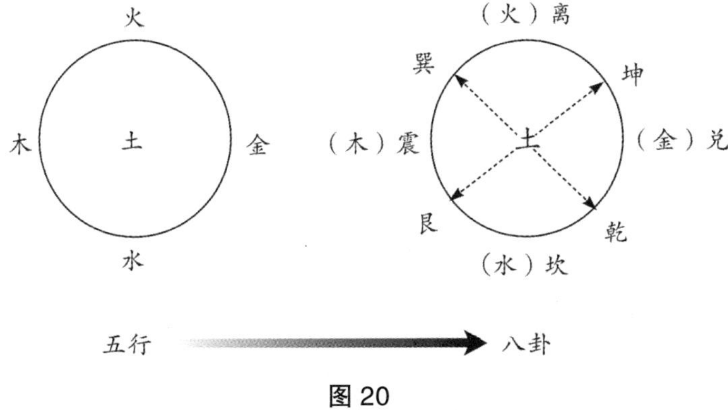

图 20

八卦是以卦画的形式立象，其背后表达的意是气的出、齐、见、役、悦、战、劳、成，然后周而复始的过程，也即太极圜道，即气的升降出入、生长化收藏的过程。

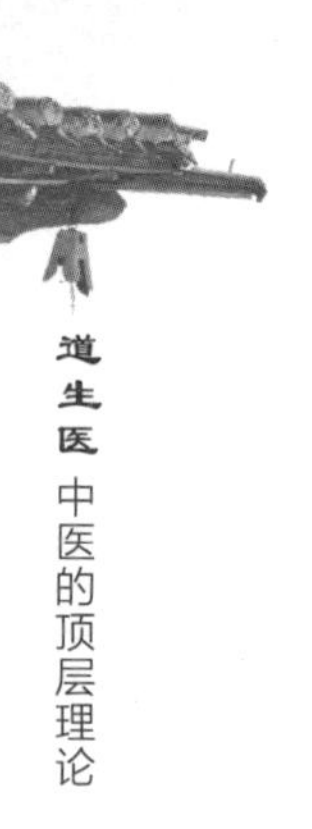

中之化

其实五行和八卦源于对“中”的不同表达。我们知道五行的本质是生长化收藏，土为化。化是变化、转化、运化。变化、转化何物？木之生发变为火之繁盛要依靠土——中、圆心——的转化；火之上升变成金的收敛，要依靠土——中、圆心——的转化；金之收敛变成水的收藏要依靠土——中、圆心——的转化；水之收藏变成木之生发，同样要依靠土——中、圆心——的转化。形象地说，金木水火在圆运动的上下左右，而圆运动贯穿金木水火而成为圆，要靠圆心——中——的向心力让边缘弯曲才能为圆。而这个圆心的向心力、这个让边缘转弯的力量就是化——转化、变化，这是圆心的力量，圆心居中，在五行中是土，主宰了整个圆。金木水火分居圆的四周，木气在圆之左，主生，但如果没有圆心的向心力改变它，木气就会一直不断地自身强化，没有转化就不能由木之生的状态转化为火之长的状态。这种情况在植物中的表现，《黄帝内经》称之为“秀而不实”[6]，好像植物的茎、叶、枝一直在不断地疯长，但就是不开花不结果。“秀而不实”也发生在人体中，例如多囊卵巢综合征，卵泡一直不能成熟，但却不断地增加，增加的都不是成熟的卵泡；再如血液病的骨髓增生异常综合征，造血干细胞不断增生，呈肿瘤性生长，即大量增生，但一直无法产生形成正常成熟的血细胞，即无效造血，所以称之为异常增生。这些疾病都是生的力量不断强化，但无法经过化的力量变为长，也就不能成熟，无法形成圜道，不能形成圜道就不能形成生命。

同样，长变为收、收变为藏、藏变为生、生变为长都需要圆心——土、中——化的力量，都需要圆心的向心力。这种圆心的向心力，就是化的力量，体现在木、火、金、水的相互转化上，就是《素问·太阴阳明论》所说的“脾者土也，治中央，常以四时长四脏，各十八日寄治，不得独主于时也”。四季中各有十八天属土，属土的十八天寄于四季之末，表达的就是每一季之间的转化，春夏秋冬之间的转化都是土（圆心）化的力量的作用结果。如果将四季之末、四季相衔接的十八天放在空间上就变为了东南西北四方之间，也就是四隅，即东南、东北、西南、西北。如此再加上东南西北就形成八方。八，表达的是“中”别于东南西北之间或四季之末（图21），这就是“八，别也”的含义。八，表达了土是如何“执中央以运四旁”的。

形象地说，金木水火在圆运动的上下左右，而圆运动贯穿金木水火而成为圆，要靠圆心——中——的向心力让边缘弯曲才能为圆。

五与八其实是对于“中”的不同形式的表达。我们看到，土之化即圆心之“和”。“和”体现为“化”，表达为“中”，象征为“土”，皆是圜道之圆心——环中。五与八皆不离太极圜道。

先天八卦、后天八卦是宋代以后的说法。先天八卦又称伏羲八卦，后天八卦又称文王八卦。准确地讲，用先天、后天这个词在这里并不十分准确。《易传》云：“先天而天弗违。”先天在天地产生之先，所以天地也不能违背它。而先天八卦已经乾坤立天地生，既然天地已生，则已经到了后天，

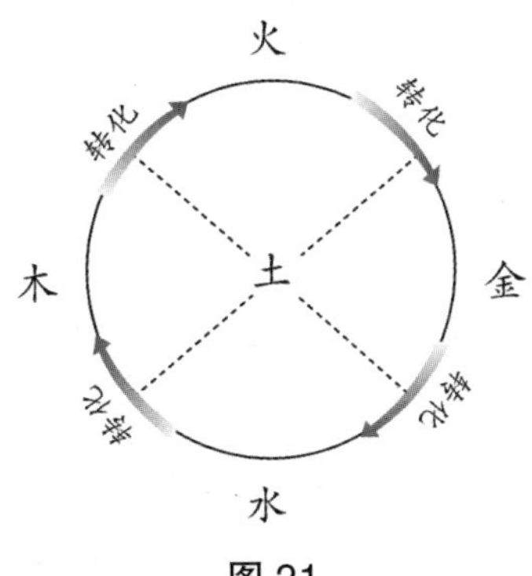

图21

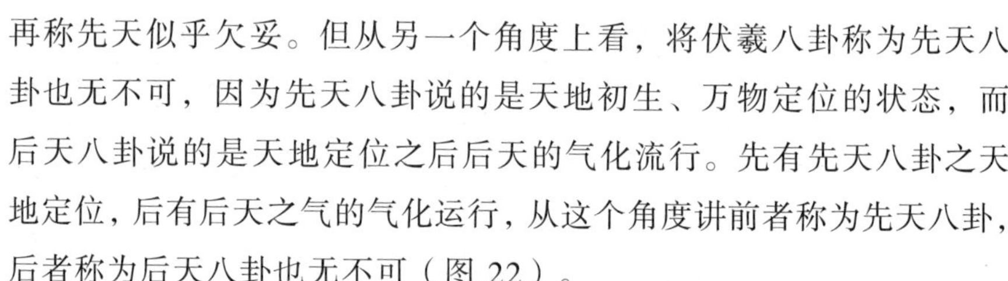

再称先天似乎欠妥。但从另一个角度上看，将伏羲八卦称为先天八卦也无不可，因为先天八卦说的是天地初生、万物定位的状态，而后天八卦说的是天地定位之后后天的气化流行。先有先天八卦之天地定位，后有后天之气的气化运行，从这个角度讲前者称为先天八卦，后者称为后天八卦也无不可（图 22）。

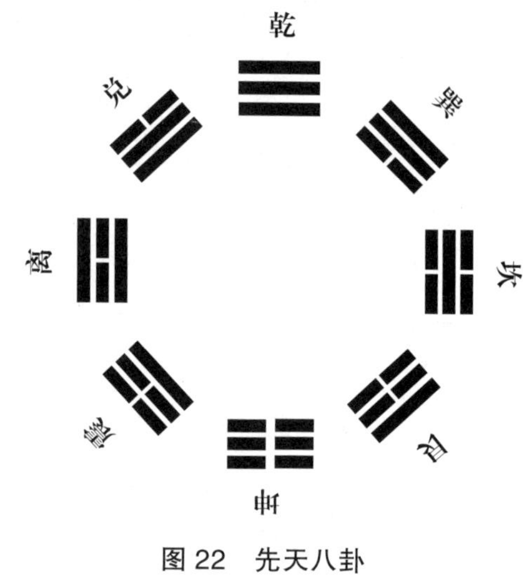

图 22　先天八卦

先天八卦源于《周易·说卦》：

天地定位，山泽通气，雷风相薄，水火不相射（帛书：水火相射），八卦相错。数往者顺，知来者逆，是故《易》逆数也。

这句话或者这幅图表达了天地定位、万物定则的状态及原理。首先是天地定位，即乾坤立。天地是最大的阴阳，然后才有万物之阴阳，如水火（不）相射。水火即坎离，代表日月、寒热、幽明，代表了地球的光明与黑暗、冷与暖、寒与热，即光和热。山泽通气，地球不但有光明与黑暗、冷与暖，还有一个特征就是有陆地和海洋，即山泽——艮兑。然后地球还有气的流动，产生了风与雷，即巽与震。如此形成了先天八卦，先天八卦定下了地球最基本的自然现象。当然先天八卦要表达的还远远不止这些，如先天八卦的排列顺序还表达了阴阳再分阴阳之理等。

这里坎离——水火——表达了寒热，艮兑——山泽——表达了燥湿，山为燥，泽为湿。而风雷主动，风是动之柔。巽卦为风，为入，为柔，《韵会》云："巽，入也。柔也，卑也。"《周易·巽卦疏》云："巽者，卑顺之名。"故巽（风）为动、为柔。雷是动之刚，雷霆万钧，动之刚也。故震巽（风雷），表达了刚柔。风雷相薄，薄，迫近也，风雷要相薄，即刚柔要相近。同样，山与泽要通气，燥与湿要沟通。水火，一阴一阳，水火要相射，阴阳要相通。天地不光要定位，天地（乾坤）要交泰。因而，山泽通气，风雷相薄，水火相射，天地交泰，强调的都是阴阳相交沟通，如此才能阴阳相和，阴阳相和才能三生万物。而《黄帝内经》手足十二经相配正依此而立。

从另一个角度上看，将伏羲八卦称为先天八卦也无不可，因为先天八卦说的是天地初生、万物定位的状态，而后天八卦说的是天地定位以后后天的气化流行。

水为坎卦，火为离卦。太阳经包括足太阳膀胱经、手太阳小肠经。膀胱属水，小肠属火，两经配在一起正是水火相射。少阴经包括足少阴肾、手少阴心。肾属水，心属火，两经配在一起也是水火相射，只不过一个在阴经，一个在阳经。

艮卦为山，山则燥，兑卦为泽，泽为湿。阳明经包括足阳明胃、手阳明大肠。胃属土，土主湿；大肠属金，金主燥。两经配在一起，正是燥湿相对，山泽通气。太阴经包括足太阴脾、手太阴肺。脾土属湿，肺金为燥。燥湿相对，也是山泽通气。也是一个阴经、一个阳经。

巽卦为风，为柔。震卦为雷，为刚。少阳经包括足少阳胆、手少阳三焦。胆为木、为风，故为巽卦。三焦寄龙雷之火，为震卦，为雷，胆与三焦相对正是少阳经中的风雷相薄。厥阴包括足厥阴肝、手厥阴心包。肝属木，与胆相表里，皆为

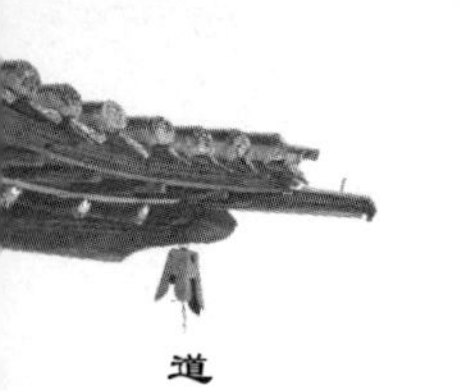

风；心包与三焦相表里均为雷，肝与心包相配正是厥阴经中的风雷相薄。一个阴经，一个阳经，风雷相薄（图 23）。

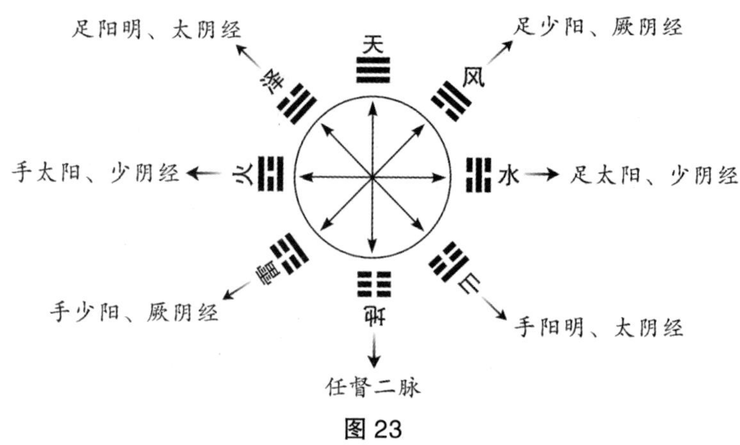

图 23

由此可见《黄帝内经》十二经相配有着深刻的易学思想，十二经相配源于先天八卦。其相配蕴含了阴阳对待与流通的道理。如手足太阳经、少阴经是心与肾、膀胱与小肠，水火相射，水火沟通，是阴阳二经的水火相射。手足太阴经、阳明经是脾与肺、大肠与胃，山泽通气，燥湿相通，是阴阳二经的山泽通气。手足少阳经、厥阴经是胆与三焦、肝与心包，雷风相薄，刚柔相济，是阴阳二经的雷风相薄。因此水火、燥湿、刚柔对应了水火、山泽、风雷，阴阳对待而沟通，正是十二经相配所要表达的内涵之一，而这源于《易经》。

（注：笔者在研究先天八卦时突然领悟了原来十二经相配的原理源于此。后来又看到清代江永在《河洛精蕴》中亦谈及于此，可谓先得我心。但江氏在解释时受到后天八卦和藏府相配的影响，将兑卦配到手太阴肺、手阳明大肠，艮卦配到足阳明胃、足太阴脾，这似乎不妥。后天八卦兑配肺，是因为兑卦在后天八卦中处于正西方，肺属金也对应西方才这样讲的，艮卦也如此，但这里不能将后天八卦的方位与藏

府的对应关系放在先天八卦的三阴三阳中相配，而要看原始之象，兑为泽，是水湿之象，脾胃属土主湿，故应兑卦；艮为山，山为燥象，大肠与肺属金主燥，故应艮卦。）

首先是天地定位，即乾坤立。天地是最大的阴阳，然后才有万物之阴阳，如水火（不）相射。

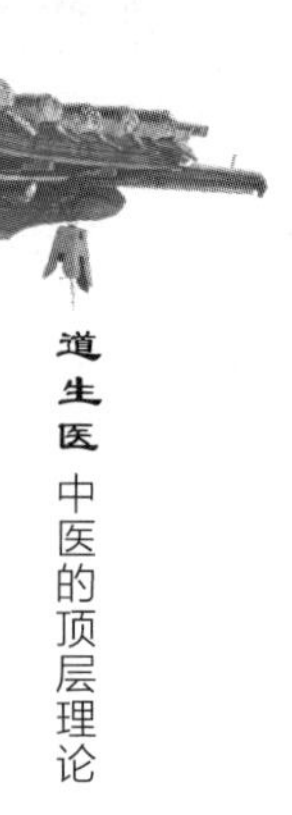

朱熹之问

朱熹曾有个疑问，就是：先天八卦是如何变为后天八卦的（图24）？这是个难题。

至于文王八卦，则熹尝以卦画求之，纵横反复竟不能得其所以安排之意，是以畏惧，不敢妄为之说，非以为文王后天之学而忽之也。夫文王性与天合，乃生知之大圣，而后天之学方恨求其说而不得，熹虽至愚，亦安敢有忽视之之心耶？

——《朱熹集》卷三十八（《答袁机仲》书七）

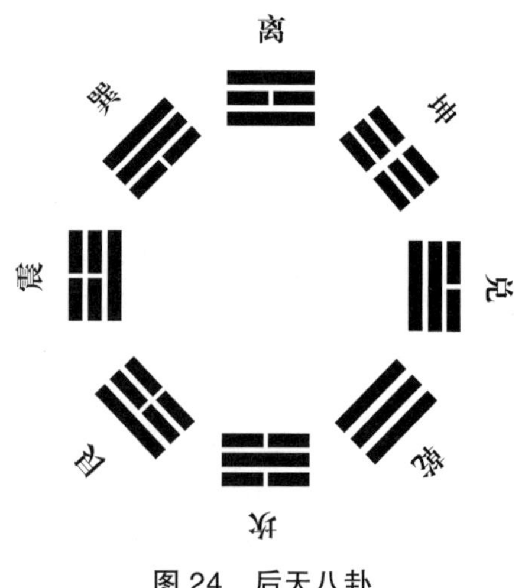

图 24　后天八卦

意译：对于文王八卦，朱熹我常常看卦画想求其本意，竟然还是不明白为什么文王八卦要这样排列，我有点畏惧，所以不敢妄语，不是因为文王八卦是后天之学而忽略它。文王的智慧与天合，是生而知之的圣人，但是我恨自己为什么读不懂文王的后天八卦，不明其意，我虽然很愚笨，但也不至于愚笨到忽略文王八卦的地步。

文王八卦即后天八卦，朱熹不能明白后天八卦安排的原理。乾卦的天为何到了后天八卦的西北方，坤卦的地为何到了后天八卦成为西南方位？难道天地都如此偏斜吗？即使天地偏斜，也是天不满东南，地不满西北，与此不合啊。关于先天八卦的卦位如何变成了后天的卦位，后世有不少解释，但笔者趋向选择更直接、逻辑关系最清晰的解释。

其实，先天八卦是体，天地之物按照阴阳相对和阴阳再分阴阳的顺序而定位。而后天八卦要表达的是后天一气流行的变化过程，也就是生长化收藏的变化过程，而这一点是用卦本身的象来表达的，后天八卦出于《周易·说卦》：

帝出乎震，齐乎巽，相见乎离，致役乎坤，说言乎兑，战乎乾，劳乎坎，成言乎艮。

震卦☳，为一阳出于二阴之下，象征阳气萌动，万物生机之肇始，所以在东方。东方为太阳初升之地。

巽卦☴，为二阳一阴，为阳渐长之意。齐乎巽，象征万物齐头并进之势，为阳之长，故从东方到了东南方。

离卦☲，其外阳内虚，象征火。火为明，明则易相见，象征万物繁荣而光明，故离卦象征阳之盛。南方为太阳最光明、热度最强，也代表阳气最盛，故离卦在南方。

坤卦☷，三阴爻，象征至阴之地。地为土，“万物皆致

帝出乎震，齐乎巽，相见乎离，致役乎坤，说言乎兑，战乎乾，劳乎坎，成言乎艮。

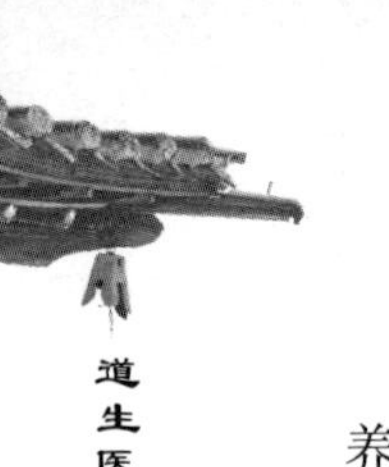

养焉”，坤为地、为养，阳气盛极则要修养，故坤在离卦之后位居西南。

兑卦☱，为泽，泽水滋养，和悦万物，泽水之润为阴，阳气休养，阴气生，故兑卦紧接着坤卦之后位于西方。

乾卦☰，三阳爻，主至刚，主战斗。阴从刚刚出生到此进一步强大，此时则有逼阳退位之意，而阳不甘心退位，必与之（阴）一战，此正是阴阳相交之地，故乾以其战斗之象，紧接着兑卦之后，位居西北。

坎卦☵，外阴内阳，象征阳气收藏于内。阳气劳而归，故云“劳卦也，万物之所归也”。归为藏，象征太阳从西落山后继而藏于北，故坎卦居北方。

艮卦☶，艮卦阳爻居最上，至于尽头而止于此，象征万物之所成终。故艮为山，为止，为已成。圜道循环，此终点亦为下次循环的起点，阳爻再次从初爻开始，又变为震卦，故说艮卦为“万物之所成，终而成始也”。由终而始，周而复始，故艮卦在坎之后，位居东北。在下次阳气初生的震卦之前。这就是后天八卦排列顺序的本义，是以卦象所象征之意，来表达气化流行的生长化收藏。震卦、巽卦之象恰恰能表达生之意，离卦之象恰恰可以表达长之意，坤卦之象恰恰可以表达化之意，兑卦之象恰恰可以表达收之意，坎、艮恰恰可以表达藏之意和终而复始之意，因而后天八卦做了如此排列，表达了气化流行的生长化收藏。《易传》已将此意表达得很清楚：

> 万物出乎震，震东方也。齐乎巽，巽东南也，齐也者，言万物之絜齐也。离也者，明也，万物皆相见，南方之卦也，圣人南面而听天下，向明而治，盖取诸此也。坤也者，地也，万物皆致养焉，故曰：致役乎坤。兑，正秋也，万物之所说也，故曰说言乎兑。战乎乾，乾西北之卦也，言阴阳相薄也。坎者水也，正北方之卦也，劳卦也，万物之所归也，故曰：劳乎坎。艮，东北之卦也。万物之所成终而成始也，故曰：成言乎艮。

先天八卦是以八卦表达阴阳对待以及阴阳再分阴阳之意，所以先天八卦如此排列，为什么非要将先天阴阳对待之象套在后天气化流行之象上呢？如此自然是读不懂古人变化之意。先对待，有其位、有其序，然后才能变化流行，一个在先，一个在后，如此才成为先天八卦和后天八卦。

先对待，有其位、有其序，然后才能变化流行，一个在先，一个在后，如此才成为先天八卦、后天八卦。

“万物殊类殊形，皆有分职，不能相为，故曰地道方。”（《吕氏春秋·季春纪·圜道》）[10] 先天八卦天地定位，然后万物阴阳对待，分立其职，正是地方之道。后天八卦，重在气化流行，此天圆之道也。先天八卦是地方之道，后天八卦是天圆之道，天圆地方之道共同构成了太极圜道。没有天地定位就没有阴阳之分，没有阴阳之分就没有阴阳之气的气化流行，太极圜道以方之道建体，圆之道为用。先后天八卦统于太极圜道中。

其实中与和也是如此，《说文解字》曰：“中，和也。”但中与和还有所不同，否则就用一个词了。中，强调空间；和，强调时间。中，偏静态；和，偏动态。除此之外《中庸》云：

喜、怒、哀、乐之未发，谓之中。发而皆中节，谓之和。中也者，天下之大本也。和也者，天下之达道也。致中和，天地位焉，万物育焉。

喜、怒、哀、乐之未发，谓之中。难道“中”只是为了描述喜怒哀乐的吗？非也，否则，无法解释这个描述喜、怒、哀、乐的“中”怎么成了天下之大本。其实这句话同样是象意思维，喜怒哀乐只是比喻和象征，这句话隐含了中与和的区别。中，是未发；以喜、怒、哀、乐之未发比喻尚未成形之前的状态，以其象征生数的状态（参见“生数与成数”一节）。和，是已发，已发则已成形，以其象征成数的状态。因此，中与和的区别在于生与成。

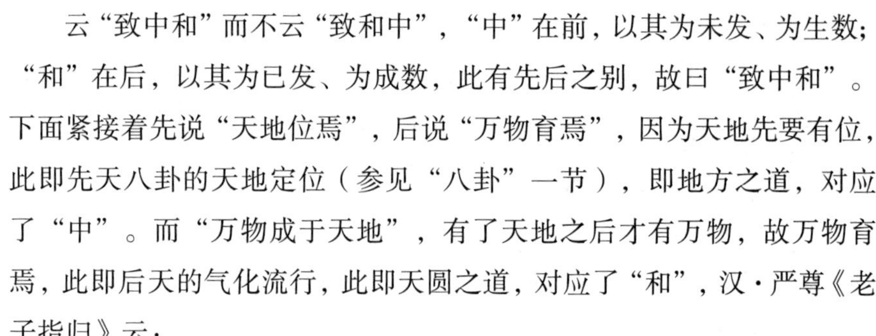

云“致中和”而不云“致和中”，“中”在前，以其为未发、为生数；“和”在后，以其为已发、为成数，此有先后之别，故曰“致中和”。下面紧接着先说“天地位焉”，后说“万物育焉”，因为天地先要有位，此即先天八卦的天地定位（参见“八卦”一节），即地方之道，对应了“中”。而“万物成于天地”，有了天地之后才有万物，故万物育焉，此即后天的气化流行，此即天圆之道，对应了“和”，汉·严尊《老子指归》云：

> 三，以无，故能生万物。清浊以分，高卑以陈，阴阳始别（地方之道），和气流行（天圆之道）。[15]

所以古人必云“致中和”，不云“致和中”，就像古人必云“阴阳”，而不云“阳阴”，皆有深意。

《易传》云：“大哉乾元，万物资始，乃统天。云行雨施，品物流形。大明终始，六位时成，时乘六龙以御天。”品物，先天定位；流形，后天流行，形成“大明终始，六位时成”的太极圜道。

五味生成与先后天五行

五味与先天五行

《黄帝内经》中五味对应五藏，酸入肝，辛入肺，苦入心，咸入肾，甘入脾。我们知道气化五藏的本质是气的生长化收藏，《素问·藏器法时论》云："辛散、酸收、甘缓、苦坚、咸耎。"肝主生发，但酸性收敛，为何酸味入肝？辛味发散，肺主收敛，而辛味为什么入肺？似乎酸收入肺，辛散入肝更合理。心主长之气，是气的开达茂盛，但苦味主降，苦主坚阴，此乃闭藏之象，何以入心？苦味坚阴，其性为降，五味之中体现封藏之象的应该是苦味，苦味入肾才是合适的。五味之中咸味软坚散结，可以软坚散结的气一定是开达宣散力量很强的气，这是长之气，对应长之气的是心，故咸味理应入心。肾主封藏，咸味软坚散结，是极度开达之象，咸味何以能入肾？其实关于这一点，《黄帝内经》在说"酸入肝，辛入肺，苦入心，咸入肾，甘入脾"的同时也说了上述更合理的配伍，《素问·藏气法时论》云：

> 肝欲散，急食辛以散之。用辛补之……
>
> 心欲耎，急食咸以耎之。用咸补之……
>
> 脾欲缓，急食甘以缓之。用甘补之……

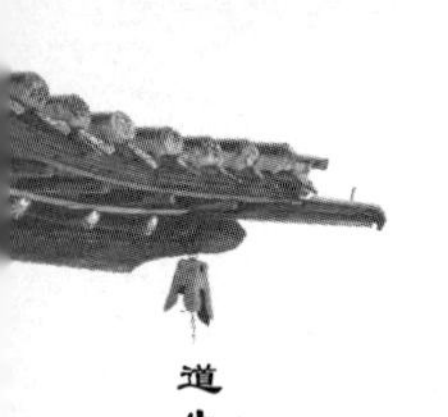

肺欲收，急食酸以收之。用酸补之……

肾欲坚，急食苦以坚之。用苦补之……[6]

我们知道在《黄帝内经》中的补泻，是顺其性为之补，逆其性谓之泻。五藏之所欲，顺所欲之性为补，辛味顺肝之性，咸味顺心之性，酸味顺肺之性，苦味顺肾之性也，甘味顺脾之性，故以之为补，五味这样的配伍是和五藏之性相和的。那么，为什么《黄帝内经》中出现了两种不同的五藏与五味的相配？难道又是自相矛盾的不同学说吗？我们仔细看这两种五味藏府相配系统就会发现，它们恰恰是金木——肝肺之味对调，水火——心肾之味对调。即补肝的辛味入肺，补肺的酸味入肝，补心的咸味入肾，补肾的苦味入心，其实正源于先天八卦的阴阳对待之理，即水火相射、风雷相薄、山泽通气。（如前述）先天八卦的对待分立之道亦反映在《洪范》五行中。《洪范》云："五行，一曰水，二曰火，三曰木，四曰金，五曰土。"其顺序水火木金土与先天八卦之意相同，一曰水，二曰火，水火相射；三曰木，四曰金，金木相克，土居中应四旁。《周易·系辞》云："天一，地二；天三，地四；天五，地六；天七，地八；天九，地十。"放在五行中即《尚书大传·五行传》所说的"天一生水，地六成之；地二生火，天七成之；天三生木，地八成之；地四生金，天九成之；天五生土，地十成之"。其顺序一二三四五对应水火木金土，与《洪范》相同。故《洪范》五行是阴阳对待之五行，就像先天八卦是阴阳对待之八卦，不妨将《洪范》五行的水火木金土称之为先天五行。

郑康成注《周易·系辞》云：

天一生水于北，地二生火于南，天三生木于东，地四生金于西，天五生土于中。阳无偶，阴无配，未得相成。

地六成水于北，与天一并，天七成火于南，与地二并，地八成木于东，与天三并，天九成金于西，与地四并，地十成土于中，与天五并（图 25）。

五行：一曰水，二曰火，三曰木，四曰金，五曰土。

我们看到，水生于一而成于六，水的生数是一，成数是六。古人以奇数为阳，偶数为阴，故一为阳，六为阴，水的生数与成数是一阴一阳。火生于二而成于七，其生数与成数也是一阴一阳。同样，土、金、木之生数与成数皆是一阴一阳。生数加五就变成了成数，因为五是化之数，化生之意。生，初生之意；成，成熟之谓。生数加五就变成了成数，象征了生数经过转化成熟而变为成数。五行的生数与成数阴阳相反，正是“阳无偶，阴无配，未得相成”之意，即阴阳的相反相成。而五味配五藏的金木互调、水火互换正是阴阳相反相成的生成数的表达。五藏所欲之味乃是五藏的生数。所欲，因其未成，故欲之，此为生数。而所欲已成，则为成数。

肝之所欲，即肝的生之味，故为辛，而所成之味则与辛相对待、阴阳相反，自然就是酸味，故酸入肝。酸是肝的成之味。

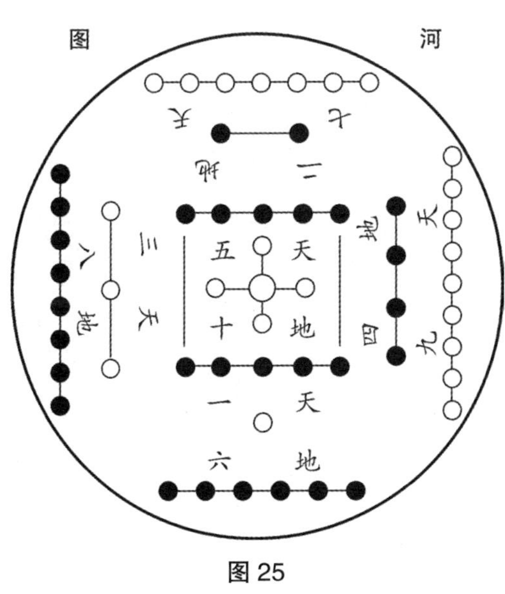

图 25

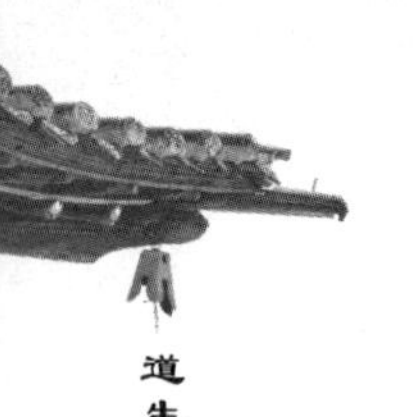

肺之所欲，即肺的生之味，故为酸，而所成之味则与酸相对待、阴阳相反，自然就是辛味，故辛入肺。辛是肺的成之味。

心之所欲，即心的生之味，故为咸，而所成之味则与咸相对待、阴阳相反，自然就是苦味，故苦入心。苦是心的成之味。

肾之所欲，即肾的生之味，故为苦，而所成之味则与苦相对待、阴阳相反，自然就是咸味，故咸入肾。咸是肾的成之味。

成数，是已经成形之意；生数，是为未成形之意。临床中患者肾虚的时候经常口咸，患者上火的时候经常口苦，这是五藏的成之味。成，已经成熟之谓，此时患者出现的口咸、口苦是已经成熟之味。患者已经表现出来的症状是已经成熟有形的，故此时之味是成之味。但生之味正是五藏之所欲，故《黄帝内经》以之为补。

五味与后天五行

五藏除了生成之味，还有“泻之味”和“所苦之味”，同样在《素问·藏器法时论》和《辅行诀》的记载相似，只是个别之处略有出入。现比较如下：

肝欲散，急食辛以散之，用辛补之，酸泻之。

肝主春，足厥阴少阳主治，其日甲乙，肝苦急，急食甘以缓之。

——《素问·藏气法时论》[6]

陶云：肝德在散。故经云：“以辛补之，以酸泻之。肝苦急，急食甘以缓之。”

——《辅行诀》[16]

心欲软，急食咸以软之，用咸补之，甘泻之。

心主夏，手少阴太阳主治，其日丙丁，心苦缓，急食酸以收之。

——《素问·藏气法时论》[6]

陶云：心德在耎。故经云：“以咸补之，苦泻之。心苦缓，急食酸以收之。”

——《辅行诀》[16]

脾欲缓，急食甘以缓之，用苦泻之，甘补之。

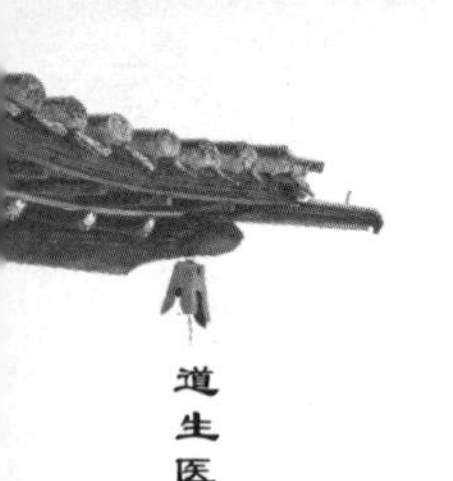

脾主长夏，足太阴阳明主治，其日戊己，脾苦湿，急食苦以燥之。

——《素问·藏气法时论》[6]

陶云：脾德在缓。故经云："以甘补之，辛泻之；脾苦湿，急食苦以燥之。"

——《辅行诀》[16]

肺欲收，急食酸以收之，用酸补之，辛泻之。

肺主秋，手太阴阳明主治，其日庚辛，肺苦气上逆，急食苦以泄之。

——《素问·藏气法时论》[6]

陶云：肺德在收。故经云："以酸补之，咸泻之；肺苦气上逆，食辛以散之，开腠理以通气也。"

——《辅行诀》[16]

肾欲坚，急食苦以坚之，用苦补之，咸泻之。

肾主冬，足少阴太阳主治，其日壬癸，肾苦燥，急食辛以润之，开腠理，致津液，通气也。

——《素问·藏气法时论》[6]

陶云：肾德在坚。故经云："以苦补之，甘泻之；肾苦燥，急食咸以润之，至津液生也。"

——《辅行诀》[16]

（原文画横线的部分是两文不同之处。从原理上分析，《素问·藏气法时论》疑有错简，故宜从《辅行诀》改之。图 26）

前述五藏之所欲和五味入五藏源于先天五行。但五藏之泻则不从阴阳对待的先天五行而来，而是从后天生克而来。就如这篇《素问·藏气法时论》所云：

夫邪气之客于身也，以胜相加，至其所生而愈，至其所不胜而甚，至于所生而持，自得其位而起。[6]

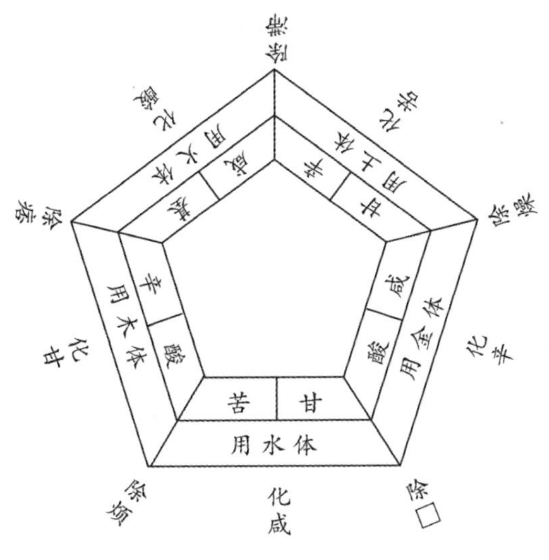

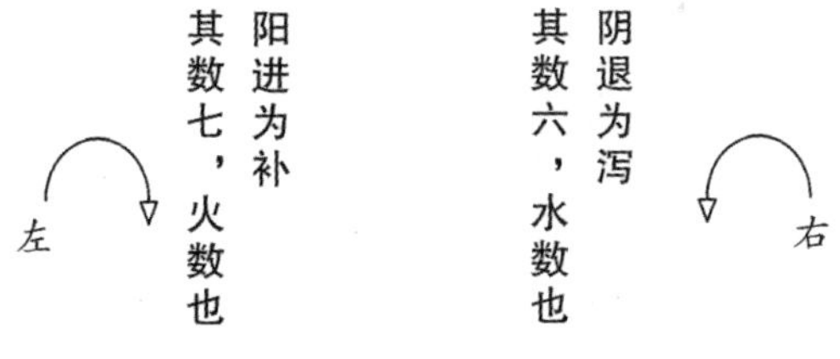

图 26　辅行诀图

所以谈五味和五脏相配的《素问·藏气法时论》所用的另一个原则就是五行生克。五味泻五藏，自然以“克之”为泻。木克土，辛为木，脾为土，脾太盛，则以辛泻脾，故曰以辛泻之。金克木，酸为金，肝为木，则以酸泻肝，故曰以酸泻之。水克火，苦为水，心属火，则以苦泻心，故曰以苦泻之。火克金，咸为火，肺为金，则以咸泻肺，故曰以咸泻之。土克水，甘为土，肾为水，则宜甘泻肾，故曰以咸泻之。此为五藏泻之味。

五藏所苦，是指五藏之气过强而不能自制，以之为苦，因此被其克的一方反侮之，以缓解其苦。如肝气过度则为急，故肝苦急，木克土，甘属土，故肝苦急，急食甘以缓之。火气过度则为缓，故心苦缓（气散过度），火克金，酸为金，

五藏所苦，是指五藏之气过强而不能自制，以之为苦，因此被其克的一方反侮之，以缓解其苦。

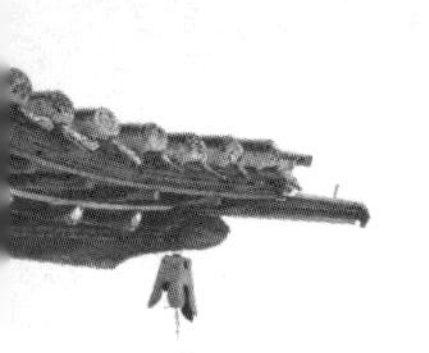

故心苦缓，急食酸以收之。土气过度则为湿，故脾苦湿，土克水，苦为水，故脾苦湿，急食苦以燥之。金气过度则苦气上逆，金克木，辛为木，故急食辛以散之，开腠理以通气也。收藏过度则为坚、为燥，故曰肾苦燥，水克火，咸为火，故肾苦燥，急食咸以润之，至津液生也，咸可以软坚散结，结滞散则津液布。

五味的天地之道

五味补五藏，其遵循的是五行的阴阳对待、分立定位，为地之道，先天八卦之道，即《洪范》五行。而五藏之泻、五藏所苦对应的是五行流行中的生克。五行之流行遵循木生火、火生土、土生金、金生水、水生木的木火土金水的顺序，木火土金水的顺序和后天八卦的顺序其意相同，都是气化之流行，即生长化收藏、循环往复，这是天之圆道，是后天八卦之道，我们不妨称之为后天五行的顺序。故木火土金水，这是后天五行之序；水火木金土，这是先天五行之序（图 27）。《黄帝内经》五味和五藏相配包含了两个体系，一个是先天八卦的地之道

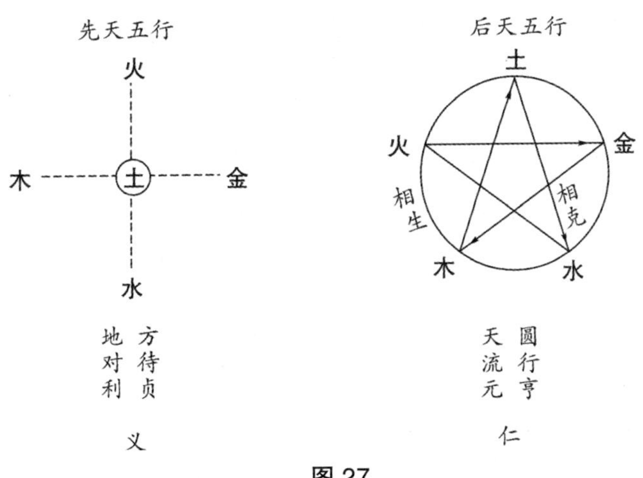

图 27

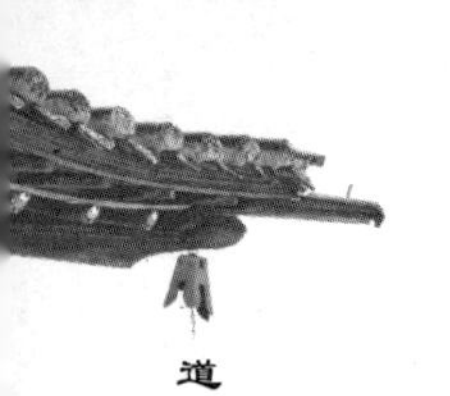

体系，是对待之道，对待中相和，如同水火相射、山泽通气，五行中则是水火相射、金木通气，以生成数之阴阳相反而互换，故酸入肝、辛入肺、苦入心、咸入肾，土居中依然是甘，此对应先天八卦，我们称之为先天五行——水火木金土，这也是洪范五行。第二个则是流行中生克的五行，对应于后天八卦，即木火土金水，我们称之为后天五行。《黄帝内经》中五味配五行包含了先天和后天两个系统，也就是天圆与地方，体现了天地之道，所以五味配五藏看似矛盾，但其理甚深，明白了源头才能理解（图 28）。

前面我们说到，五象征了地之道，六象征了天之道，故而五六相配。

	先天五行 对待——地之道		**后天五行** 流转——天之道		
	生	**成**	**补之味**	**泻之味** 所不胜	**所苦之味** 所胜
肝 肝德在散	辛	酸 金木通气	辛	酸 金克木	甘 木克土 肝苦急，急食甘以缓之
肺 肺德在收	酸	辛 金木通气	酸	咸 火克金	辛 金克木 肺苦气上逆，食辛以散之，开腠理以通气也
脾 脾德在缓	/	/	甘	辛 木克土	苦 土克火 脾苦湿，急食苦以燥
心 心德在耎	咸	苦 水火相射	咸	苦 水克火	酸 火克金 心苦缓，急食酸以收之
肾 肾德在坚	苦	咸 水火相射	苦	甘 土克水	咸 水克火 肾苦燥，急食咸以润之，至津液生也

图 28

但为何五行中又分出了天地之道？其实就像阴阳可以再分阴阳一样，地之道中也可以再分天地之道。就像先天八卦虽然主对待，但对待中含有流行；后天八卦虽然主流行，但流行中也有对待。五虽然象征地道，地道中还有天道和地道，六虽然象征天道，但天道中还有天道和地道。例如代表六的天之道——《黄帝内经》中的六气——除了三阴三阳的天之道的排列顺序之外，还有另外一种排列方式，《素问·五运行大论》云：

故风寒在下，燥热在上，湿气在中，火游行其间，寒暑六入，故令虚而生化也。[6]

上与下、风与寒、燥与热，先天对待也；火游行其间，后天流行也，“六”中亦含天地之道。

五虽然象征地道，地道中还有天道和地道，六虽然象征天道，但天道中还有天道和地道。

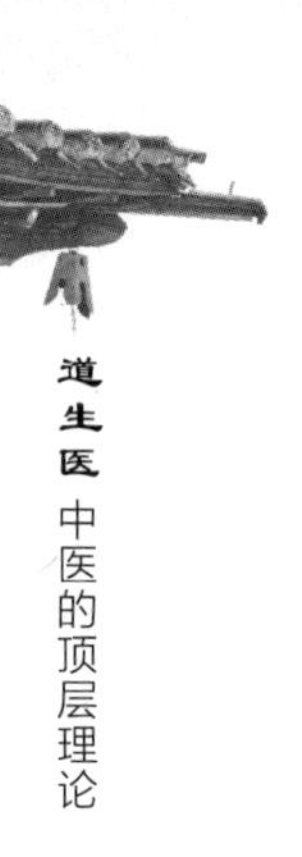

对待与流行的时空之道

对待与流行其实是古人对时空之道的表达。如果先天五行的对待是空间，后天五行的流行则体现了时间的流动。同样，先天八卦的天地定位是空间，后天八卦是时间的流动。《周易》、奇门等预测的是时间，所以多以后天八卦为主。再看先天五行和八卦，五行的中——土，在空间上表现了其中心的作用，但如何在时间维度上表现其作用呢？这就是八卦。空间的中——土，其中心化的作用被表达到了八卦的四隅而形成了八卦，其实八卦相对于五行，也是时间和空间的关系，主要是圆心在空间和时间的不同表达。当然，五行的先后天以及八卦的先后天也是时间和空间的关系，即对待与流行。同样，五藏六府、五运六气也是时空关系的对待与流行，五藏相对于六府表达的是空间的对待，而六府、六气、三阴三阳表达的是随时间流动的变化。故所谓的天圆地方之道，地方表达的是空间之道，天圆表达的是时间之道，天圆地方表达的是时空相合，也就是天地相合。所以先天八卦、后天八卦要相合，先天五行、后天五行要相合，五藏六府、五运六气要相合，对待与流行要相合，都是时空相合的表达。

如果圆心——中——在空间可以清晰表达的话，那么对于时间，这个圆心——中——在哪呢？其实这就是八卦要表达的，八卦没有直接表达圆心，因为圆心在四隅中，表达了圆心在时间流动中化的作用，四正的相互转化必须通过四隅，四隅表达的正是圆心的作用，其实四隅只是圆心表达其作用最明显的四个点，圆上的任意一点都是圆心化的作用的表达。这在中医脉诊中表达得十分充分，例如圆心——脉之胃气——并不单独表达，而是善者不可得见，《素问·玉机真藏论》云：

岐伯曰：脾脉者，土也，孤藏以灌四傍者也。帝曰：然则脾善恶，可得见之乎？岐伯曰：善者不可得见，恶者可见。

正常的脾脉并不单独表达，而是在其他四藏的脉中表达，也就是太极中和。同样，在时间维度上，圆心的力量体现在事物运行过程中“中和”成分的具备与多少。

故所谓的天圆地方之道，地方表达的是空间之道，天圆表达的是时间之道，天圆地方表达的是时空相合，也就是天地相合。

对待与流行也像阴阳可以再分阴阳一样，对待中可以再分对待与流行，流行中也可以再分对待与流行。就像五行对八卦是对待与流行，而五行、八卦本身还可以再分对待与流行，时空的无限组合正是中国传统文化所追求的万物负阴而抱阳，冲气以为和，也就是天圆地方相合之道。但五行、六气、八卦等不仅仅表达的是时空，其内容更加丰富，如太极中和、天地之心等。但不管哪一种时空模型，五行都是基本的控制模型，五行的相生相克完成了圜道的基本控制和表达（木克土），甚至是圜道发展的表达。太极图表达的是圜道运行模型，五行是圜道的控制模型，太极圜道是中国古人建立的系统论模型，五行是中国古人建立的控制论模型，也是中医的系统论和控制论。所以除了阴阳作为基础以外，五行和太极图所表达的思想形成了中国传统文化的核心。

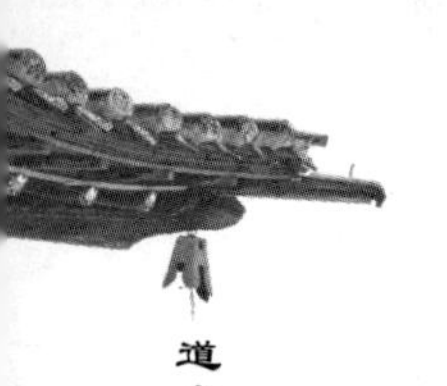

参考书目

1 [汉]许慎.说文解字.北京：中华书局，1963.

2 周礼注疏//[清]阮元.十三经注疏.北京：中华书局，1980.

3 仪礼注疏//[清]阮元.十三经注疏.北京：中华书局，1980.

4 杨伯峻.列子集释.北京：中华书局，1979.

5 周易正义//[清]阮元.十三经注疏.北京：中华书局，1980.

6 郭蔼春.黄帝内经素问校注.北京：人民卫生出版社，2013.

7 [汉]班固.汉书·律历志.北京：中华书局，2007.

8 [汉]戴德撰，卢辩注. 丛书集成初编：大戴礼记.上海：商务印书馆，1937.

9 [汉]许慎撰，[清]段玉裁注.说文解字注.上海：上海古籍出版社，1981.

10 许维遹.吕氏春秋集释.北京：中华书局，2009.

11 [清]张玉书，陈廷敬.康熙字典.上海：上海书店，1985.

12 [清]郝懿行，王念孙，钱铎，等.尔雅·广雅·方言·释名：清疏四种合刊.上海：上海古籍出版社，1989.

13 [明]张介宾.类经.北京：人民卫生出版社，1965.

14 灵枢经.北京：人民卫生出版社，1963.

15 [汉]严尊.老子指归.北京：中华书局，1994.

16 衣之镖，衣玉品，赵怀舟.辅行诀五藏用药法要研究.北京：学苑出版社，2009.

第四篇

中医之源二

《难经》续

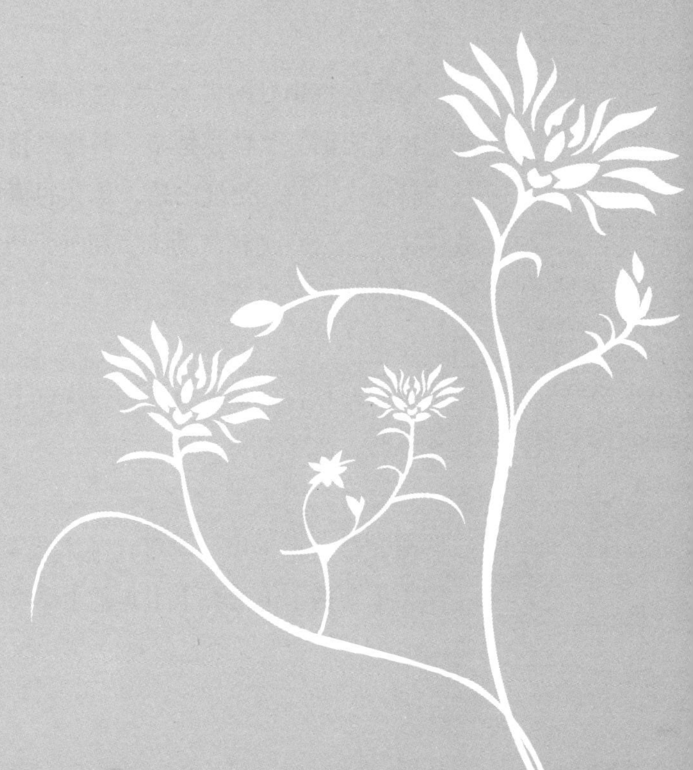

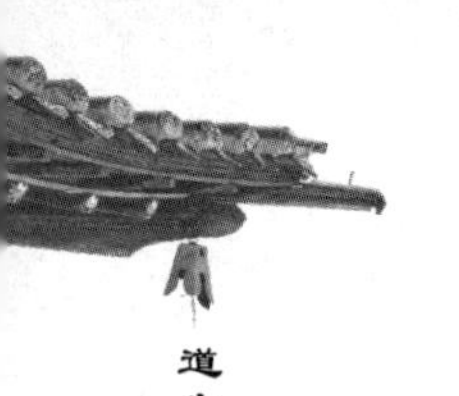

神

精气神

精、气、神不但是中医也是中国传统文化中的一个重要概念。何为精？

精，金文，是（米，稻粟）和（青，“倩”，漂亮）。

精表示特别好的大米。《说文解字》云：“精，择也。从米，青声。精，精华之谓。”精是精华，何物之精华？《管子·内业》云：“精，气之精也。”精，是气之精，是气的精华，故也称精气。有精必有粗，故《文子》云：“精气为人，粗气为虫。”[1]

何为神？《说文解字》曰：

神，天神，引出万物者也。注曰【徐曰】申，即引也。天主降气，以感万物，故言引出万物。[2]

神，乃“示＋申”。申，《康熙字典》曰：

又【集韵】【韵会】【正韵】太思晋切，音信，伸也。又【集韵】

试刃切，音胂。引也。[3]

申，伸展，由屈到舒展；引而申之，引出而展现，是从隐到显，即所谓引出万物者也。故神字表达了从屈隐到显现，甚至从无到有的变化之展现，故“神”常与“明”并称，谓之神明，明，显现、明示之谓也。

申，甲骨文。

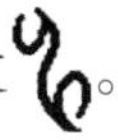

申是象形字，有曰象征闪电。闪电，突然间从无到瞬间展现在天空，亦是从隐到显、引出之意。故神者，生也。

《周易·系辞》又曰：“阴阳不测之谓神。”[4]《灵枢》云：“两精相搏谓之神。”[5]《太一生水》云：“天地复相辅也，是以成神明。”两精，阴阳之精，阴阳之精相搏而生神，阴阳相搏即阴阳相交，阴阳相交即是三，三生万物，引出万物故曰神。天地相辅即阴阳相交也，阴阳相交即是三，三生万物，故成神明。三，阴阳相交之处，非阴非阳、即阴即阳，此即阴阳不测，故曰神。三乃阴阳之中，即圜道之圆心，圆心居中央掌控圆的一切，圆上所有的点都要围绕圆心。因此神有两层含义，一曰生万物；二曰掌控万物。我们将上帝、上天称为神，也是因为具备了这两个因素。神创造万物，也控制万物；人体的思维、意识称之为神，也是如此，意识可以创造出无尽的思想、情景、感情等，就像万物，同时意识也能控制人体。

古人将人之神又分为元神和识神，人之意、志、思、虑、智，以及喜、怒、忧、思、悲、恐、惊等皆是识神范畴，因为《黄帝内经》主要讲医学和疾病，较少涉及修炼，所以未提元神。

精、气、神是什么关系？《素问》云：“阳气者，精

精是气之精华，精华常常是要被储藏的，精是气的储藏状态，气是变化流行状态。

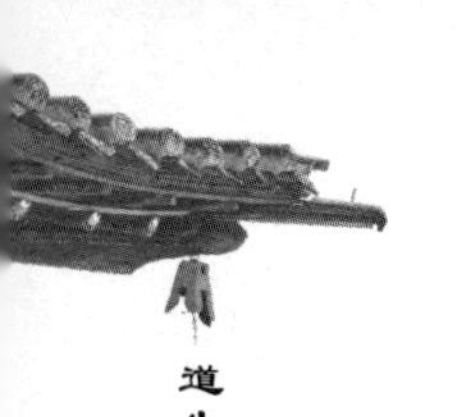

则养神。”[6]阳气之精华可以养神。没有精，就像人体失去了营养来源一样，神也不能得养。精可以养神，故称精神。养神之精本是气，故称神气。故云：

起居如惊，神气乃浮。

——《素问·生气通天论篇》[6]

言至精而不原人之神气，则不知养生之机。

——《淮南子·要略》[7]

其实，精、气、神是互为根基的，常常合在一起，《素问·生气通天论》云：“阴平阳秘，精神乃治，阴阳离决，精气乃绝。”[6]《灵枢·天年》云：“百岁，五藏皆虚，神气皆去，形骸独居而终矣。”[5]精是气之精华，精华常常是要被储藏的，精是气的储藏状态，气是变化流行状态。气之精可以养神，神反过来可以驾驭气，气再反过来可以影响神。神御气，所以才有内丹修炼，意在以神运气。气可以调神，所以用针灸、中药，通过调气来治疗神的疾病。这是精气神三者的关系。

形气神

除了精气神，《黄帝内经》里还有形、气、神，形、气、神三者密切相关。《文子》云：

夫形者生之舍也，气者生之元也，神者生之制也，一失其位，即三者伤矣。

——《文子》[1]

血气已调，形气乃持。

——《灵枢·痈疽》[5]

收敛神气，使秋气平。

——《素问·四季调神大论》[6]

不妄作劳，故能形与神俱。

——《素问·上古天真论》[6]

帝曰：形弊血尽而功不立者何？岐伯曰：神不使也。帝曰：何谓神不使？岐伯曰：针石道也。精神不进，志意不治，故病不可愈。今精坏神去，荣卫不可复收。

——《素问·汤液醪醴论》[6]

故知《黄帝内经》中形、气、神三者是密切相关且相互

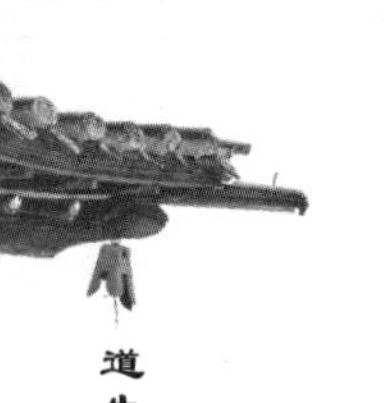

影响的。形是有形，包括形体以及所有可见的部分，尤其是解剖可见的部分。神最无形，而气是有形和无形之间的枢纽。气上连神，下接形，为形神之中枢。中国古人的智慧之处在于，他们总要把握其“中”。中医正是掌握了这个中、这个枢纽。中药就是通过药气调人体之气，针灸也是通过针与灸调人体之气，中医通过“气”这个枢纽，上调神，下调形。

中国古人认为气聚为有形，故调气可以影响形，所以通过中药或针灸调人体之气可以消掉肿块、癥瘕、积聚等有形之物，正是以气调形的作用。气可以调神，所以中药、针灸可通过调人体之气疏肝解郁、安神定志。而神可以御气，进而气再影响形，这也是情志抑郁等疾病可以导致肿瘤等有形疾病的原因。所以《黄帝内经》才说“精神不进，志意不治……今精坏神去，荣卫不可复收”，神影响了（营卫之）气，乃至“形弊血尽而功不立”，这是气影响了形。

形也可以影响气，比如导引、瑜伽、打坐甚至体操运动等可以通过“形”改善体内的代谢等。形可以影响气，进而影响神，而气是枢纽，中医恰到好处地掌握其枢纽，这也是中医治病的原理之一（图 29）。这里有一个问题，即神是否依赖于形或者气而存在？这是一个深刻的问

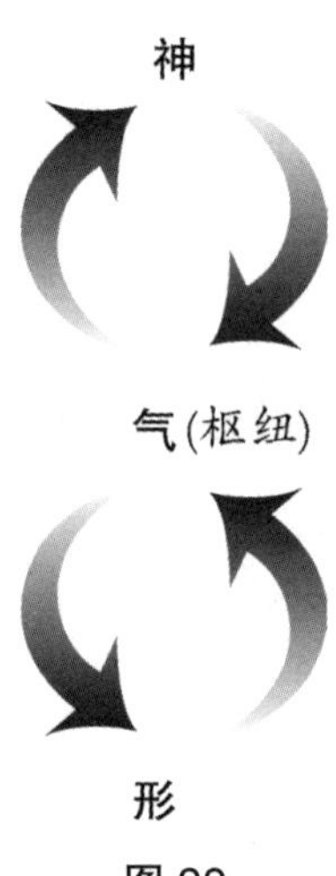

图 29

题。《黄帝内经》是这样回答的：

岐伯曰：少阴，心脉也。心者，五藏六府之大主也，精神之所舍也，其脏坚固，邪弗能容也。容之则心伤，心伤则神去，神去则死矣。

——《灵枢·邪客》[5]

心伤包括了心之形、心之气受伤，但注意，这里说“心伤则神去”，不是心伤则神死。心伤则神去，神没有死而是去了。神去则人死，因此中国古人认为人死亡不是神也死了，而是神去了，神离开了。同样《黄帝内经》云：“阳气者，精则养神。”气可养神，但没说气可以生神，这就是古人对神的认识。

形是有形，包括形体以及所有可见的部分，尤其是解剖可见的部分。神最无形，而气是在有形和无形之间的枢纽。气上连神，下接形，为形神之中枢。

人体的天地之心——命门

命门在哪？

《黄帝内经》及《难经》云：

命门者，目也。

——《灵枢·根结》[5]

肾两者，非皆肾也。其左者为肾，右者为命门。

——《难经·三十六难》[8]

这里提出命门的两个位置，成为后世学者一直讨论不休的内容。命门为何？到底是不是有两个命门？为何偏偏右为命门？命门与肾到底是什么关系？命门与目又是什么关系？经云：

藏各有一耳，肾独二者。何也？然，肾两者，非皆肾也，其左者为肾，右者为命门。命门者，诸神精之所舍，原气之所系也。

——《难经·三十六难》[8]

五藏亦有六藏者，谓肾有两藏也。其左为肾，右为命门。命门者，谓精神之所舍也；男子以藏精，女子以系胞，其气与肾通，故言藏有六也。

——《难经·三十九难》[8]

显然这里提到了肾有两，这个肾是不是指实体解剖的肾呢？因为我们解剖的肾是有两个。但如果《难经》指的是人体解剖的肾，那肺也有两叶，为什么不说肺有两个呢？而且如果这里的肾指解剖的肾，那右肾如果切了呢？命门就没有了吗？显然这里的肾不是实体解剖的肾，解剖的肾只是象。但为什么唯独说肾有两个，还说左右呢？这还要从太极圜道上说起。

水升于左，左为肾也，火降于右，右为命门也。

我们回到太极圜道。在圜道上，肾在圜道的终点，终点象征阳气闭藏，所以肾主封藏，肾聚五藏之精而藏之。从此看肾主藏、主静、属阴。但同时肾又是圆运动下一个循环的起点，此时肾主动，如此才能水生木，而动属阳。就像后天八卦形容艮卦时所说的：

> 艮，东北之卦也。万物之所成终而成始也。
>
> ——《周易·说卦》

肾在圜道上既是终点也是起点，这就是肾有两的道理，左为肾是终点，右为命门是起点，二者重叠在一起都在肾（广义）的位置。但为什么要以左右来表达？左右表达真是左右吗？《素问》云："左右者，阴阳之道路也。"左右表达的是阴阳。"左为肾，右为命门"正象《周易》的泰卦。卦象一般以上卦为阳位，下卦为阴位， 泰卦，上卦阳位配坤，坤为地、为阴。下卦阴位配乾，乾为天、为阳。同样，左为阳位，左配肾，肾为阴；右为阴位，右配命门，命门属火、为阳。人体脉诊也是如此，左为阳位，但左脉主血，血为阴；右为阴位，但右脉主气，气为阳。泰卦以上下表阴阳，这里以左右表阴阳，就像一个躺倒的泰卦（图 30）。泰卦这样配是为了表达阴阳相交，阴阳交泰才是生，阴阳离决即是死，是否卦。

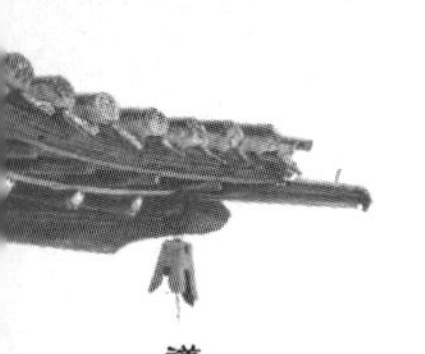

“左为肾，右为命门”表达的正是阴阳交泰。这里的左右并非真的左右，左右只是象，这里的肾也不是解剖的肾，而是气化的肾。但解剖的肾是气化肾的象，它正好有左右，于是就用左右来表达。

《难经正义》云：“以气脉论之，水升于左，火降于右，左右者，阴阳之道路，升降之枢机。”[9]“左右者，阴阳之道路也；水火者，阴阳之征兆也。”左为肾，右为命门，正是体现了阴阳相交、天地交泰的道理。

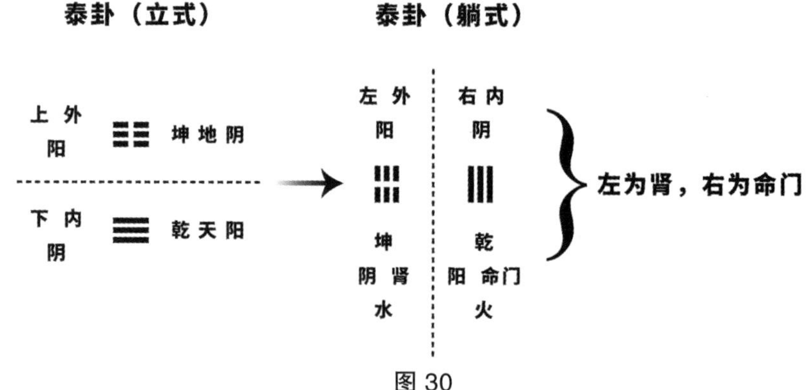

图 30

命门——生生不息之门

命门是一道门，是生命之门，故曰命门。古人名之曰“门”，自然隐含了有物可出入此门。与命相关，此为何物？《难经》曰命门乃“原气”之所系，原气即元气也。命门还是“精、神之所舍”。舍，《说文解字》曰：“市居曰舍。”段玉裁《说文解字》注云：

客舍者何也？谓市居也。市居者何也？……谓宾客所之也。[2]

舍，宾客之居，既然是宾客之居，自然是暂住之处，就像现在的旅店、宾馆。“精、神之所舍”，命门只是精神暂住之所。“原气之所系”呢？系，《说文解字》云：“系，繫也”。连接之意。段玉裁《说文解字注》云：“系者，垂统于上而承于下也。”[2]统于上者何物？承于下者何物？宾客又来自何处、去哪里？命门这道门，门里门外到底连接了什么？我们先看命门之“命”。《周易·乾》云：

乾道变化，各正性命。孔颖达疏：性者，天生之质；命者，人所秉受，若贵贱寿夭之属是也。[10]

命者，人所秉受。人之所秉受的是什么呢？《灵枢·刺节真邪》说：“真气者，所受于天，与谷气并而充身者也。”[5]人之所秉受的是真气，

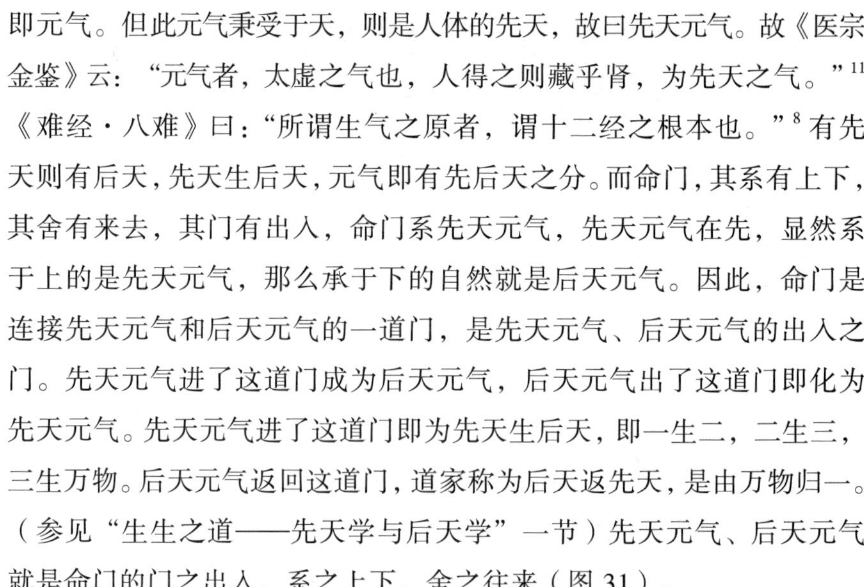

即元气。但此元气秉受于天，则是人体的先天，故曰先天元气。故《医宗金鉴》云：“元气者，太虚之气也，人得之则藏乎肾，为先天之气。”[11]《难经·八难》曰：“所谓生气之原者，谓十二经之根本也。”[8]有先天则有后天，先天生后天，元气即有先后天之分。而命门，其系有上下，其舍有来去，其门有出入，命门系先天元气，先天元气在先，显然系于上的是先天元气，那么承于下的自然就是后天元气。因此，命门是连接先天元气和后天元气的一道门，是先天元气、后天元气的出入之门。先天元气进了这道门成为后天元气，后天元气出了这道门即化为先天元气。先天元气进了这道门即为先天生后天，即一生二，二生三，三生万物。后天元气返回这道门，道家称为后天返先天，是由万物归一。（参见“生生之道——先天学与后天学”一节）先天元气、后天元气就是命门的门之出入、系之上下、舍之往来（图 31）。

元气进门，一露头就是人体的一阳初动处，人体一阳从此而生，这就是人体的天地之心，这个生命之门，也是生生不息之门。一露头是比喻，其实此时是万物未生时。人体已生，先天元气已生后天，但人体的后天圜道循环往复必经由此门，后天之气与先天之气连接亦必经此门。命门即天根，元气神机法即由此而立归一饮，启动天根之机，令阴阳自和。

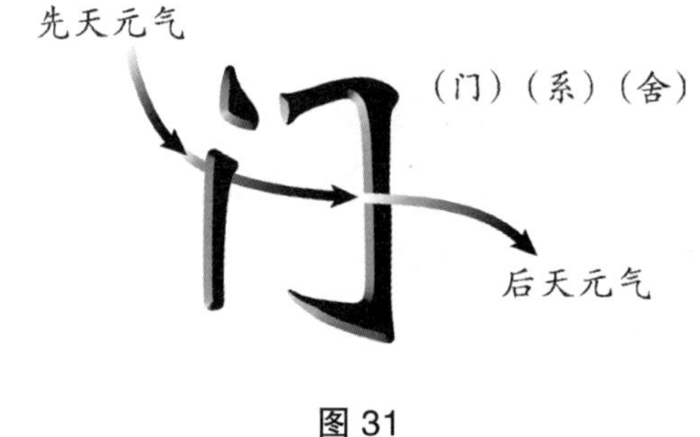

图 31

命门与肾

《难经·三十九难》云："五藏亦有六府者，谓肾有两藏也。其左为肾，右为命门。"命门何以在肾？要明白这个问题，我们还要先看人体的气化模型，也就是太极图。如前所说五藏也在这个圆上，肾也在这个圆上，通常我们把它放在圆的最低点，也就是圆的终点，肾是后天所生，这个气化圆运动也是后天的气化运动。如果要将后天元气在整个圆或太极图中做一个表达的话，就是太极图的圆心，也就是太极中和。那先天元气在哪里？这在《元气神机：先秦中医之道》一书中已经讲到，摘录如下：

关于先天元气和后天元气，彭子益提到了圆和圆心，彭子益称为轮和轴。彭子益说："由轮而轴，是为先天；由轴而轮，是为后天。"可以看出彭子益认为由圆（轮）形成圆心（轴）的过程是先天，而由圆心掌控圆运动的过程称为后天。我们知道"先天"在先，"后天"在后，因此彭子益在这里无意中提出了一个先有圆还是先有圆心的问题，即先有轮还是先有轴。因为先天在先，"由轮而轴，是为先天"，显然彭子益认为先有轮后有轴，先有圆，有了圆然后才有圆心，从圆到圆心的过程是先天，以后再从圆心到圆是后天。但我们知道先天无形无为，如果先有了圆运动，也就有了气的升降，有了阴阳的出入变化，已经是有形、有为了，显然这已经不是先天了。

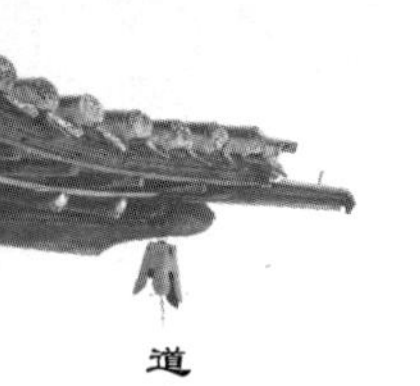

那么无形的先天元气在哪里呢？或者回过头来说“先有圆还是先有圆心？”这虽然是个比喻，但却包含了先后天的关系。下面我们来试想一下，当我们准备在纸上画一个圆的时候，是不是先在心里预设了一个圆心，否则我们不知道要画的圆应该画哪个位置。这时，圆心在心里，似乎眼睛已经看到了它的位置，只是它并没有在纸上显现出来，它是无形的。这就好像是先天，因为它在有形之前，虽然形还没有显现，但心里却是有了。邵雍说：“先天之学，心法也。”这个圆心就是先天的圆心。有了这个预设的、无形的圆心，才能围绕它画出有形的圆，这个从无形到有形的过程可以比喻为先天生后天。当有形的圆画了出来，就自然有了一个有形的圆心，这就是后天的圆心，它是有形的圆运动所产生的冲和之气，就是后天元气。先天元气化生后天的圆运动，后天圆运动再化生后天元气，回过头来后天元气再滋养先天元气，因此有两个圆心，他们代表了先后天元气，这就是他们之间的关系。[12]

后天元气即后天圜道的太极中和，先天元气即一。但命门何以在肾？《元气神机：先秦中医之道》云：

为什么连接先天元气的命门和后天狭义之肾都会在广义的肾中呢？这从圆运动角度看就一目了然了。先天元气是未画圆准备画圆时的那个无形的圆心，命门是以这个无形的圆心为出发点刚要画圆的起笔点，这个起笔点连接了先天元气（无形圆心），就像刚要画圆时圆规的两个脚，所以命门是元气之所系。但这是“所系”，不是先天元气本身，命门连接先天元气，是先天元气的出入之门。后天圆运动的起笔处也是命门，一旦起笔，就画成了有形之圆，有形之圆转一圈，这个起笔处就不但是有形之圆的起点，也是有形之圆的终点，而这个有形之圆的终点就是受五藏六府之精而藏之的狭义之肾了。狭义的肾和命门在空间上重叠到了一点，这就是为什么狭义之肾和命门同在广义的肾中了。[12]

目与命门

《难经》说命门在肾，但《黄帝内经》却说："命门者，目也。"为什么二者不同？难道又是所谓的不同学说吗？命门到底在哪里？我们知道"命门者，诸神精之所舍，原气之所系也"。命门不但是原气之所系，还是精神之所舍。为什么《黄帝内经》说命门是目呢？我们看《黄帝内经》中《灵枢·大惑论》曰：

五藏六府之精气，皆上注于目而为之精。[5]

目者，五藏六府之精也，营卫魂魄之所常营也，神气之所生也。[5]

目聚集了精、气、神。同样，《难经》所述的命门也是"诸神精之所舍，原气之所系也"，目与命门同样是精、气、神会集之处。其次，目与心密切相关，《灵枢·大惑论》曰："目者，心使也。心者，神之舍也。"[5]《素问·解精微论》曰："夫心者，五脏之专精也。目者，其窍也。"[6]说明目为心之使，而心主神，故目与神密切相关。

命门是一道门，是元气的出入之门，通过此门，先天元气化生后天元气，通过此门，后天元气可以返回先天元气，命门是先天元气、后天元气的连接之门。我们知道气与神相和，因此命门不但是元气出入之门，也是元神的出入之门，而"目"象征了神的出入，为何？因为"目者，心使也；心者，神之舍也"，故以目象征神。再者，目开

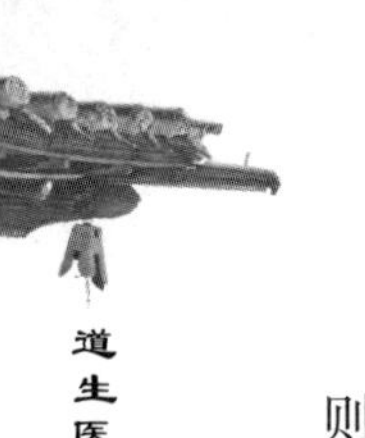

则神出，目闭则神入，而这正是“门”之开合之象，故目象征了神之出入。神出入，而精气随之，故目为命门。目为命门，强调了精气神中的神，而右肾为命门，强调的是精气神中的气，即元气。与元气相连的神一定是元神，元神连于先天元气，亦属先天，先天元神进命门则变为识神，识神是后天之神，并于后天元气。识神分阴阳，阴阳相和则三生万物，于是识神生出后天的“众神”——意志魂魄以及喜怒忧思悲恐惊等，这是在“神”范畴的三生万物。目为命门，象征了元神的出入，通过此门，先天元神化生后天识神，同样通过此门，后天识神可以返回先天元神。目为命门象征了先天元神、后天识神的连接之门。元代周伯琦在《六书正讹》中云：

人受气以生，目最先，神之所聚，无非实也。

这并非说人在胚胎期先生眼睛，而是以目为象征，象征神之聚，人之始生，神先聚。

《阴符经》亦云：“心生于物，死于物，机在目。”目为命门，并非说命门真在眼睛中，否则眼盲或被挖掉，难道命门就没了。目为命门是以目象征神的出入，目就像一道神出入的门。目者，命门之象也，神出入之象。

道家修炼的目的是后天返先天（参见“生生之道——先天学与后天学”一节），如何才能后天返先天？道家修炼认为首先要后天识神返先天元神。因为神可以御气，后天识神返先天元神才能启动后天元气返先天元气，才能后天返先天，这就是目是命门真正的意义。目，其实是象，其背后的意是元神的出入，进而引导元气的出入（神可以御气）。目从神的角度表达了命门之象，而“右肾为命门”是从气——元气——的角度表达命门之意。二者并不相悖，反而相和。《黄帝内经》对命门的表达很隐秘，《黄帝内经》隐含了“神是打开生命之门的钥匙”这一隐秘。修炼之要，要在神，以神御气，用神将门打开，精气才能出入命门，故修炼之道首在修心。目为命门、右肾为命门是从不同角度表达命门之意，它们合在一起才完整，命门本是精气神三位一体。

命门，从名字上就可知道它有多重要，但为什么《黄帝内经》只简单地提了一下，所言甚少，几乎就是点到为止。首先《黄帝内经》主要谈的是治病，而命门关系到了修炼之道，故《黄帝内经》点到为止。其次，对于修炼之道，道家或黄老家都用隐喻的方法。《黄帝内经》中的“小心”“神阙”等均是如此（参见“生生之道——先天学与后天学”一节）。

目从神的角度表达了命门之象，而『右肾为命门』是从气——元气——的角度表达命门之意。

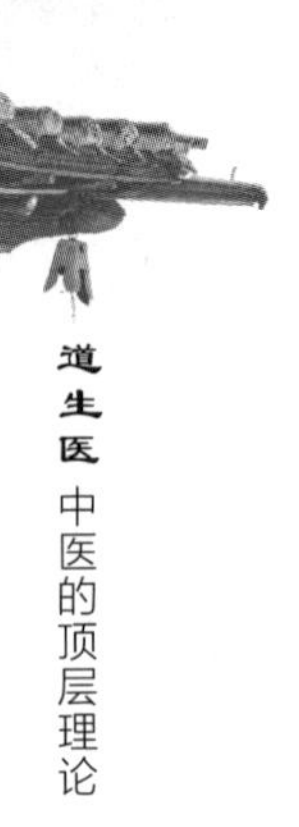

神阙与肾间动气

这里再提一个人体的部位——肚脐，中医称为神阙。神阙穴在任脉，而神阙穴恰恰正对着其正后方督脉上的一个穴——命门。《类经图翼》云命门穴“一云平脐，用线牵而取之”[13]（图 32）。肚脐为何称为神阙？为何恰巧正对命门穴？

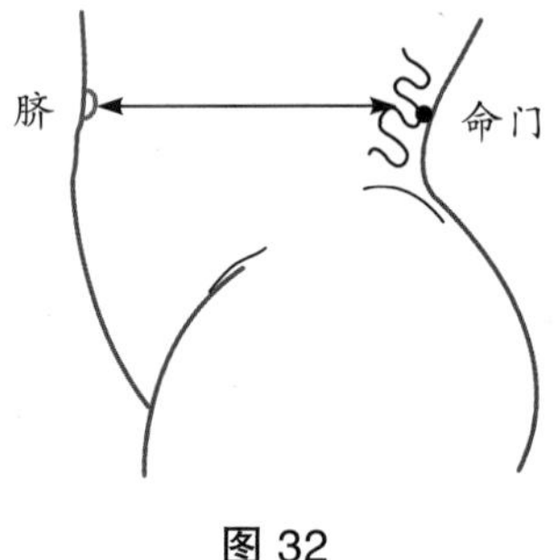

图 32

阙，古意是宫门、城门两侧的高台，中间有道路，台上起楼而可远观。《康熙字典》引“古今注”云：

阙，观也。古每门树两观于其前，所以标表宫门也。其上可居，登之则可远观，故谓之观。人臣将至此，则思其所阙，故谓之阙。《尔雅·释宫》：观，谓之关。[3]

译：阙，观也。古人常常在宫门前建造两个“观”在它的前面，用以表示宫门之所在，这就是阙。阙上面可以登上去用以远观，所以才又称为观。臣子走到宫门前，见到阙，会想到其含义，所以称为阙（图 33）。

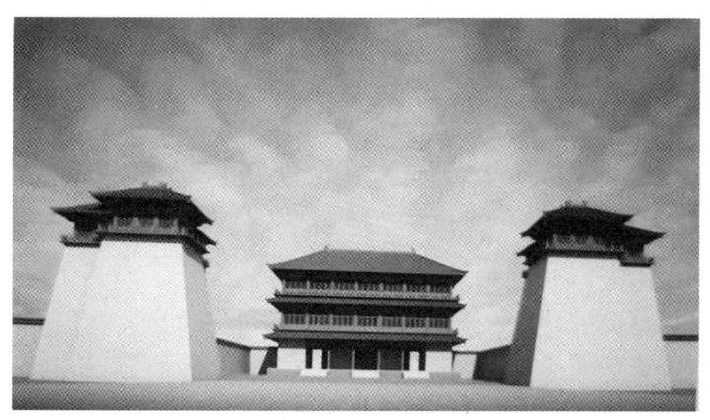

图 33　阙之图

宫门前有阙，而人体命门这个门前也有阙，此即神阙。阙在前，门在后，二者相对，故人体的神阙在身前，其后正对命门，古人命名之意深矣。

阙在前，门在后，二者相对，故人体的神阙在身前，其后正对命门。

脐称为神阙，神阙乃神之阙，隐含了这是神之所在。我们知道命门是元气所系。神阙在命门之前名曰神，命门在其后系元气，二者正相对，正是神气相对相和之意。神阙在任脉，命门在督脉，任督二脉阴阳相对相和之象，神阙、命门相对亦是神气相和之象。而且神在前，气在后，正是以神领气之意。“阙”还隐含了一层深意，阙，观也，其上可居，登之则可远观，观，则用目也，目者，神之用也。

《难经》既云右肾为命门，那肾间动气又是什么呢？也是命门吗？《难经·八难》云：

诸十二经脉者，皆系于生气之原。所谓生气之原者，谓十二经之根本也，谓肾间动气也。此五藏六府之本，十二经

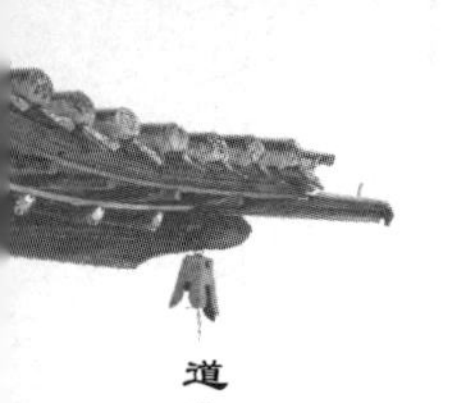

脉之根，呼吸之门，三焦之原，一名守邪之神。故气者，人之根本也。[8]

脐下肾间动气者，人之生命也，十二经之根本也，故名曰原。

——《难经·六十六难》[8]

肾间，即左右肾之间，左右是象征，“左右者，阴阳之道路也”，因此肾间表达的是阴阳之间。阴阳之间是什么？阴阳之间是阴阳之中，即“三”。阴阳是二，阴阳之中则是三，三生万物，肾间动气表达的是人体的三生万物之源，是人体三生万物之处，故曰“生气之原”，所以才是五藏六府之本、十二经脉之根、呼吸之门、三焦之原，后世医家以肾间动气为命门。

右肾为命门、两肾之间为命门、目也是命门，命门到底在哪里？其实古人真正关心它们到底在哪里吗？大概是我们自己关心它在哪吧。就像五藏，中医说的心藏真的就在胸腔吗？中医的五藏是气化的五藏，在古人眼里，人体的藏府只是气变化的某个过程或阶段而已，而气之化是不断流动变化的，所以古人并非真正关心藏府到底在什么位置，虽然解剖的脏腑与之相关，但这不重要，因为气化的藏府是形而上的层次，是流动变化的。所以命门也一样，目也好、右肾也好，肾间也好，表达的不是它们在哪里、长什么样，它们表达的是象，而象是为了表达意的。右肾是命门，表达的是圜道之终始；肾间动气表达的是元气乃至三生万物；目为命门表达的是元神对元气的引领，是修道的起点。因为命门的本质其内容很丰富，很难只用一个象来表达清楚，因此古人就以不同的象来表达命门本质的不同侧面，或者根据不同的目的表达出不同的象。因此，不明白古人的象意思维就难以理解古人的想法。

象意思维成熟于先秦，宋代结束以后就慢慢失去了，故后世常迷于象，不及其意，往往斤斤计较于命门的位置，就像道家丹道中一些人迷于祖窍、玄关在什么位置一样，或云肾间、脐、脐下三寸，或曰泥丸、膻中、关元、尾闾等，不一而足，争论不休。现代还有人把它说成松果体等，此皆迷于象而失于意。祖窍、玄关到底在哪里？借用道家一首诗：

一窍玄关要头路，非心非肾最深幽。
膀胱谷道空劳力，脾肾泥丸实可羞。
神气根基常恍惚，虚无窟穴细搜求。
原来只是灵明处，养就还丹跨鹤游。

——《节要篇》[14]

道家的玄关就是医家的命门，是精气神相系之门，人体的天地之心。象意思维是理解古人思想的关键，古人常常以实际可见之物为象，表达形而上之意，这个意常常是气的变化，此即阴阳应象。

右肾是命门，表达的是圜道之终始；肾间动气表达的是元气乃至三生万物；目为命门表达的是元神对元气的引领，是修道的起点。

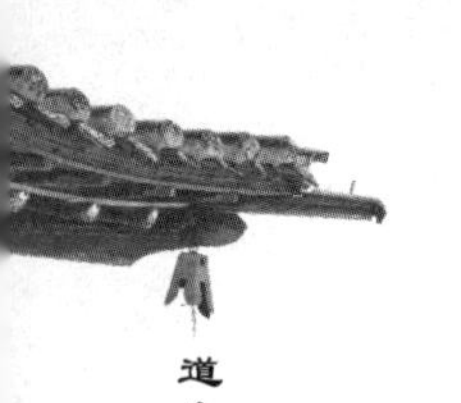

七节与小心

七与圜道

中国传统文化中每一个数字都不单单只是数字，其作为象，都代表深刻的哲学思想，六如此，七亦如此。中医也有很多和七有关的内容，如《伤寒论》云：

发于阳，七日愈；发于阴，六日愈。以阳数七，阴数六故也。[15]

比较难懂的是“七节之旁，中有小心”。何为七？

七，甲骨文写作十。

“七”是“切”的本字，文字表达了对一个周期或阶段的终止，也隐含了下一个阶段的开始。“七”字除了甲骨文，可能最早见于《周易》之复卦：

䷗复，亨。出入无疾，朋来无咎；反复其道，七日来复。利有攸往。彖曰：复亨，刚反，动而以顺行，是以出入无疾，朋来无咎。反复其道，七日来复，天行也。利有攸往，刚长也。复，其见天地之心乎。[10]

复卦的解释已在“复卦——天地之心”一篇中谈过了。复卦是阳气周流六虚后，再一次回到起点，故云“反复其道，七日来复，天行也”。复卦象征再一次循环的开始，此卦是阴尽一阳生之象。用六个阴爻象征之前已经经过的六虚，然后阳气返回（以第七日象征之）。阳气初返，以一阳爻生于初爻为象征，故称七日来复，以此象征开始新的循环。旧的循环结束，再一次循环的开始，这就是七的哲学含义。

旧的循环结束，再一次循环的开始，这就是七的哲学含义。

《伤寒论》中谈到“发于阳，七日愈；发于阴，六日愈。以阳数七，阴数六故也”，正是此意。六日为一个循环的结束，完结为静、为阴、为阴数，故云“发于阴者，六日愈”。七代表旧的循环结束，新的循环开始，为动、为阳、为阳数，故云“发于阳者，七日愈”。

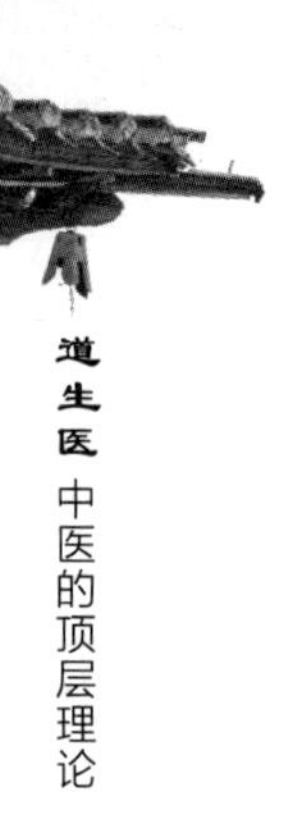

父母与小心

七，在《黄帝内经》中最难解的莫过于“膈肓之上，中有父母；七节之旁，中有小心”了。“膈肓之上，中有父母”，父母指的是什么？大家基本公认的代指心与肺。但什么是小心？七节又在哪里？小心为何在七节之旁？后世多有争论。其实“七节之旁，中有小心”要和“膈肓之上，中有父母”连起来读才能自见其义，而且关键还要明白“七”的含义。

“父母”代指心肺，而心肺又代指气血，如《难经·三十二难》曰：

五脏俱等，而心肺俱在膈上者，何也？然：心者血，肺者气，血为营，气为卫，相随上下，谓之营卫，通行经络，营周于外，故令心肺在膈上也。[8]

心者血，肺者气，气与血“相随上下”，正如父母相伴。心肺俱在膈上，故曰“膈肓之上，中有父母”。说父母是为了说儿女，谈完父母，紧接着就说“小心”，父母之后曰“小”，可见“小”此处自是小儿之意，小儿对应父母。小儿是父母所生，小心即小子。心，是心肺之代称，小心，即言是心肺之子。小心为何在七节之旁？七，象征七日来复，象征新的阳气初生，而阳气初生，正是小儿之象。前文述，气血相随如父母，父母居膈上，出行则“营周于外”，营行一周如周流六虚，六象征为一周，七则象征下一周之起始。但新一周起始源于上一周，上一周若为父母，此则为其小子，故曰小心起于七节之旁。七，象征了阳气初生，与“复卦”七日来复之意同。旁，《说文解字》云：“旁，溥也。”《说文解字注》云：“旁，衍也。”旁，是衍生出来并广大之意。“七节之旁，中有小心”表达了从气血循环衍生出来并进而扩大之意，故“七节之旁”是象。小心，亦隐含了另一层深意，即复卦所说的天地之心，它是气血得以不断开始新的循环、周而复始的动力，故“小心”还隐含了天地之心的深意。

七则象征下一周之起始。但新一周起始源于上一周，上一周若为父母，此则为其小子，故曰小心起于七节之旁。七，象征了阳气初生。

“小心”到底应该在什么位置？有人很关心这个七节，我们再看原文，“七节之傍，中有小心”出自《素问·刺禁论》，其上下文是这样的：

> 黄帝问曰：愿闻禁数。岐伯对曰：藏有要害，不可不察，肝生于左，肺藏于右。心部于表，肾治于里。脾为之使，胃为之市。鬲肓之上，中有父母，七节之傍，中有小心。从之有福，逆之有咎。[6]

有学者认为《素问·刺禁论》写的是禁止针刺的部位，故“小心”也应该是禁刺的部位，如针刺刺伤解剖之心肺，导致气胸、心脏破裂等，故有学者认为“小心”是解剖部位的心包，有学者说是主动脉等。诚然，此篇是要写禁止针刺的部位，但作为首段，先是概论，陈述了五藏的分布和功能，此处写“肝生于左，肺藏于右”，显然这是气化的五藏，因为解剖的肝在人体之右，解剖之肺居胸腔之上，古人懂解剖。所以，此处的肝肺等五藏并非解剖的器官，而是气化的五藏，但气化的五藏也是会被刺伤的，因为针，刺其气也。因此与“肝生于左，肺藏于右”之气化藏府相应，此处之小心也并非解

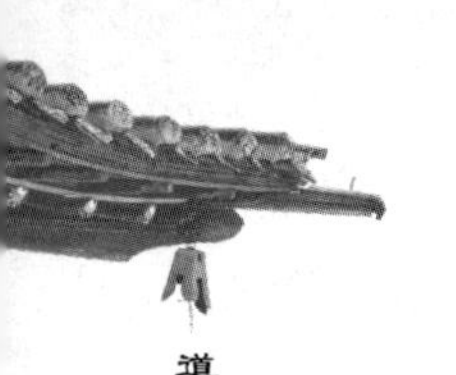

剖的心包或主动脉，也是气化之谓。

那么小心到底在哪里？七节是脊椎的第几节？从上数，还是从下数？这就如同我们谈命门一样，古人真的关心小心在哪个具体的位置吗？小心、七节这些都是象，象是为了传达意的，古人云“得意而忘象”，象，将意传达到就够了，古人并不真的关心它具体在什么位置，而是为了传达意。这种先秦的思维方法，宋代以后懂的人就越来越少了，所以明清很多医家执着于命门、小心、心包的具体位置。小心到底在哪里？大家看一下“命门”一篇就明白了。先秦思维、先秦思想是理解中医原理、理解中医经典的关键，此即先秦中医之道。

三焦——无形的圜道

水火之路

我们知道五藏配六府，但五藏为什么不配五府，却多出来一个三焦，而且《难经》还说它有名而无形，为何？我们看看《难经》是怎么说的：

所以府有六者，谓三焦也。有原气之别焉，主持诸气，有名而无形。

——《难经·三十八难》[8]

心主与三焦为表里，俱有名而无形。

——《难经·二十五难》[8]

然诸十二经脉者，皆系于生气之原。所谓生气之原者，谓十二经之根本也，谓肾间动气也。此五藏六府之本，十二经脉之根，呼吸之门，三焦之原。

——《难经·八难》[8]

曰：三焦者，何禀，何主？何始，何终？其治常在何许？可晓以不然：三焦者，水谷之道路，气之所终始也。

——《难经·三十一难》[8]

三焦者，原气之别使也，主通行三气，经历于五藏六府。原者，三焦之尊号也。

——《难经·六十六难》[8]

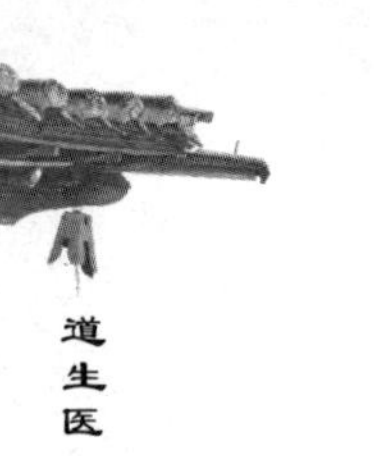

首先，三焦是别使。别使，是奉命而行的使者，而且是奉重大使命之人。三焦是谁之使者？“三焦者，原气之别使也”，元气是其源。元气出于命门，行于三焦，三焦与命门相连，为元气之使，三焦是元气通行之路。

同时三焦还是水道，是人体水液通行之路。

> 三焦者，决渎之官，水道出焉。
>
> ——《素问·灵兰秘典论》[6]
>
> 三焦者，中渎之府，水道出焉，属膀胱，是孤之府也。
>
> ——《灵枢·本输》[5]

三焦是水道，水液通行。三焦是元气之别，元气为一，分为阴阳，三焦通行之元气本已包含阴阳之气，“水火者，阴阳之征兆也”。三焦以焦名之，焦者，火之意。火者，阳气也，故三焦为相火。由此可知，三焦实是水火之路。

三焦与腠理

然而三焦具体在哪里？历代一直有不少争议，部分学者主张有名无形，另一些学者主张有名有形，将三焦对应于焦膜、网膜、淋巴循环等。我们还是看看经典。

首先，三焦遍历五藏六府。《难经·六十六难》说：

三焦者，原气之别使也，主通行三气，经历五藏六府。[8]

《中藏经·论三焦虚实寒热生死逆顺脉证之法》说：

三焦者，人之三元之气也，号曰中清之府，总领五藏六府、营卫、经络、内外、左右、上下之气也。三焦通，则内外左右上下皆通也，其于周身灌体，和内调外，荣左养右，导上宣下，莫大于此者也。[16]

《千金要方·三焦脉论》说：

夫三焦者，一名三关也。上焦名三管反射，中焦名霍乱，下焦名走哺。合而为一，有名无形，主五藏六府，往还神道，周身贯体，可闻不可见。[17]

三焦总领五藏六府、营卫、经络、内外、左右、上下之气，通行

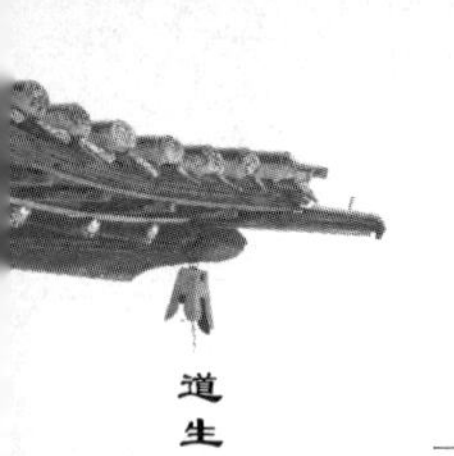

三气，经历五藏六府，周身贯体。所以后世医家才说三焦有名无形，三焦不是大肠、小肠之类的有形之府，显然也不是皮、脉、肉、筋、骨。这么大范围在人体中是什么？我们不妨用排除法，三焦显然是除藏府、经络、皮、脉、肉、筋、骨以外的其他地方，而且还能遍历五藏六府，这是什么呢？答案在《金匮要略》：

腠者，是三焦通会元真之处，为血气所注；理者，是皮肤藏府之文理也。[18]

此句是互文，意为腠理是皮肤藏府之文理，是三焦通会元真之处，血气之所注。

这句话是说，腠理是皮肤藏府的文理，皮肤、藏府都有腠理，三焦于此处通会元真，元真即元气或真气，即皮肤和藏府的腠理是三焦通行元气之处。《灵枢·本藏》亦云："三焦、膀胱者，腠理毫毛其应。"[5]三焦应腠理，何为腠理？

腠，《集韵》肤腠也，肉理分际也。《后汉书》腠理至微。注：腠理，皮肤之间也。

——《康熙字典》[3]

理，《说文解字》治玉也。《徐曰》物之脉理，惟玉最密，故从玉。《玉篇》道也。……又《玉篇》文（纹理）也。……又《增韵》肤肉之间为腠理，以其有脉理也。……又分也。《礼·乐记》：乐者，通伦理者也。注：理，分也。

——《康熙字典》[3]

腠是分际、间隙，理是纹理、脉络、通道，这些间隙贯通形成管道一般的纹路，即纹理，就像树叶上的叶脉。皮肤有腠理，藏府也有腠理。故腠理是分布于皮肤和藏府的、像脉络一样相互贯通的间隙和通道。这些间隙不是孤立的，是如脉络一样相互贯通，形成纹路、纹脉，而且遍满全身，并且有始有终、贯通循环，故云“三焦者，气之所终始也”。这些周身贯体的间隙和通道就是三焦，故云三焦有名无形、经历五藏六府、周身贯体。这些遍布全身的如脉络一般的孔道、间隙，通行元气并成为水道。

后世医家将三焦说成是膜原、腹膜、胸膜等，这种说法还差一步。三焦的实质并非膜本身，而是间隙、通道，当然也包括胸膜脏层和壁层之间的间隙。就像遍布全国彼此贯通的道路一样，甚至那些乡间小路，也彼此贯通，并与大路相连，其通会元真、流行血气，周身贯体，如织如网，循环贯通。

腠理是皮肤藏府的文理，皮肤、藏府都有腠理，三焦于此处通会元真，元真即元气或真气。

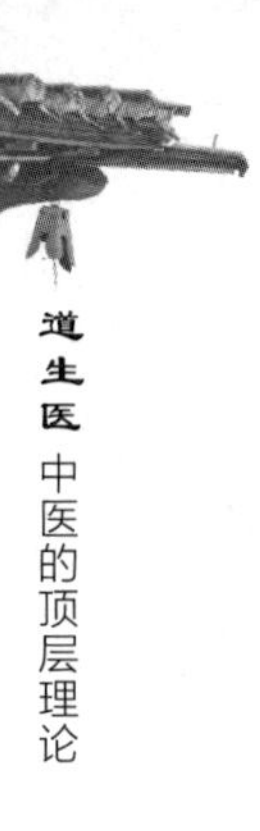

水谷之道路

腠理是三焦通会元真之处，是三焦的一部分，但不是三焦的全部，否则三焦就直接称腠理了。三焦不但通行元气、通行水道，而且还是水谷之道，有水还有谷，水谷运行其中。经典云：

三焦者，水谷之道路，气之所终始也。

——《难经·三十一难》[8]

上焦开发，宣五谷味，熏肤，充身，泽毛，若雾露之溉，是谓气。

——《灵枢·决气》[5]

中焦亦并胃中，出上焦之后，此所受气者，泌糟粕，蒸津液，化其精微，上注于肺脉，乃化而为血。

——《灵枢·营卫生会》[5]

故水谷者，常并居于胃中，成糟粕，而俱下于大肠，而成下焦，渗而俱下，济泌别汁，循下焦而渗入膀胱焉。

——《灵枢·营卫生会》[5]

焦，甲骨文 = （隹，鸟）+ （火，烤）。

用火烤鸟，烤焦了以后，食物更好吃。三焦，象征火——元气，烤——运化胃中的食物，水谷经过运化才更有利于人体吸收，才能变为人体可以吸收的水谷精微。故《黄帝内经》说中焦泌糟粕，蒸津液，化精微；上焦宣五谷味，若雾露之溉；下焦是水谷残物成糟粕下于大肠，济泌别汁渗入膀胱，说的都是水谷的消化、吸收、分布、排泄的过程，故称三焦为水谷之道。

三焦源于命门，通行元气，腐熟水谷，化生水谷精微，元气、水谷精微历行上、中、下三焦，外达皮肤之腠理，内通五藏六府之腠理而周身灌体。故《灵枢·刺节真邪》云：

> 真气者，所受于天，与谷气并而充身也。[5]

先天元气所受于天，与谷气——后天水谷精微之气——并充于身。如何并充于身？通过三焦，三焦通会元真、周身贯体、遍历五藏六府。所以说三焦只是网膜、淋巴恐怕还远远不够。三焦周身贯体，遍历五藏六府，而且有始有终，圜道循环，即“三焦者，水谷之道路，气之所终始也”，其“往还神道，周身贯体”。有往有还、有始有终，圜道也。三焦是元气、水、水谷精微的圜道循环之路，人体之万物皆赖此三者，三焦曰三，隐含三生万物之意。

水谷精微历行上、中、下三焦，外达皮肤之腠理，内通五藏六府之腠理而周身灌体。

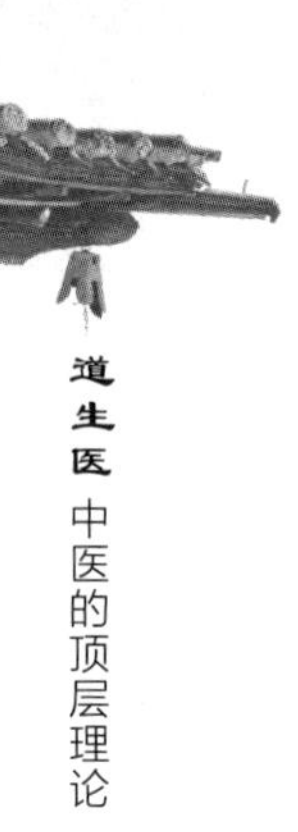

三焦与五苓散

五苓散是《伤寒论》中的经典方剂，一般医家认为其所对应的病机是膀胱蓄水证，其实五苓散是一个横贯表里、纵贯三焦的方剂。

首先我们看，五苓散不但治疗膀胱蓄水还解太阳之表，是表里双解之剂。

太阳病，发汗后，大汗出，胃中干，烦躁不得眠，欲得饮水者，少少与饮之，令胃气和则愈。若脉浮，小便不利，微热消渴者，五苓散主之。

五苓散方：

猪苓十八铢（去皮）　泽泻一两六铢　白术十八铢　茯苓十八铢　桂枝半两（去皮）。右五味，捣为散，以白饮和，服方寸匕，日三服。多饮暖水，汗出愈，如法将息。[15]

消渴、小便不利为里证，脉浮为表。“多饮暖水、汗出愈”说明五苓散可以发汗解表。以白饮和之、多饮暖水，正如桂枝汤之啜粥助汗，此为解表。笔者在临床上常常单独用五苓散原方治疗感冒、哮喘、慢性咽炎、慢性支气管炎、湿疹、鼻炎等，基本只需要原方五味药，不必加减，患者即使有咳嗽、咯痰也不必加止咳化痰宣肺等药物，患者常常会汗出而愈。其实五苓散可以治里，可以解表，也可以表里双解。

五苓散治疗膀胱蓄水，膀胱和三焦密切相关，而三焦主水道，故五苓散也是治疗三焦水液代谢不利的要剂。“三焦膀胱者，腠理毫毛其应”，五苓散通治三焦表里之水饮。因此，五苓散可以治疗三焦里证、三焦表证、三焦表里证；可以治疗膀胱里证、膀胱表证、膀胱表里证，以及三焦膀胱合病和上述各种证的排列组合，但它只治疗轻中症而非重症。

五苓散证的病机是以三焦和膀胱为主的全身水液代谢障碍。

那么为何五苓散可以通治三焦、膀胱之病？三焦、膀胱均主水液代谢，五苓散其实是通治了全身水液代谢之障碍。我们先看看《黄帝内经》是怎样描述水液代谢的全过程的：

> 饮入于胃，游溢精气，上输于脾，脾气散精，上归于肺，通调水道，下输膀胱。水精四布，五经并行。
>
> ——《素问·经脉别论》[6]

五苓散的选药和配伍几乎覆盖了这一水饮代谢的全程。

第一步：饮入于胃，游溢精气，上输于脾，五苓散中的白术助脾之运化，这是第一步。

第二步：脾气散精，上归于肺。茯苓入脾入肺，助肺脾利水，这是水液代谢第一步和第二步。

第三步：通调水道，下输膀胱。泽泻生于沼泽之边，“逐三焦膀胱停水”（《别录》）[19]，“最善渗泄水道”（《本草正义》）[20]。泽泻利水道、膀胱，这是第三步。

第四步：水精四布。唯气化才能水精四布、五经并行。桂枝或肉桂通阳化气，气化膀胱三焦之气。《素问·灵兰秘典论》云：“膀胱者，州都之官，津液藏焉，气化则能出矣。”[6]气化才能游溢精气，才能通调水道，才能水精四布、五经并行。桂枝或肉桂的气化贯穿水液代谢气化的全过程。三焦有水亦有火，桂助三焦之火、太阳之阳以行水液。

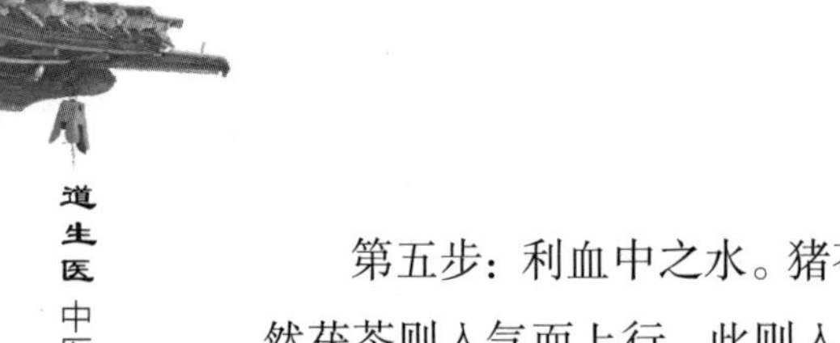

第五步：利血中之水。猪苓呈黑褐色，《本草求真》云：“猪苓……然茯苓则入气而上行，此则入血而下降。”[21]茯苓、泽泻利气分之水湿，猪苓利血分之水湿。五苓散五味药作用到了《黄帝内经》所说的水液代谢的所有环节，包括气、血、水。五味药可谓丝丝入扣、面面俱到，这正是经方与众不同之处。

五苓散证的病机是以三焦和膀胱为主的全身水液代谢障碍。这样的病机临床表现非常广泛，笔者在门诊几乎每天都会用五苓散，应用于各科疾病，其应用远远超过《伤寒论》中有限的症状描述，临床中即使《伤寒论》所述五苓散的症状（如口渴、小便不利等）一个都没有，但只要是这个病机即可应用，而且只需要原方即可，几乎不需要加减。水液代谢的障碍在病理上可分为痰、湿、水、饮，痰、湿、水、饮虽然都是水液代谢的障碍，但各有不同，而五苓散可以通治痰湿水饮（轻中程度）（图 34）。

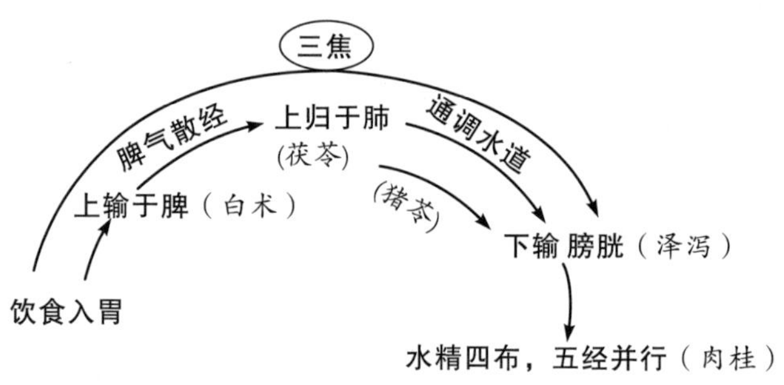

图 34　五苓散

心包与膀胱

神之臣使

心包是什么？手厥阴心包为何与手少阳三焦相表里？

故诸邪之在于心者，皆在于心之包络。包络者，心主之脉也，故独无俞焉。

——《灵枢·邪客》[5]

心主手厥阴心包络之脉，起于胸中，出属心包络，下膈，历络三焦。

——《灵枢·经脉》[5]

手心主外合于漳水，内属于心包。

——《灵枢·经水》[5]

显然心包络、心之包络、包络、心主、心包是等同的概念（注：这里的包络不是胞络），而且与心密切关系，故诸邪之在于心者，皆在于心之包络，而且其在膈上。

《黄帝内经》中还有个名词——膻中，而心包络和膻中是什么关系？《黄帝内经》云：

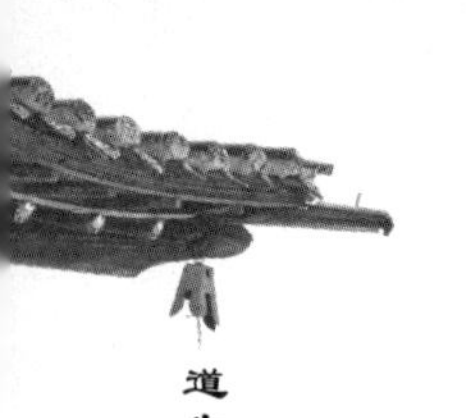

三焦手少阳之脉，起于小指次指之端……入缺盆，布膻中，散落心包。

——《灵枢·经脉》[5]

膻中者，心主之宫城也。

——《灵枢·胀论》[5]

显然，膻中还不是心包。膻中是心主即心包的宫城（注意此处说的是心主之宫城，而不是心之宫城）。但《黄帝内经》常以膻中代言心包：

营气……循心主脉出腋下臂，出两筋之间，入掌中，出中指之端，还注小指次指之端，合手少阳，上行注膻中，散于三焦。

——《灵枢·营气》[5]

营气从心主之脉，外循肢体并进入体内，本应该与心主之本藏——心包——相合，但却言膻中，然后再合于与心包络相表里的三焦，显然这里是以膻中代指心包了。故《灵兰秘典论》在谈十二官时说："膻中者，臣使之官，喜乐出焉。"此处的膻中即代指心包，实际上是心包者，臣使之官，喜乐出焉。

心包是不是我们所说的西医解剖中的心包，《黄帝内经》中无明确的原文考证，但这并不重要，即使是，恐怕也很难解释心包何以喜乐出焉。以膻中代指心包，则心包是臣使之官，是谁的臣使？我们知道心为君主之官，心包被称为心主。心主，即为心所主，心为主，心包为从，心包为心所主，心为主，心包自然就是心之臣使。而心主神为主，心包自然也是神之臣使，神的臣使自然也是神，故心包者喜乐出焉。喜乐，神之一。而且正因为心包是心之臣使，故诸邪之在于心者，皆以心包受之。

前文在谈命门时我们谈到神与气原本是合一的，谈到元气时我们知道有先天元气和后天元气之分；这里谈到神，与之相对应古人也有元神、识神之分。元神和先天元气一样源自先天，识神和后天之气源自后天。心主神则包含了元神和识神，而喜乐是后天的情绪，是识神。识神是元神的臣使，故心包主识神，喜乐出焉。

心包为何与三焦相表里？《难经·二十五难》云："心主与三焦为表里，俱有名而无形。"[8] 心主神，喜乐出焉的心包是神之臣使，而三焦是元气之别使，神与气原本合一，故心包与三焦为表里（图 35）。

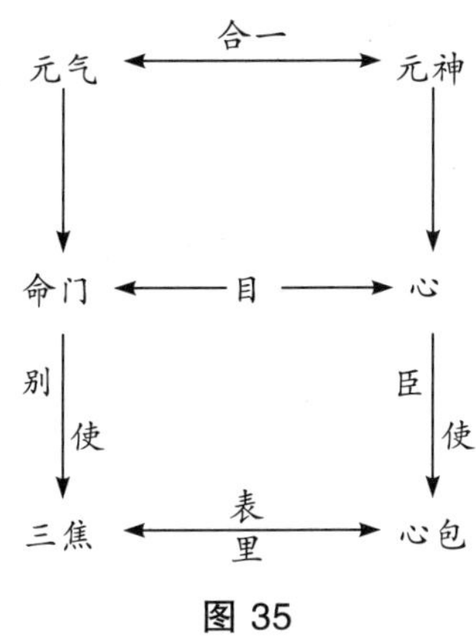

图 35

识神是元神的臣使，故心包主识神，喜乐出焉。

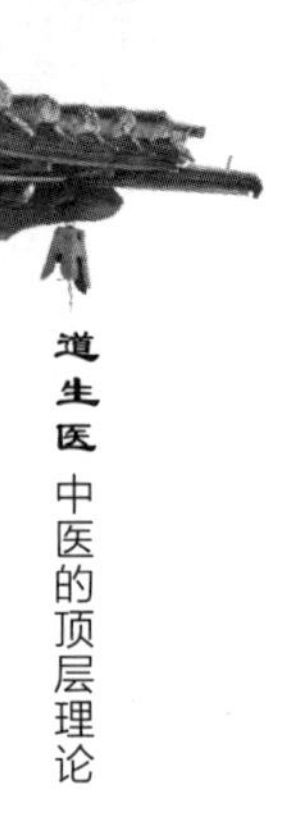

膀胱与巨阳

在《黄帝内经》中三焦与膀胱密切相关，如：

三焦者，中渎之府也，水道出焉，属膀胱，是孤之府也。

——《灵枢·本输》[5]

肾合三焦膀胱，三焦膀胱者，腠理毫毛其应。肾应骨，密理厚皮者，三焦膀胱厚。粗理薄皮者，三焦膀胱薄。疏腠理者，三焦膀胱缓。皮急而无毫毛者，三焦膀胱急。毫毛美而粗者，三焦膀胱直。稀毫毛者，三焦膀胱结也。

——《灵枢·本脏》[5]

三焦与膀胱为何在一起？我们先看膀胱是什么。膀胱经被称为太阳经，太阳者，巨阳也。《素问·热论》：

巨阳者，诸阳之属也。其脉连于风府，故为诸阳主气也。[6]

伤寒一日，巨阳受之，故头项痛，腰脊强。[6]

巨，盛大之意，故太阳为三阳，为诸阳主气。膀胱经为何被称为太阳、为诸阳主气？这么重要的地位何以落在了膀胱经上？

我们知道膀胱经从睛明穴循后背一直到足小指外侧，纵贯身后全部，膀胱经的循行何以如此长？循行路线长也代表了其经气之长、之盛，故称其为太阳、巨阳。《素问·热论》云："巨阳者，诸阳之属也，其脉连于风府，故为诸阳主气也。"膀胱经能为诸阳主气是因为其脉连于风府，风府是督脉之穴，说明膀胱经通督脉。膀胱经在后背紧邻督脉而伴行，督脉为诸阳之总督，膀胱经伴之、通之，这是膀胱经成为诸阳之属的原因之一。但这条伴行督脉的经脉又为何落在膀胱呢？我们知道膀胱与肾相表里。而肾（广义），左为肾（狭义）、为水，右为命门、为火。肾含水火，膀胱作为肾之府，亦含水火。《素问·灵兰秘典》云："膀胱者，州都之官，津液藏焉，气化则能出焉。"津液，言其水；气化，言其火。故道家常称心为君火，命门为相火，膀胱为民火，膀胱也是火之一。

心为君火，命门为相火，膀胱为民火，膀胱也是火之一。

膀胱经在督脉之旁，通过风府与督脉相连。督脉为诸阳之总督，故膀胱经称为太阳，为诸阳主气。背为阳，膀胱经以其阳气盛故纵贯后背以至整个身后，这都是太阳膀胱经阳气充达的表现。为何膀胱与三焦在一起？三焦是元气之别使，相当于命门之别使。命门在肾，膀胱为肾之府。一个是别使，一个是腑，均系于肾，故云肾合三焦膀胱。

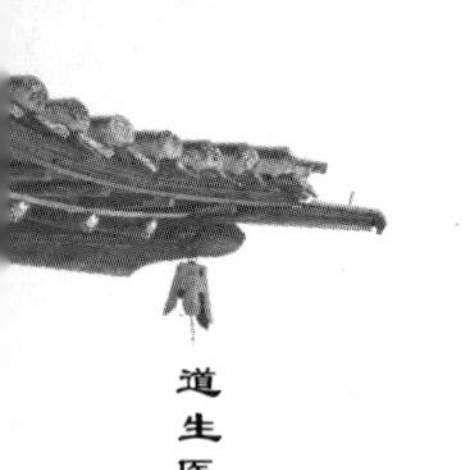

胆之决断

胆为何意？

如果说命门是人体的天地之心，是人体的一阳初动处、万物未生时，那么人体的阳气已动之初就是少阳，少阳是人体的生机乍现。少阳为一阳，胆与三焦属少阳，我们先看“胆”。《黄帝内经》云：

胆者，中正之官，决断出焉。

——《素问·灵兰秘典论》[6]

凡十一藏取决于胆也。

——《素问·六节藏象论》[6]

为何胆主决断？为何胆为中正之官？为何凡十一藏取决于胆？胆经为何属少阳？前面我们已经探讨了中医藏府的胆和解剖的胆的区别，这两者是不能完全画等号的。胆，在中国传统文化中有很独特的内涵，例如一些成语：胆大妄为、胆小怕事、熊心豹胆、胆小如鼠、贼人胆虚、令人胆寒、有无胆量等。这些恐怕都不是那个可以切除的胆囊所具备的。凡十一藏皆取决于胆，中医这个“胆”似乎很重要。我们不妨先从“胆”字入手。

胆，古篆文写作。

中国文字是象形文字，那古人为何要用这个字？这个字象形或表达了什么？

古文字“膽”，从肉月旁、从詹。肉月旁代表人体器官，那胆字主要的含义则来自“詹”的象形了。

詹，籀文=（人，警哨）+（穴，岩穴）+（言，预言、警告）。

造字本义：动词，远古时代的哨兵站在所居住的岩穴之上，远眺、预警，不断地将消息传递给岩穴内的人。

篆文将籀文的“穴”简写成。（摘自《象形字典》）[22]

『胆』这个字已经表达胆主决断的含义。

《说文解字》云：“‘詹’多言也。从言从八从户。”[8]《康熙字典》云：“又通作瞻。”[3]

瞻，远望，有远望预警、预告之意。如此出现了这样形象的画面：预警者在岩穴洞顶远望观察，看到一点情况就汇报一次，然后再去瞭望，再汇报，如此多次传递情报，即多言，这样做的目的是做出判断或决断。“胆”这个字已经表达了胆主决断的含义。胆大，形容决断力强、敢于冒险，反之则称为胆小、胆虚。“胆识过人”“有胆有识”说明有了情报产生正确的认识并依此产生决断。

预警，即在事物发生之前的预告，也可以说是事物发生之初。如果说事物的发生、显现是阳，那显然事物发生之初就是初阳，也就是少阳。唐代以后“膽”也作“胆”字。胆，

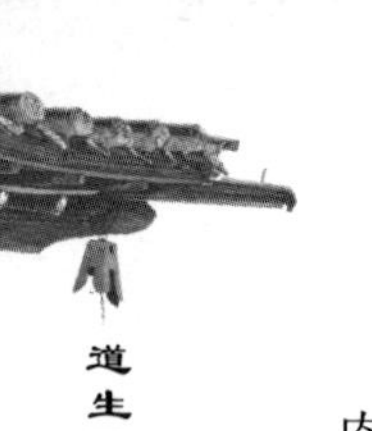

肉月旁，从旦，旦是太阳初起，正是少阳之象，少阳为阳气初起，同样象征了事物成形之初，故胆、膽字的字形本身就含有了少阳之意。

但胆为何主决断？正是因为胆为少阳，枢机之象。从三阴三阳的排列上看，少阳在太阴和阳明之间（图 36）。少阳从三阴而来，其前承三阴，后接二阳，少阳正是由阴入阳的阴阳转换之处，而这正是阴阳之枢，故少阳为枢。而阴阳转换之时正是决断不定之象。但由阴转阳，阳气虽刚刚升起，但毕竟是阳，所以也是决断定夺之象，而决断必须中正，所以说“胆者，中正之官，决断出焉”。

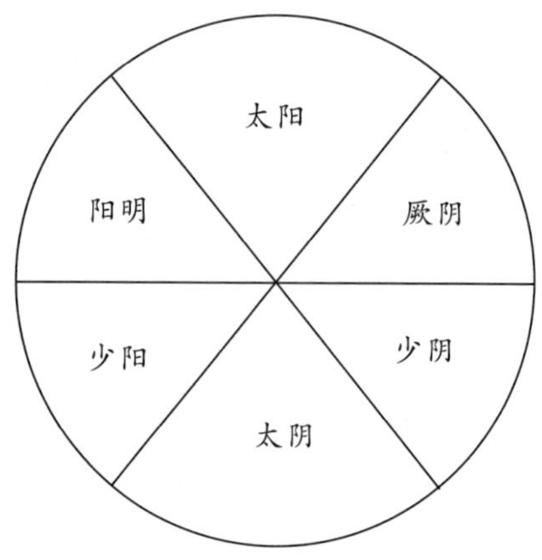

图 36　三阴三阳图

凡十一藏取决于胆

《素问·六节藏象论篇》云："凡十一藏取决于胆。"为何？十二个藏府之经络按一天的时间顺序排列，胆在子时，子时正是一天之中阴阳转换之时。子为十二地支之首，十二地支皆从子起，与之对应人体之十二经皆从胆经起，故云"凡十一藏取决于胆"，胆是十二经之起点。

但大家也知道十二经是从肺经开始的，何以又从胆经始？这又是不同的学说吗？我们知道胆经应子时，肺经应寅时。如果十二时对应于十二月，子时对应子月，也就是冬至所在之月，而冬至正是一年之中阴阳转换之时。寅时对应寅月也就是正月，即我们现在春节、立春所在之月。先秦历法有夏历、殷历和周历之分，这三者最主要的区别在于岁首的不同，古称"三正"。周历以冬至所在的建子之月（即夏历的十一月）为岁首，殷历以建丑之月（即夏历的十二月）为岁首，夏历以建寅之月（即我们说的阴历正月）为岁首。十一月即子月之冬至是一阳初生，阳气初起，但天气仍寒，阳气要经过十二月即丑月的成长，但这时天气反至寒极，故丑月有大寒节气，大寒是寒极一温生，指的是温度的阴极阳生。温度的产生是阳光与地球共同作用的结果，故此时大寒是天地相互作用后的一阳生，故五运六气以大寒节气为起始。

《素问·脉要精微论》云："冬至四十五日，阳气微上，阴气微下。"[6]

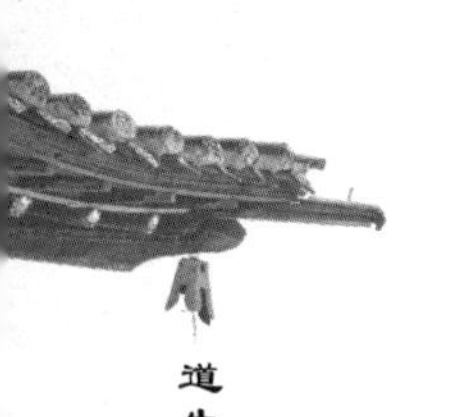

冬至四十五日也就是立春，古人云此时“蛰虫始振”，也就是冬天蛰居的虫类慢慢在洞中苏醒。“鱼陟负冰”，河里的冰开始融化，鱼儿开始到水面上游动，此时水面上还有没完全溶解的碎冰片，如同被鱼负着一般浮在水面，一些春天的花开始开放，这是物候上的一阳初生。冬至是太阳阳光的一阳生——这是天的一阳生；大寒是阳光之热量慢慢作用于地球，最后从大寒后开始温度转暖——这是地的一阳生；立春则是动物、植物包括人阳气初生，这是人的一阳生。《素问·脉要精微论》云：“是故冬至四十五日阳气微上，阴气微下。”[6]讲的是脉，反映到脉上当然是人的一阳生。

因此古代历法中，周历以冬至所在的建子之月为岁首，是以天之一阳生（太阳、阳光）为初生之始，这是天之道。殷历以大寒所在之月即建丑之月为岁首，是太阳之热作用于地球后温度的一阳生，这是地之道。夏历以立春所在的建寅之月为岁首，这是最后阳气作用到人即生物上反映出的一阳生，这是人之道。所以从此我们也就是知道了十二经脉从胆经的子时起说的是天之道，相当于冬至。从肺经的寅时起说的是人之道。但说到底，寅时的物候还是源于子时天之气的初始，故从气之源头上看，十二经从子时胆经起始，即凡十一藏取决于胆，而十二经从肺为始，说的是营气之道：

黄帝曰：营气之道，内谷为宝。谷入于胃，乃传之肺，流溢于中，布散于外，精专者，行于经隧，常营无已，终而复始，是谓天地之纪。故气从太阴出注手阳明，上行注足阳明，下行至跗上，注大指间，与太阴合；上行抵髀，从脾注心中；循手少阴，出腋中臂，注小指，合手太阳；上行乘腋，出颇内，注目内眦，上巅，下项，合足太阳；循脊，下尻，下行注小指之端，循足心，注足少阴；上行注肾，从肾注心，外散于胸中；循心主脉，出腋，下臂，出两筋之间，入掌中，出中指之端，还注小指次指之端，合手少阳；上行注膻中，散于三焦，从三焦注胆，出胁，注足少阳；下行至跗上，复从跗注大指间，合足厥阴，上行至肝，从肝上注肺，上循喉咙，入颃颡之窍，究于畜门。其支别者，上额，循巅，下项中，循脊，入骶，是督脉也；络阴器，上过毛中，入脐中，上循腹里，入缺盆，下注肺中，复出太阴。此营气之所行也，逆顺之常也。

——《灵枢·营气》[5]

营气是经过水谷运化后的“成形”之气，故从肺始，而真正的气化之源是从胆经始，所以说十二经取决于胆，亦即十一藏取决于胆。

天之一阳生（太阳、阳光）为初生之始，这是天之道。

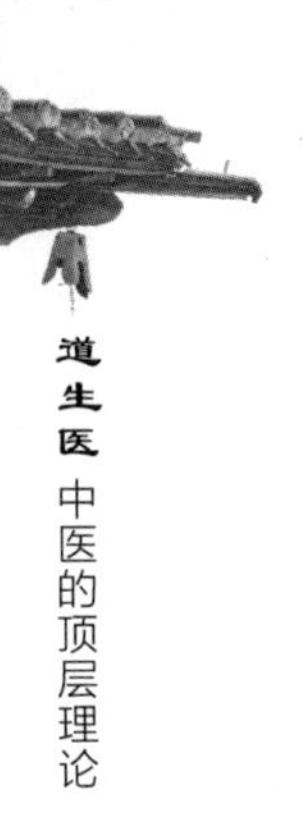

胆寒与温胆汤

胆为少阳，少阳为一阳，阳弱则易寒，古人称之为“胆寒”。胆主决断，胆寒阳气不足，因而难以决断而六神无主，易受惊吓、易恐。我们形容害怕常说“令人胆寒”，胆寒需温，因此古人才有了温胆汤之温胆一说。温胆汤之名最早记载于南北朝名医姚僧垣所撰的《集验方》，温胆汤方药则记载于唐代《备急千金要方》《医心方》等书。《千金方·卷十二·胆虚实第二》谓：

治大病后，虚烦不得眠，此胆寒故也。宜服温胆汤方：半夏、竹茹、枳实各二两，橘皮三两，生姜四两，甘草一两。[17]

此方生姜用四两，大于所有药，清代名医徐灵胎说：“方中一味生姜，足以散胆中之寒。”温胆汤温散胆中之寒，故名温胆。后南宋陈无择的《三因极一病证方论》所载温胆汤：

半夏（汤洗七次），竹茹、枳实（麸炒，去瓤）各二两，陈皮三两，甘草（炙）一两，茯苓一两半，右为剉散，每服四大钱，水一盏半，姜五片，枣一枚，煎七分，去滓，食前服。[23]

此方即在《千金方》温胆汤的基础上加了茯苓、大枣。明言主治“治心胆虚怯，触事易惊，或梦寐不祥，或异象惑，遂致心惊胆摄”。生姜虽由四两减为五片，但方中除了茯苓性平外，陈皮、半夏、生姜、大枣皆性温，枳实、竹茹性微寒但必不若芩连（枳实亦有谓之微温者）。半夏、陈皮之温，剂量合为五两，枳实、竹茹微寒，合之不过四两，再加上生姜、大枣，仍是温药大于寒药，故依然名温胆汤。胆寒阳气不温则津液不化而生痰，痰饮为阴邪，必用温药，所谓“病痰饮者，当以温药和之”即是此意。

温胆汤温散胆中之寒，故名温胆。

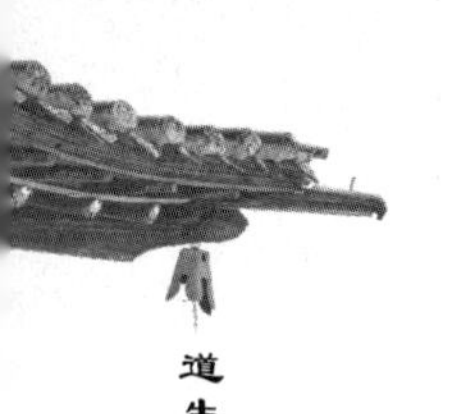

少阳——生机乍现

少阳为枢

少阳是一阳，一阳在阴阳之间，是阴阳进退之间，故为枢。少阳是枢机，其枢机之性表现在人体的方方面面。如脉象：

太阳脉至，洪大以长；少阳脉至，乍数乍疏，乍短乍长；阳明脉至，浮大而短。

——《素问·平人气象论》[6]

少阳之至，乍小乍大，乍短乍长；阳明之至，浮大而短；太阳之至，洪大而长。

——《难经·七难》[8]

乍大乍小、乍短乍长，正是犹豫不决难以决断之象，是枢机进退之象，是少阳阳气初动而尚弱之象。少阳为阳气初起，以其尚柔弱，故《伤寒论》云少阳病忌汗、吐、下：

少阳中风，两耳无所闻，目赤胸中满而烦者，不可吐下，吐下则悸而惊。[15]

伤寒脉弦细，头痛发热者，属少阳，少阳不可发汗。[15]

乍大乍小、乍短乍长，正是犹豫不决难以决断之象，是枢机进退之象，是少阳阳气初动而尚弱之象。

少阳在阴阳之间，处阴阳之枢机，少阳阳气尚弱，故其气更易虚易实，且枢机易被郁。《伤寒论》少阳篇的小柴胡汤正体现了这一点。小柴胡汤以柴胡为君，舒展被郁之阳气，以黄芩、半夏、生姜开郁散结而清郁火，此为少阳易实。小柴胡汤七味药却以人参、甘草、大枣三味药扶助正气，此为少阳易虚。人参、甘草、大枣三药入脾，以少阳紧邻太阴，三药扶助正气，将阳气从太阴托出而为少阳。若少阳正气不足，虚则退于太阴，故《伤寒论》第100条云：

伤寒，阳脉涩，阴脉弦，法当腹中急痛，先与小建中汤，不差者，小柴胡汤主之。[15]

腹中急痛，先以小建中汤扶助太阴，太阴稳固，转入少阳，少阳不解再用小柴胡汤。少阳若邪气实，则从一阳兼入阳明（二阳）如柴胡加芒硝汤证——少阳兼阳明。或直入阳明，如少阳病发汗，引动人体之阳气，则转属阳明，故云："伤寒，脉弦细，头痛发热者，属少阳。少阳不可发汗，发汗则谵语，此属胃。"[15]

易虚易实表现在脉象上即为乍大乍小、乍短乍长少阳之象。 表现在发热上就是寒热往来之象。太阳病是发热恶寒，阳明病是但热不寒，而少阳病是寒热往来，寒热往来正像脉象之乍大乍小、乍短乍长一样，是少阳易虚易实，枢机不定之象，正如决断亦是决与不决、断与不断的枢机进退之象。

三焦何以为少阳？少阳为枢，是枢机，枢机是出入转枢之机，元气、水、水谷精微通过遍布全身的空隙、孔道出入内外，转枢其中，正是枢机之象，故三焦被称为少阳。

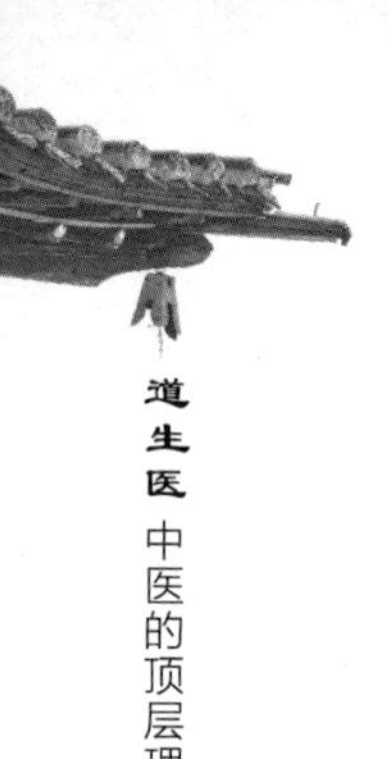

少阳主骨

《黄帝内经》云:“少阳主骨。”少阳何以主骨?不是应该肾主骨吗?我们来看看“少阳主骨”的《黄帝内经》原文:

胆足少阳之脉,……是主骨所生病者……胸、胁、肋、髀、膝外至胫、绝骨、外踝前及诸节皆痛。

——《灵枢·经脉》[5]

少阳终者,耳聋,百节皆纵。

——《素问·诊要经终论》[6]

少阳厥逆,机关不利,机关不利者,腰不可以行,项不可以顾。

——《素问·厥论》[6]

少阳为枢…… 枢折即骨繇而不安于地,故骨繇者取之少阳,视有余不足,骨繇者节缓而不收也,所谓骨繇者摇故也,当穷其本也。

——《灵枢·根结》[5]

“诸节皆痛”“百节皆纵”“诸筋者,皆属于节”,节是骨之间的连接,它维持着骨的稳定,所以才有“少阳厥逆,机关不利,机关不利者,腰不可以行,项不可以顾”的表现,以及“枢折则骨摇而不安于地,故骨摇者取之少阳”。所以少阳主骨是从骨稳定性的角度谈的。为什么少阳主导了骨的稳定性?因为少阳为枢,无论是往来寒热,还是脉之乍大乍小、乍短乍长均是枢机进退之象，而骨的摇晃、在稳定和不稳定之间也是少阳枢机之象，因此少阳主骨，主的是骨的稳定性。少阳主骨和肾主骨不矛盾，而是从不同角度看待骨，肾主骨，强调的是骨的坚实闭藏之性，说的是骨的坚硬性，而少阳主骨说的是骨与骨之间连接的稳定性，这是少阳枢机之象。

无论是往来寒热，还是脉之乍大乍小、乍短乍长均是枢机进退之象，而骨的摇晃、在稳定和不稳定之间也是少阳枢机之象，因此少阳主骨，主的是骨的稳定性。

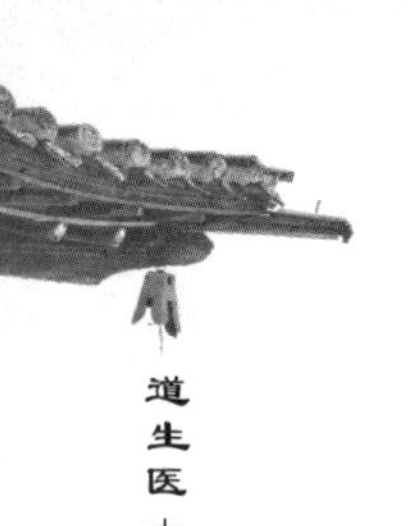

君火、相火及太阳寒水

君火以明，相火以位

古人称命门相火，三焦也称相火，心为君火，君火、相火一词从何而来？尤其是“君火以明，相火以位”，成为历代争议的一个话题。其实“君火”“相火”二词仅见于《黄帝内经》的运气七篇，不见于《黄帝内经》除七篇以外的《素问》《灵枢》，以及《难经》《伤寒论》《脉经》《针灸甲乙经》《千金方》等唐以前的任何文献，可见君火、相火各有其独立的意义。关于“君火以明，相火以位”的解释，明代张景岳在《景岳全书·杂证谟》中论曰：

盖火本阳也，而阳之在上者，为阳中之阳，故曰君火；阳之在下者，为阴中之阳，故曰相火，此天地生成之道也。其在于人，则上为君火，故主于心；下为相火，故出于肾。主于心者，为神明之主，故曰君火以明；出于肾者，为发生之根，故曰相火以位。[24]

后世医家多尊此说，在评价此说之前，我们先看看“君火以明，相火以位”这句话的出处：

帝曰：上下周纪，其有数乎？

鬼臾区曰：天以六为节，地以五为制，周天气者，六期为一备；终地纪者，五岁为一周。君火以明，相火以位，五六相合而七百二十气为一纪，凡三十岁；千四百四十气，凡六十岁而为一周，不及太过，斯皆见矣。

——《素问·天元纪大论》[6]

上下周纪，其有数乎？上下，联系下文即天地，开题就说这是谈天地的，谈天地周纪之数。周，即周期。纪，《康熙字典》云：

【史记·本纪注】索隐曰：纪者，记也。……【周语】数之纪也。【注】数起于一，终于十，十则更，故曰纪。又【礼·月令】月穷于纪。【注】纪，会也。[3]

此篇文章开始即谈天地的循环周期，即天以六为节，地以五为制。这时插进一句"君火以明，相火以位"，然后紧接着谈天节之六与地制之五的配合，即"五六相合而七百二十气为一纪"。我们看到前面谈到天六地五，后面谈到五六相和，这是一脉相承的，但为什么突然中间插进一句"君火以明，相火以位"呢？如果这句话谈的不是天六地五的主题，为何要放在此文的中间？因此"君火之明，相火之位"这句话应该放在整篇的文字和语境中来讨论才对，甚至要放在整个运气七篇中来讨论才对，而不是就这句话论这句话。

此篇前面谈天六地五，后面谈五六相和，那么一个五、一个六是如何相合的呢？这一问题在《素问·六微旨大论》篇做了回答：

帝曰：善。愿闻地理之应六节气位何如？

『君火』『相火』二词仅见于《黄帝内经》的运气七篇。

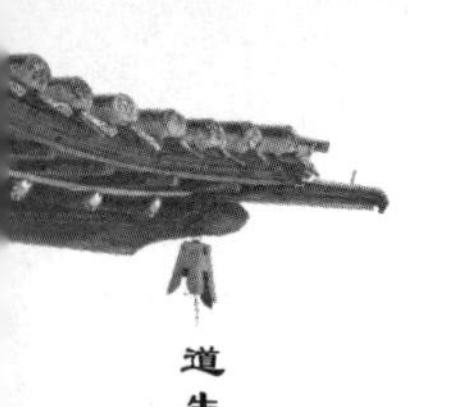

岐伯曰：显明之右，君火之位也；君火之右，退行一步，相火治之；复行一步，土气治之；复行一步，金气治之；复行一步，水气治之；复行一步，木气治之；复行一步，君火治之。

——《素问·六微旨大论》（图 37）[6]

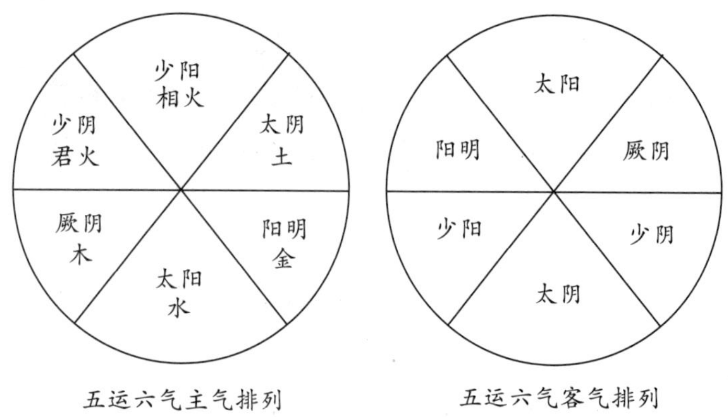

五运六气主气排列　　五运六气客气排列

图 37

黄帝问："愿闻地理之五行是怎样对应天之六节的呢？"岐伯回答："显明之右，君火之位也。"为什么回答这个问题第一句就提君火？这是因为地之五行和天之六节的差别就在火，五行有一个火，而六气有君火、相火两个火，五和六的差别就在这两个火，故首先从火说起，并且首先是君火。如此，首先就要谈君火在哪里，即在六气中君火起于何处。起于何处呢？曰"显明之右，君火之位也"，一共两个火，说完君火紧接着说相火，即"君火之右，退行一步，相火治之"。首先，君火起于显明。显明是什么？王冰注曰："日出谓之显明。"[6]古人谓日出在东方卯正之位、在卯之时。日出而天地光明显亮，故称显明。而卯对应一年之时正是二月的春分，而君火在主气的排列中正是从春分开始。这不正是君火以明吗？综上所述，我们知道天六地五它们相差的是两个火，将地五的一个火扩展为两个火，如此才能与天六相配。故首先必须先说明这两个火，说明它们在哪里，它们在六气中的位置，即它们的起点以及排列顺序，故云"显明之右，君火之位也；

君火之右，退行一步，相火治之”。

《素问·天元纪大论》这段话也要谈五六相合，那必须也要先说明这两个火，它们在哪里，它们在六气中的位置，即它们的起点以及排列顺序，所以才在这段话的中间插进了“君火以明，相火以位”这句话，君火以明，即君火起于显明，相火以位，即相火决定排位。《说文解字》云：“位，列中庭之左右谓之位。”[2]中庭居中，以中为参照，排列在其左右两边曰“位”。故“位”的原意是说在树立参照点后，在其左右顺序排位，故位的含义是排位、顺序。而这个位不就是“君火之右，退行一步，相火治之”吗。因此，《素问·天元纪大论》这段话，先说天六地五，后面谈天六地五相和，而天六地五如何相和？五和六的相差在于两个火，即君火和相火，确定了君火、相火，天六地五就可以顺序相合了。故首先确定君火的起点，然后相火顺序排位，再然后按照五行相生的顺序相排，如此就完成地五与天六的相合，然后才能紧接着说“五六相合而七百二十气为一纪”等。

由此可见，“君火以明，相火以位”是说君火起于显明——春分，相火顺序排位，这是这句话的本义，而不是后世演绎出来的君火、相火之意。后世演绎的君火、相火之意，单拿出来不能言其对错，但放在整段文章，甚至整个运气七篇中就不对了。正如本书在“中医理论研究九步法”一章中所云，探求一句话的本义必须要在整段、整篇甚至整文中寻求。

君火在主气的排列中正是从春分开始。

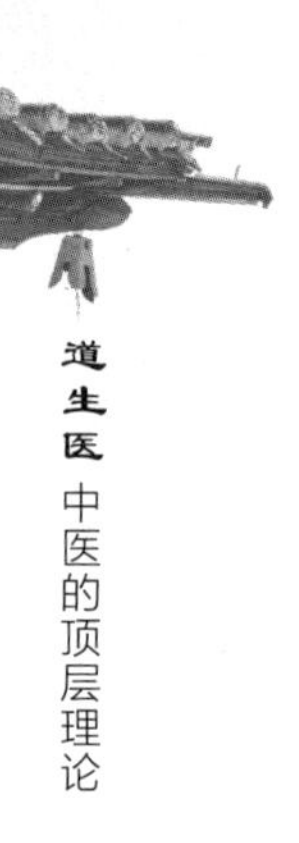

为何有两个火?

五行和六气的不同在于六气中有两个火，即暑和火，或者热和火、君火和相火。为何单单是火分出两个，而不是水或金呢？有学者认为这是中国古人对中原地区的气候认识，若如此，中医理论的基石是以中原古人对局部地区局限性的认识为基础建立起来的，这似乎恰好说明了中医的局限性甚至落后。其实，这是不明白中国古人思想所致，我们同样还是在运气七篇中找答案。《素问·五运行大论》云：

> 故风寒在下，燥热在上，湿气在中，火游行其间，寒暑六入，故令虚而生化也。
>
> 厥阴之上，风气主之；少阴之上，热气主之；太阴之上，湿气主之；少阳之上，相火主之；阳明之上，燥气主之；太阳之上，寒气主之。
>
> ——《素问·天元纪大论》[6]

“少阴之上，热气治之。”故“燥热在上”的“热”指的是少阴君火，而“火游行其间”的“火”自然就是少阳相火。燥、风、寒、热、湿对应了金、木、水、火、土五行，木水即风寒在下，金火即燥热在上，土即湿在中。我们看到少阴君火作为火与其他四行构成五行，而唯独“相火”无位，游行期间。为何少阳相火游行期间？因为相火属三焦，三焦是元气之别使，三焦通行元气，相火正是元气之用的象征，元气经三焦遍布于五藏六府，故云“火游行其间”。

元气如此重要，为何不称为君火反而称为相火，这也是后世很多学者争论的地方。理解这一点并不难，我们知道心属火，心为君主之官，故其所在之少阴被称为君火。作为君火的心主神，而三焦通行元气，元气之用以火喻之。心主神，元气是气，这就涉及神与气的关系。前面我们谈到神可以御气，气可以养神。神御气，故神为君。气养神，被神所御，故为相，所以君与相正是神与气关系的象征。神是主导和领袖，神主导气；气做具体的事，完成神的指令，并且“阳气者，精则养神”，这正是“相”的工作，故二者称为君火和相火。三焦是元气之别使，元气源于命门，故称命门相火、三焦相火。元气之别使与心主神突出了神与气的关系，使得生长化收藏的表达上了一个层次。

神御气，故神为君。气养神，被神所御，故为相，所以君与相正是神与气关系的象征。

为何太阳配寒水？

太阳本是三阳，为何配寒水？要弄清楚这个问题首先我们要知道“太阳寒水”一词出自哪里。太阳配寒水仅见于《黄帝内经》的运气七篇，不见于除七篇以外的《素问》《灵枢》《难经》《伤寒论》《脉经》《针灸甲乙经》《千金方》《外台秘要》等文献。同样，从文献上看三阴三阳与六气相配，如厥阴风、少阴热、少阳（暑）相火、阳明燥、太阳寒也仅见于《黄帝内经》中的运气七篇，而我们知道运气七篇是唐代王冰补入的。

首先一个问题是运气七篇的三阴三阳和《素问》《灵枢》的三阴三阳是不是一回事？如前所述，阴阳是一个分类，而一个事物在不同体系中的阴阳属性不尽相同，例如五藏中的肝，肝肾居下焦为阴，故肝为阴，但它与肾相比它是阳。心肝为气之生长，相对于肺肾之收藏，肝又为阳，当肝和心相比时它又是阴。因此，如果只做阴阳的分类，那么肝是阴还是阳要看它在哪个系统中。我们知道三阴三阳是阴阳的进一步再分，既然不同事物在不同系统中阴阳的属性是不一定相同的，那么不同系统或事物就可能有各自不同的三阴三阳。据王玉川在《运气探秘》中考证，中医古籍中三阴三阳的排列顺序有 29 种之多。因此《素问》《灵枢》三阴三阳和运气七篇的三阴三阳是不是同一种概念就有待考证了。

首先，在《素问》《灵枢》中应用三阴三阳最多的是手足十二经经络的命名。除此以外，明确提到三阴三阳的如《素问·热论篇》：

岐伯对曰：巨阳者，诸阳之属也。其脉连于风府，故为诸阳主气也。人之伤于寒也，则为病热，热虽甚不死，其两感于寒而病者，必不免于死。

帝曰：愿闻其状。

岐伯曰：伤寒一日，巨阳受之，故头项痛，腰脊强。

二日，阳明受之，阳明主肉，其脉侠鼻，络于目，故身热目痛而鼻干，不得卧也。

三日，少阳受之，少阳主胆，其脉循胁络于耳，故胸胁痛而耳聋。三阳经络，皆受其病，而未入于脏者，故可汗而已。

四日，太阴受之，太阴脉布胃中，络于嗌，故腹满而嗌干。

五日，少阴受之，少阴脉贯肾，络于肺，系舌本，故口燥舌干而渴。

六日，厥阴受之，厥阴脉循阴器而络于肝，故烦满而囊缩。

三阴三阳，五藏六府皆受病，荣卫不行，五脏不通，则死矣。

……

岐伯曰：阳明者，十二经脉之长也，其血气盛，故不知人，三日其气乃尽，故死矣。[6]

显然，这里的三阴三阳与经络密切相关，当然密切相关不一定就是完全等同，但运气七篇的三阴三阳是什么呢？如前所述，风寒暑湿燥火的六气体系和三阴三阳相配仅见于运气七篇，这是运气七篇的重要观点甚至是基础，没有这个，五运六气就无法存在，而如此重要的相配思想，为什么《素问》《灵枢》《难经》《伤寒论》《脉经》《针灸甲乙经》《千

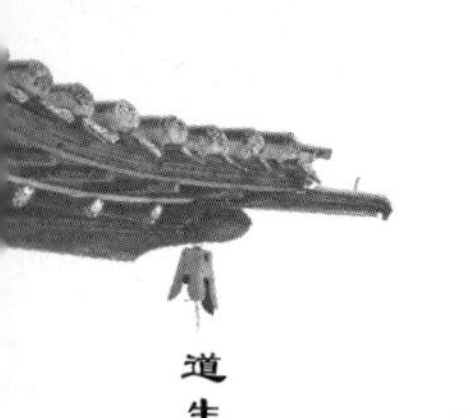

金方》等重要文献都未提到呢？

有了这样的认识，我们再来看太阳寒水。首先，三阴三阳的数字本身表明了阴阳之气的多少，如：

帝曰：善。愿闻阴阳之三也何谓？岐伯曰：气有多少，异用也。

——《素问·至真要大论》[6]

帝曰：善。何谓气有多少，形有盛衰？鬼臾区曰：阴阳之气各有多少，故曰三阴三阳也。

——《素问·天元纪大论》[6]

少阳为一阳，阳明为二阳，太阳为三阳；厥阴为一阴，少阴为二阴，太阴为三阴。太阳，《黄帝内经》名之曰“巨阳”，“太”是大、巨、甚的意思。太，《康熙字典》和《说文解字注》云：

太，【说文】滑也。一曰大也，通也。按经史太字俱作大。如大极、大初、大素、大室、大玄、大庙、大学及官名大师、大宰之类。又作泰……经史古太字无点，后人加点以别小大之大，非。

——《康熙字典》[3]

后世凡言大而以为形容未尽则作太，如大宰俗作太宰，大子俗作太子，周大王俗作太王是也。

——《说文解字注》[2]

太，本义言大，言大而形容未尽者，即最大之意。《康熙字典》《说文解字》《说文解字注》《玉篇》《类篇》《广韵》《集韵》《正字通》均未言太为“初”之意，否则不应有“太初”一语。太，以其“大”之意常训为“最”，如《玉篇》曰：“他大切，甚也。”太阳阳气最多、最大，故称三阳、太阳、泰阳、巨阳。

太阳既然阳气最多，何以称之为寒水？如果说足太阳为膀胱，膀胱属水，所以是寒水，那足少阴为肾，肾也属水，何以不称少阴为寒水？反称少阴为火？若以太阳为阳，阴阳要沟通，阴阳要相配，所以太阳配寒水、少阴配火，但太阴为阴，湿亦为阴，何以相配？少阳为阳，暑或相火亦为阳，以阳配阳，何故？进一步的疑问是为什么太阴要配湿而不是其他？如果说太阴是脾，脾属土，土为湿，那为什么太阴要配脾，而且太阴经本含手太阴和足太阴，太阴为什么不配手太阴肺之燥呢？就像为什么少阴配手少阴之火而不是足少阴之水？其他如少阳配相火、厥阴配风木、阳明配燥金均有此问，这背后的原理是什么？

太阳阳气最多、最大，故称三阳、太阳、泰阳、巨阳。

不妨先从源头看起，我们知道这样的相配不见于除运气七篇的《素问》《灵枢》，始见且仅见于运气七篇，我们看原文：

> 厥阴之上，风气主之；少阴之上，热气主之；
> 太阴之上，湿气主之；少阳之上，相火主之；
> 阳明之上，燥气主之；太阳之上，寒气主之。
>
> ——《素问·天元纪大论》[6]

这里首先确立了三阴三阳的排列顺序，即一阴、二阴、三阴、一阳、二阳、三阳，这个顺序是一二三，从少到多，从阴到阳，表达了阴极阳生，阳极阴生，周而复始。但为什么以一阴作为起始，而不是一阳开始？从一阴最后到三阳，这六步形成了圜道循环。我们知道圜道循环表达了生长化收藏和阴阳的升降循环，圜道之初为气之升，故一阴、二阴、三阴对应圜道的气之升，为阴升；三阳则对应了气之降，此为阳降。因此这个三阴三阳的排列首先表达了阴升阳降的含义（可参考后文“阳升阴降还是阳升阴降”）。我们知道五行的生长化收藏同样是气的升降，五行的生长收藏从木开始，

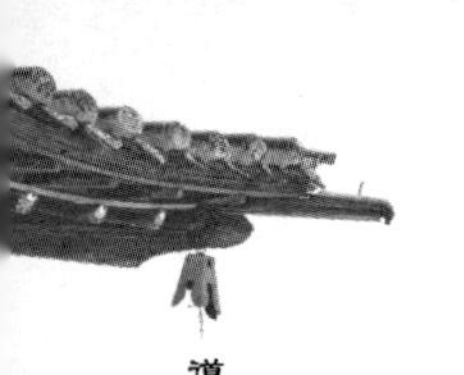

即木火土金水，也对应了圜道气的升降变化。二者同样对应圜道循环，自然可以将三阴三阳和五行相配，运气的三阴三阳从一阴开始，体现了阴升阳降，而五行从木开始，木火属阳，金水属阴，五行则是阳升阴降。

将三阴三阳的阴升阳降与五行的阳升阴降相配，就有了厥阴配木，为风；依次木生火，故少阴配火，为热；火生土，故太阴配土，为湿；而六气中多出一个暑，即相火。两个火，一个君、一个相，一个在阴（少阴），一个在阳（少阳）。从五行的角度看，少阴少阳同为火，故二者紧邻，在五运六气的主气排列即是如此。从三阴三阳排列的角度看，少阴为君火，此时三阴中已经有一火，二火不能同时在阴或在阳，而是应该一个在阴一个在阳，君火在阴，相火就在阳。之所以君火在阴，是因为君王当隐于内，而相火为臣，当出于外，故相火在阳。在三阳中离君火最近就是少阳，故少阳为相火，这就是少阳相火插在了太阴土和阳明金之间的原因。越过少阳，三阴三阳继续按照五行相生排列，太阴土生阳明金，为燥；金生水，故太阳配水，为寒。三阴三阳的排列和五行相结合，也就是五六相和，其外现三阴三阳，内含五行相生。因此按照这样循序，三阴三阳与五行相配，太阳自然就是寒水，这就是为什么太阳配寒水的原因。

但还是那句话，运气七篇中太阳配寒水，是不是就代表除运气七篇外的《素问》《灵枢》及《伤寒论》中的太阳就配寒水呢？是或者不是，恐怕都需要严谨的论证。但至少我们看到《素问》《灵枢》《伤寒论》均未言太阳寒水、阳明燥金、少阴火热等，反而是《素问·水热穴论篇》云："少阴者，冬脉也。"[6]《伤寒论》第 184 条云："阳明居中，主土也，万物所归，无所复传。"[15] 有学者说正是因为太阳寒水，所以《伤寒论》才有太阳风寒的麻黄汤、桂枝汤证，但我们知道少阴病的四逆汤证更是寒证，四逆汤、通脉四逆汤祛寒之性远远超过麻黄汤、桂枝汤，为什么少阴反属热而不是寒？再看《伤寒论》，其少阴篇开篇即言少阴之寒。《伤寒论》少阴篇第一条是少阴提纲证，紧接着第二条就是：

少阴病，欲吐不吐，心烦，但欲寐，五六日自利而渴者，属少阴也，虚故引水自救。若小便色白者，少阴病形悉具。小便白者，以下焦虚有寒，不能制水，故令色白也。

——《伤寒论》[15]

让我们感到，这似乎倒是与《素问·水热穴论篇》说的“少阴者，冬脉也”一脉相承。有人说少阴也有黄连阿胶鸡子黄汤的热证，所以少阴属热，但太阳病也有温病，如：

太阳病，发热而渴，不恶寒者，为温病。若发汗已，身灼热者，名风温。[15]

为何太阳曰寒水不曰热？因此，“太阳寒水”的说法在运气理论中是没问题的，但能否以之推论到《素问》《灵枢》《伤寒论》的太阳也是寒水，还要有严谨的论证才行。

关于《黄帝内经》和《伤寒论》还有很多问题值得探讨，如六经的本质、《内经》中的开合枢等，这些将在笔者的下一本书中详述。

三阴三阳从一阴开始，体现了阴升阳降，而五行与之相配是从木开始，木火属阳，金水属阴，五行则是阳升阴降。

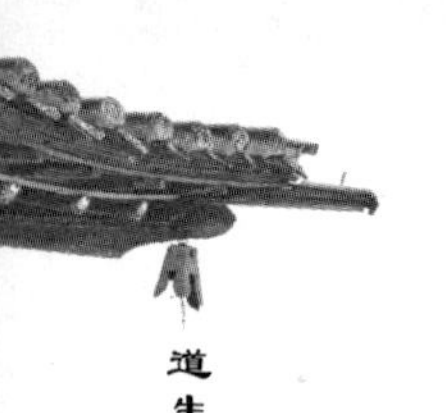

参考书目

1 王利器．文子疏义．北京：中华书局，2000.
2 [汉] 许慎撰，[清] 段玉裁注．说文解字注．上海：上海古籍出版社，1981.
3 [清] 张玉书，陈廷敬．康熙字典．上海：上海书店，1985.
4 楼宇烈．王弼集校释．北京：中华书局，1980.
5 灵枢经．北京：人民卫生出版社，1963.
6 郭霭春．黄帝内经素问校注．北京：人民卫生出版社，2013.
7 何宁．淮南子集释．北京：中华书局，1998.
8 凌耀星．难经校注．北京：人民卫生出版社，1991.
9 [清] 叶霖撰，吴考槃点校．难经正义．北京：人民卫生出版社，1990.
10 周易正义 //[清] 阮元．十三经注疏．北京：中华书局，1980.
11 [清] 吴谦．医宗金鉴．北京：人民卫生出版社，1983.
12 张东．元气神机：先秦中医之道．西安：世界图书出版西安有限公司，2016.
13 [明] 张介宾．类经图翼．北京：人民卫生出版社，1965.
14 [明] 张玄玄撰，节要篇一卷．龙尾山房刻本，1841.
15 刘渡舟．伤寒论校注．北京：人民卫生出版社，1991.
16 李聪甫．中藏经校注．北京：人民卫生出版社，1990.
17 李景荣．备急千金要方校释．北京：人民卫生出版社，1997.
18 何任．金匮要略校注．北京：人民卫生出版社，1990.
19 南京中医药大学编著．中药大辞典 .2 版，上海：上海科学技术出版社，2009.
20 [清] 张山雷．张山雷医集．北京：人民卫生出版社，1955.
21 [清] 黄宫绣．本草求真．上海：上海科学技术出版社，1959.
22 象形字典（网络版）.https://www.vividict.com/Public/index/page/index/index.html.
23 [宋] 陈言．三因极一病证方论．北京：人民卫生出版社，1957.
24 [明] 张介宾．景岳全书・杂证谟．上海：上海科技出版社，1959.

第五篇

中医之元

中医三论　先秦中医

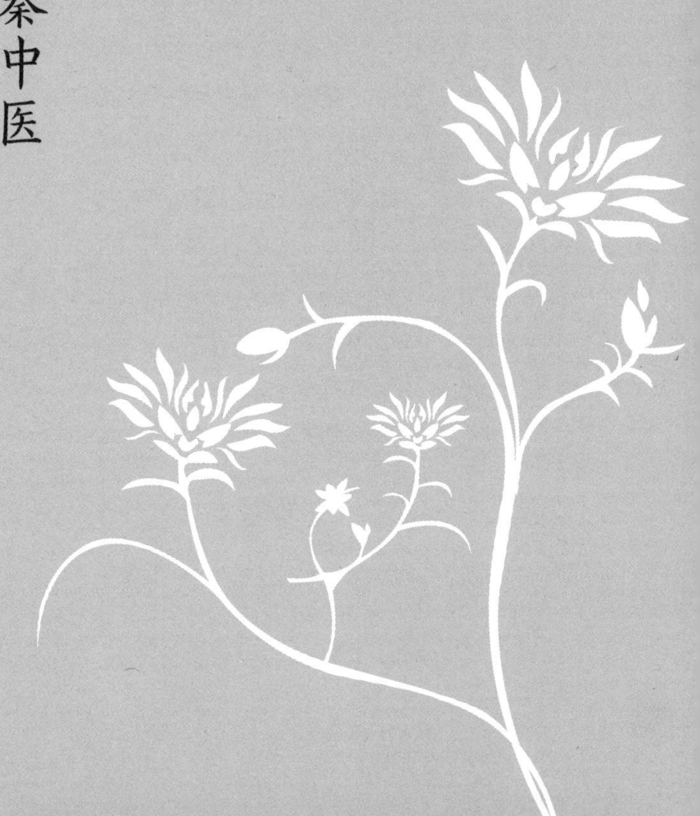

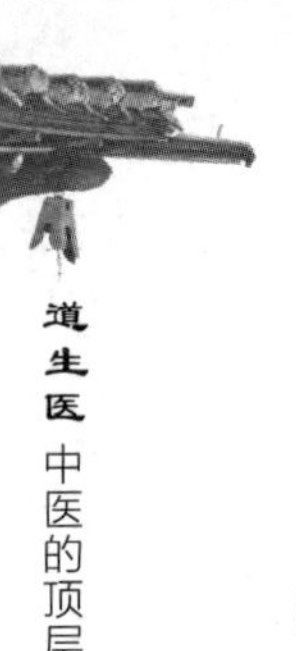

中医元气论

元气即一

“元气”一词最早源于战国典籍《鹖冠子·泰录》：“故天地成于元气，万物乘于天地。”[1]“元气”又被称为“太极”“太一”。

元，始也。

——《说文解字》[2]

元者，气之始也。从一，兀声。

——《说文解字注》[2]

变一为元。元者，气也。无形以起，有形以分，造起天地，天地之始也。

—— 东汉·何休《春秋公羊解诂》[3]

元气未分，浑沌为一。

——《论衡》[4]

太极，元气，函三为一。

——刘歆《三统历》

易有太极，是生两仪，两仪生四象，四象生八卦。孔颖达疏：太极，谓天地未分之前，元气混而为一。

——《周易正义·系辞上疏》[5]

"一"在古人心中如此重要。《道德经》云：

昔之得一者，天得一以清，地得一以宁，神得一以灵，谷得一以盈，万物得一以生，侯王得一以为天下正。

战国楚竹书《凡物流行》云：

是故有一，天下无不有；无一，天下亦无一有。能察一，则百物不失；如不能察一，则百物俱失。[6]

"一"甚至与"道"同语。《素问》云："揆度奇恒，道在于一。"[7]《说文解字》云："一，惟初太始，道立于一。"[8]"一"与道到底是什么关系？《道德经》云：

无，名天地始；有，名万物母；常无，欲观其妙；常有，欲观其徼。此两者同出而异名，同谓之玄。

"道"如果是"无"，"一"即是"有"。"无"和"有"同出而异名，即"道"和"一"同出而异名，故曰"道立于一"。"道"为本体，"一"则是"道"的体现，"道"的体现即"道之德"，因此"一"就是《道德经》所说的"德"，并且是"道之德"。所以古人才这么重视"一"，将其与"道"同语。

"道之德"是什么？《道德经》曰："道常无为而无不为。"道之体是无。无，谈不上为和不为，无为而无不为的是道的体现，即"道之德"。如此，道之德即是一，所以才说"是故有一，天下无不有"。一是道之德，道之德是无为。"一"后世曰元气，故元气无为。《道德经》曰："道生一，一生二，二生三，三生万物。"三生万物，其本乃是"一"

『一』乃万物之本、万物之源、万物之起始，故曰『元』。

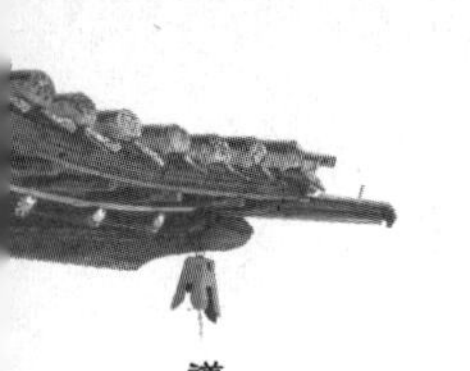

生万物，故“一”乃万物之本、万物之源、万物之起始，故曰“元”。《论衡》曰：“万物之生，皆禀元气。”《白虎通义·天地》曰：“天地者，元气之所生，万物之祖也。”

人之元气

元气生天地，天人相应，因此人亦有元气。《春秋繁露·重政》曰：“元，犹原也……故元为万物之本，而人之元在焉。”《论衡·辩祟》曰：“人，物也，万物之中有智慧者也。其受命于天，禀气于元。”人体之元气，《黄帝内经》曰“真气”，《难经》称“元气”或“原气”。

真气者，所受于天，与谷气并而充身者也。

——《灵枢·刺节真邪》[9]

真气即元气也。

——明·张介宾《类经》[10]

真气又名元气，乃先身生之精气也。

——金·李东垣《脾胃论·脾胃虚则九窍不通论》[11]

人之有尺，譬如树之有根，枝叶虽枯槁，根本将自生。脉有根本，人有元气，故知不死。

——《难经·十四难》[12]

命门者，诸神精之所舍，原气之所系也。

——《难经·三十六难》[12]

元气是生气之源，化生万物，而人体之万物即是藏府、经络、营卫、气血、津液、水谷精微等。人体的元气化生人体之万物，同时也是人

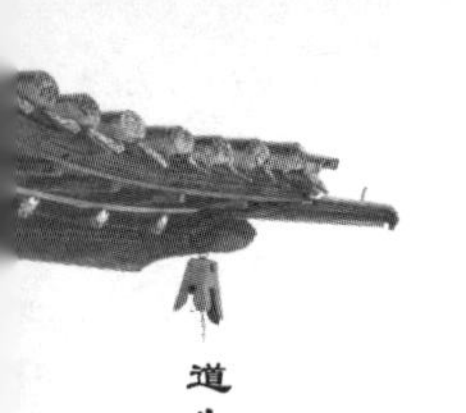

体万物之总合。故《灵枢·决气》曰：

余闻人有精、气、津、液、血、脉，余意以为一气耳。[9]

明·张介宾《类经》曰：

真气即元气也。气在天者，受于鼻而喉主之；气在水谷者，入于口而咽主之。然钟于未生之初者，曰先天之气；成于已生之后者，曰后天之气；气在阳分，即阳气；在阴分，即阴气；在表曰卫气，在里曰营气；在脾曰充气；在胃曰胃气；在上焦曰宗气；在中焦曰中气；在下焦曰元阴、元阳之气，皆无非其别名也。[10]

我们知道元气的特性是“无为”。无为，不是什么都不做，而是所有的都做，而且都做到最好，故曰：“道，常无为而无不为。”[13]但是我们常常感觉不到它，日用而不知。元气“不争而善胜，不言而善应，不召而自来，坦然而善谋”[13]，人体元气“万物作焉而不辞，生而不有，为而不恃，功成而弗居”[13]。这正是人体元气的无为之道。元气化生并管理人体，当人体健康时，元气无为而治，自然运行。

太极中和——后天元气

元气有先天和后天，先天元气为“一”，那后天元气呢？还是《道德经》中的那句话“道生一，一生二，二生三，三生万物，万物负阴而抱阳，冲气以为和”。这句话说明先天元气怎样化生后天元气的过程。道生一，道生先天元气——“一”（道与先天元气本是一体）；一生二，先天元气生阴阳二气，此时已落入后天；二生三，阴阳二气变化沟通而成三，三生万物；万物都有阴阳，阴阳冲气以为和。这个阴阳冲气以为和的和之气，就是后天元气。一，是混沌，是阴阳不分的阴阳合一；和，是阴阳之和，阴阳和于中。中，非阴非阳，即阴即阳，阴阳莫分，是后天的一，故名之曰后天元气。天地万物如此，人亦如此。

后天元气本中和，体先天元气之无为，先天元气、后天元气无为而治，则人体健康长寿。当人体生病，但没有超过人体元气无为而治能力的时候，疾病可以自愈；而当人体的疾病超过元气无为而治的能力之时，则疾病不能自愈。元气神机法正是探索如何让人体元气恢复无为而治的方法。元气神机法不针对疾病，而是直指元气本身。让元气无为而治，如此则就可以将不能自愈的疾病转变为能自愈的疾病。这一点《伤寒论》早已告诉我们——“阴阳自和者，必自愈”[14]。阴阳自和，是自愈之道。阴阳自和，是元气无为之道。元气神机法将治疗疾病的方法从关注疾病变为了关注人体自身的元气，元气无为则疾病自除，正如孙子兵法所言：“夫百战百胜非善之善者也，不战而屈人之

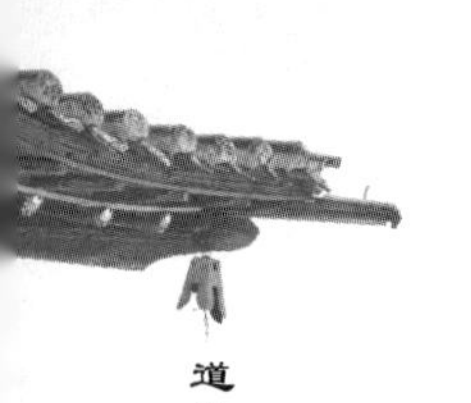

兵善之善者也。”元气神机法是无为法。

阴阳冲气以为和，后天元气无为而治，则人体无病；先天元气无为而治，则会长寿。但道家还追求后天返先天的长寿之道（参见“生生之道——先天学与后天学”一节），要后天返先天必须具备两个条件：第一，后天元气无为而且充沛；第二，元神为引导。启动元神，在元神的引导下，才能后天返先天。而要启动元神，必须去掉识神，也就是《道德经》所说的“弃智绝学”才能“见素抱朴”，见素抱朴即是回归先天，但这已不是治病之道而是修炼之道。

“后天元气要想返归先天元气，就要有元神作为引导”的含义正是隐藏在了《黄帝内经》“目为命门”的论断中（参见“人体的天地之心——命门”一节），命门是先天元气和后天元气出入相连之门，但《黄帝内经》对此点到为止。《黄帝内经》有很多隐藏，表达也是以隐喻的方式点到为止。之所以如此，一方面《黄帝内经》认为“得其人不教，是谓失道，传非其人，慢泄天宝”，这正是道家的观点。另一方面，《黄帝内经》主要讲的是治病之道而非修炼之道。但我们知道治病之道和修炼之道本原为一，故《黄帝内经》第一篇就是《上古天真论》，而非治病的具体方法。

上古天真，清代张志聪注云：“上古，谓所生之来。天真，天乙始生之真元也。”[15]所生之来的天乙始生之真元，先天元气也。《素问·上古天真论》首句：“昔在黄帝，生而神灵，弱而能言，幼而徇齐，长而敦敏，成而登天。”[7]“昔在”，言其源；“黄帝”，言其祖，“黄”言其中。源、祖、中，皆是元之意。生而神灵、能言（表现）、徇齐（迅疾）、敦敏、登天，元气之性也。“黄帝”，元气之喻也。上古天真，喻先天元气；黄帝，喻后天元气。

什么是元气？元气有三个特性。其一，化生。元气为原，是最开始的化生之气，这指的是先天元气，即一。先天元气启动化生后天元气，后天元气继承了先天元气的这个功能，然后化生人体之万物，人体万物皆是元气所化，故《素问》云：“余闻人有精、气、津、液、血、脉，余意以为一气耳。”[7] 此一气即元气。后天元气具备了先天元气的化生功能，但人体万物中，有些只能是先天元气化生，而后天元气只能起到修复作用，如一些不可再生的组织和器官。其二，元气是中枢。中枢控制整体，控制所有，就像圆心，圆上所有的点都要围绕它，圆心控制了圆的所有点，人体的元气就是人体的中枢。以上两个功能放在太极图上就是圆心和圆的启动点，即太极中和以及天地之心。其三，元气无为而治。如果只用一句话总结，那就是元气无为而无不为，无为是其特性，无不为即元气化生所有、控制所有。

先天元气生后天元气，后天元气生万物，这个生——生之机、生的动力，就是太一生水的水，水是比喻，喻生机。此生机在先天喻为水，在后天就变为天地之心，也被称为玄。“玄之又玄，众妙之门”，第一个玄是先天元气中的生之机，第二个玄是后天元气中的生之机，玄之又玄，先天生后天，后天返先天，生生不息，这生生不息的机即众妙之门。

和，是阴阳之和，阴阳和于中。中，非阴非阳，即阴即阳，阴阳莫分，是后天的一，故名之曰后天元气。天地万物如此，人亦如此。

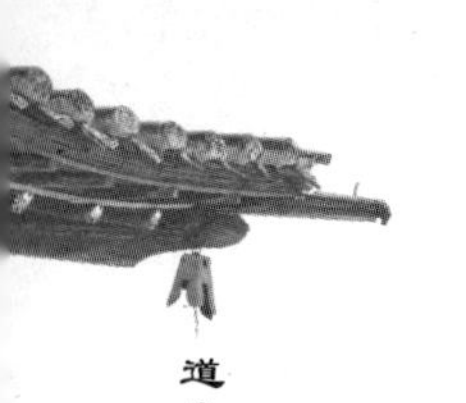

中医人体发生论

三生万物

中国传统文化认为天人相应，因而人体的发生和天地万物的发生遵循一致的规律。《道德经》阐述了天地万物的发生过程，即“道生一，一生二，二生三，三生万物，万物负阴而抱阳，冲气以为和”，人体的发生也遵循了这个过程。

如前所述，先天元气为一，在人体，先天元气通过命门化生阴阳二气，即“一生二”。二即阴阳，既分阴阳则已经是后天。人体阴阳二气首先化生任督二脉，这是人体的天地定位。

任督二脉负阴而抱阳。督脉属阳，在后背，人体背属阳；督脉有二十八个穴位，对应二十八星宿，月亮日行一宿，对应二十八天，这是月的周期；月属阴，故督脉负阴，督脉为阳，故是以阳负阴。任脉属阴，在腹部，腹属阴；任脉有二十四个穴位，对应二十四节气，这是太阳的周期；日为阳，任脉为阴，此是以阴抱阳。

督脉、任脉负阴而抱阳，然后冲气以为和，产生冲脉。冲，即冲气以为和，这大概就是冲脉名称的来源。冲脉、督脉、任脉被称为“一源三歧”，因为都是从命门发源，同一个源头分出了三支，即一生二，二生三。然后三生万物，人体的万物就是经络、藏府、营卫、气血等，所以冲脉才被为五藏六府之海、十二经之海，正是三生万物。

“三”具体是如何生万物的？首先，任督二脉冲气以为和产生冲脉，这就是三。三生万物，首先产生阴维、阳维、阴跷、阳跷四奇经，即太阴、太阳、少阴、少阳之四象。四象生而五居中，此即带脉。这是人体第一个五行，即阴维、阳维、阴跷、阳跷、带脉。五行之气脉加上任督二脉、冲脉即奇经八脉。人体发生首先产生的是气脉，即奇经八脉。奇经八脉的产生是天地自然之发生在人体中的表现。

人体发生首先产生的是气脉，即奇经八脉。奇经八脉的产生是天地自然之发生在人体中的表现。

奇经八脉进一步化生藏府。静者为藏，动者为府，藏法地，其数为五，府法天，其数为六，藏府相配，五六相和，此为天地相合之道，这是气化之藏府。气化之藏府借助母体吸收的营养物质再逐渐形成解剖之脏腑。气化之藏府以气化为体，产生形而下的、解剖的五官、五体、五液、皮脉肉筋骨等。

督脉、任脉、冲脉、阴维、阳维、阴跷、阳跷、带脉，即奇经八脉，对应先天八卦，化生出十二经络（参见“先天八卦与十二经”一节）。藏在内象地，府在外象天，天圆地方，五藏六府相配是天地相和之道。十二经络是藏、府——“天”“地”——之间的连接。经络在藏府、体表、五官等之间形成了沟通的网络，如环无端，联通藏府、体表、五官等，构成三阴三阳的太极圜道，对应天道之三阴三阳。最后所有的阴阳之气，也就是整体的阴阳之气，包括奇经八脉、五藏六府、经络之气，冲气以为和，成为后天元气。同时人体借助水谷之气、呼吸之气与自然相通，形成一个完整又开放的系统（图 38）。

大多数人将人出生那一刹那之后谓之后天，将胎儿在母体中算作先天，这是一种先天后天的分类。这两者之间确实有先后之分，但胎儿既已成形，也已是后天，这不过是后天的生数状态，就像先天八卦，虽云先天，但天地已经定位，

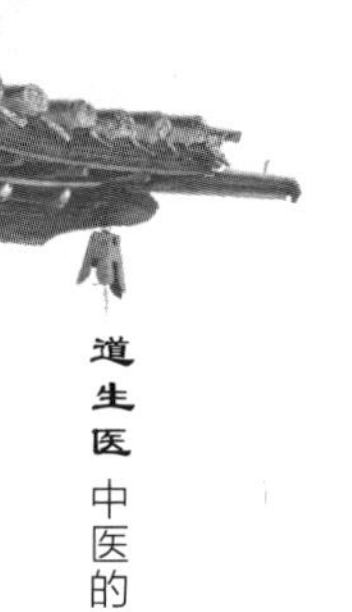

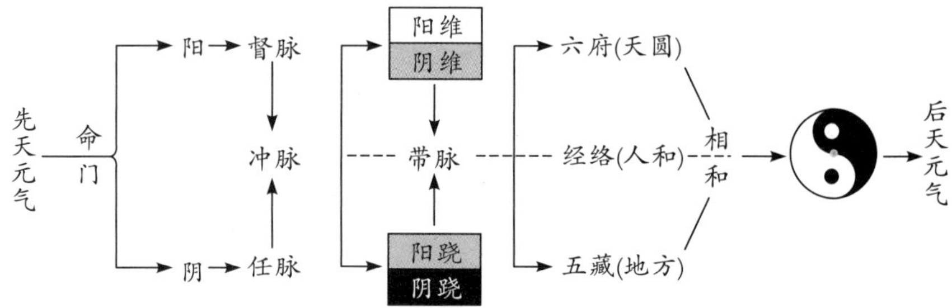

道生一 一生二 二生三 三生万物(四象五行) 万物负阴而抱阳 冲气以为和

图 38 人体发生图

其实已是后天。人体出于母体之后，肺气通、脾气运则气化流行，此是后天之成，是后天的成数状态，对应了后天八卦。无论胎儿还是婴儿其实均已见形质，皆是后天，也只不过一个是生，一个是成。那么，何为人体真正的先天？《灵枢·本神》云：

天之在我者德也，地之在我者气也。德流气薄而生者也。故生之来谓之精；两精相搏谓之神；随神往来者谓之魂；并精而出入者谓之魄；所以任物者谓之心；心有所忆谓之意；意之所存谓之志；因志而存变谓之思；因思而远慕谓之虑；因虑而处物谓之智。[9]

“天之在我者德也”，德，道之德。“地之在我者气也”，先天之元气也。“德流气薄而生者也”即道生一，一生二也。二者，阴阳两精也，“故生之来谓之精，两精相搏谓之神”，两精相搏即阴阳相和也，阴阳相和，三生万物也，故曰神者，引出万物者也。以后之魂魄、心意等，即神之万物——识神。所谓先天者，“德流气薄”也，德者，元神也，气者，元气也。

阴升阳降还是阳升阴降

人体之天地万物既生，则阴阳升降出入，运行不息，但阴阳的升降到底是阴升阳降还是阳升阴降？其实二者不相悖。我们先看天地，天地阴阳源于“一”，“一”即混沌，混沌初开即一生二，二即天地，清轻者为阳向上升为天，重浊者为地向下而为地，这是阳升阴降。天地阴阳既分，此时天在上为阳，地在下为阴，天不能再向上，地不能再往下，此时阴阳、必须沟通交合，也就是天之阳要下降于地，地之阴要上升入天，阴阳沟通，此即阴升阳降，这也是《周易》泰卦的原理。《素问·六微旨大论》云：

天气下降，气流于地；地气上升，气腾于天。故高下相召，升降相因，而变作矣。[7]

中医之脉象亦是天地交泰之象，寸口脉左脉主升，右脉主降，但左脉为血，右脉为气。左寸为心，心主血，左关为肝，肝藏血，左尺为肾阴，主藏精，故左主血，但左脉为升，此即阴升。右寸为肺，肺主一身之气，右关为脾，脾主运化，以脾气、脾阳为主，右尺为肾阳，故右主气，但右脉为降，此为阳降（图 39）。

中医的脉象体现了人体后天之气化的阴升阳降。人体十二经的循行亦是如此，阳经从头走足、从外走内，此为阳降；阴经则从足走头、

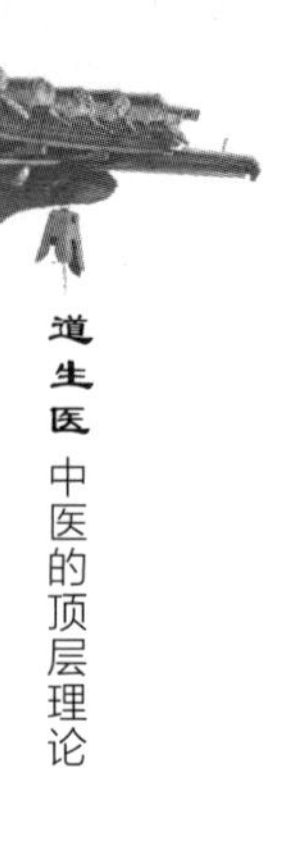

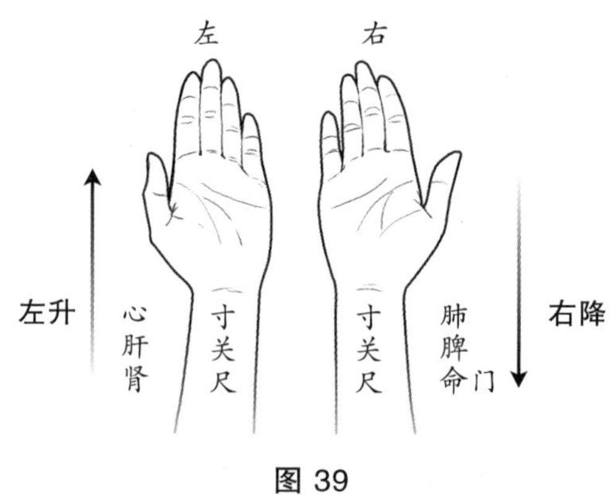

图 39

从内走外，此为阴升。五运六气中三阴三阳的排列是阴升阳降，而五行的排列则是阳升阴降（见“太阳寒水”篇）。

无论是阴升阳降还是阳升阴降，当我们谈阴阳的时候一定要根据语境，看看所说的阴阳到底是什么，在哪个系统内。因为阴阳只是一个相对的分类，就像我本人到底是阴还是阳，要看在哪个系统中，如在男女系统中，我为阳，但放在我的单位系统中，单位的院长是阳，作为员工的我是阴；如果放在我的家庭中，我是父亲是阳，我的子女则是阴。所以说阴阳一定要看语境。刚刚所说的阴升阳降，如果从天地的角度来说，天为阳，地为阴，天气下降自然就是阳降，地气上升自然就是阴升。但如果从升降的角度说，则升本身就是阳，降本身就是阴，从这个角度上说就是阳升阴降。落实到人体中，我们说的阴阳，常常指的是阳气与阴精。关于人体阳气与阴精的升降，道家的《钟吕传道集》论得其详：

且肝，阳也，而在阴位之中，所以肾气传肝气。气行子母，以水生木，肾气足而肝气生。肝气既生，以绝（注：断绝）肾之余阴，而纯阳之气上升者也。且肺，阴也，而在阳位之中，所以心液传肺液。液行夫妇，以火克金，心液到而肺液生。肺液既生，以绝心之余阳，而纯阴之液下降者也。

以其肝属阳，以绝肾之余阴，是以知气过肝时，即为纯阳，纯阳气中，包藏真一之水，恍惚无形，名曰阳龙。以其肺属阴，以绝心之余阳，是知液到肺时，即为纯阴。纯阴液中，负载正阳之气，杳冥不见，名曰阴虎也。气升液降，本不能相交，奈何气中真一之水，见液相合，液中正阳之气，见气自聚。

——《钟吕传道集·论龙虎》[16]

此篇之意是：水生木，肾为水，肝为木，肾气足，则肝气生。阳气从肝而上升，升至心，心为火。火为阳之极，阳极生阴，则阴液生，阴液从肺而降，复归于肾水。但从肝而升的阳气，内含真一之水，即阴精，只不过此时阳气在外，阴精在内，阴随阳气而升。待到阳气升至极点，阳极阴生，此时阴出于外，阳气含于内，故液生阴降，但阴液中内含阳气，此时则阴在外而阳在内，内含之阳随阴而降。阴液降到肾，阴极阳生，在内的真阳返出于外，再升于肝，如此周而复始，圜道循环。由此可见阴升阳降和阳升阴降本是一体，阴不是纯阴，阴中有阳；阳亦非纯阳，阳中有阴，阴阳本相和。

天之阳要下降于地，地之阴要上升入天，阴阳沟通，此即阴升阳降，这也是《周易》泰卦的原理。

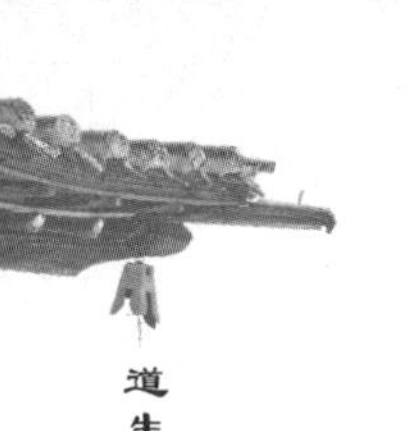

中医病证论

中医证的本质

我们知道，现代意义上的“疾病”概念应该包含相对独立的病因病机，并依此可以判断其预后转归，例如冠心病、病毒性肝炎、肺源性心脏病、缺铁性贫血等，西医如此，中医也如此。现在的中医疾病分类，如咳嗽病、眩晕病、心悸病、失眠病、水肿病、头痛病等，仔细想想，咳嗽、眩晕、失眠、头痛都是症状。症状只是疾病的表现，症状并不能代表疾病。疾病必须具备独立的病因病机和预后转归，而症状不具备。

如“咳嗽”，它是某些疾病的临床症状之一，肺癌、咽炎、心脏早搏、反流性食管炎都可以表现为咳嗽，咳嗽只是症状，而不是独立的疾病。中医也是这样认为的，如《素问》云“五藏六府皆能令人咳”，五藏六府、风、寒、暑、湿、燥、火、痰浊、瘀血、水饮、气滞、金创外伤、虫证等皆可以导致咳嗽。咳嗽是疾病的症状，而不是疾病本身。即使我们诊断“咳嗽病”，也无从判断其预后的。这一点其实《中医基础理论》说得很清楚：

中医治病主要不是病的异同，而是着眼于病机的区别。相同的病机，可用基本相同的治法，不同的病机，就必须用不同的治法，所谓‘证同治亦同，证异治亦异’实质上是由于证的概念中包含着病机在内的缘故。[17]

治病当然应该关注疾病的异同，不同疾病其预后转归、治疗方法自然不同。但中医竟然不关注病的异同，“而是着眼于病机的区别”，言下之意是，这个所谓的病并没有含有真正的病机。中医的病机在哪里？“证的概念中包含着病机”。证，古用“證”字，“证”既有“告也（《说文》）”“验也（《玉篇》）”之意，同时《康熙字典》引《增韵》解“证”字曰“候也、质也”……《孔氏》曰“侯，候也”。这是何意？其实，“侯”古代尚有“射布”之意，即布做的射箭的靶子，《小尔雅·广器》云：“射有张布，谓之侯”。郑玄注《周礼》云：“方十尺曰侯，四尺曰鹄，二尺曰正，四寸曰质”（《周礼注疏》）[18]，这就理解了为什么说“证，侯也、质也”，这里的“正”“侯”“质”，指不同大小的射布。由此可见，证、证候还有箭靶之意，箭靶隐含了目标、目的之意，而治病首要目标就是抓住疾病的本质，抓住了疾病的本质才能以此论治，即辨证论治，而疾病的本质就是病因病机。古代医家用“证”一字，不但有验证、告知之意，同时也包含了目的、本质之意，二者密不可分。

辨证论治最早被称为“辨证施治”，始见于明代周之干，其《慎斋遗书》有《辨证施治》一篇——《慎斋遗书·卷二·辨证施治》，其中云：

凡读书人，精神恍惚，汗出不睡，或泄泻，或多痰，病虽不一，要之皆发于心脾。盖思虑多则心火乘脾，君不主令，相火用事，……归脾汤之类，是为对证。[19]

实质上是由于证的概念中包含着病机在内的缘故。

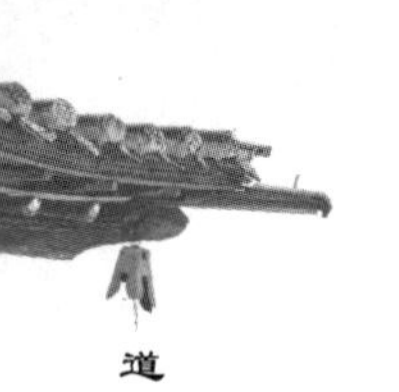

“病虽不一”，这里的病指的是泄泻、多痰等症状，患者的症状虽不同，但“要之”无不是“思虑多则心火乘脾”这个病因病机所致，以此论治，用归脾汤之类“是为对证”，故曰“辨证施治”，此证显然不是症状，而是病因病机，即思虑多心火乘脾。因此中医的“证”包含了独立的病因病机，依此判断预后转归并制定治疗方案，此曰“辨证论治”。

由此可见，在具备独立病因病机方面，中医“证”正是现代意义上病的概念，这就是为什么中医这么注重辨证论治的原因。从古人同病异治、异病同治中，我们就可以看到，其实古人真正关心的是证，因为它代表了病机，而所谓的病——咳嗽、水肿、心悸、水肿——只能是疾病的症状。病，在古代的含义有时候是主诉之意，《广雅疏证》云“病，苦也”,《广韵·映韵》云“病，忧也”，患者最痛苦、最忧虑之处正是患者的主诉。当古人称症状为病的时候常常指的是患者的主诉，而不是现代意义上疾病的概念。同样方证对应，应该是方与病机的对应，而不是与症状或症状群的对应。因此，“证”并非作为疾病分型的所谓证型，而是疾病本身。但我们在书写中医病历的时候，在中医诊断一栏，经常这么写：

中医诊断：眩晕（病）
　　　　　肝阳上亢（证）

将具备独立病因病机的证当作症状的分型，这是不合理的。症状作为临床表现，是比证低一层的概念，而在这里将之置于证之上，称之为病，是不合理的。

中医疗效可重复吗?

西医常常诟病中医的疗效难以重复。其实疗效的可重复性并非西医的专利，而是一个科学研究的准则，是基本的科学规范。可重复性原则帮助我们鉴别偶然性和必然性，如果说中医的疗效不可重复，那我们可以猜测中医的疗效只是偶然现象，不是碰运气就是安慰剂。如果说中医是辨证论治，是个体化治疗，所以疗效难以重复，这是难以说服人的。由于我们对中医的认识的问题，中医疗效评价也成为一个难题。中医的疗效真的难以重复吗？首先我们知道，从现代对疾病的定义上看，既然中医的证就是中医的病，那么这个中医的病（证）和西医的病区别在哪里？前文已述，对于同样的人体和疾病，中医和西医所看到的图景是完全不同的，西医看到的是解剖的图景、是血流动力学、分子生物学的图景，而中医看到的是气的运化，藏府经络中气机的变化、气血营卫的升降出入。中西医依据不同的人体和疾病图景进行了疾病分类和定义，西医称之为病，中医称之为证。二者病理内容不同，但都具备独立病因病机和预后转归，在这个意义上，它们是同一层次上的。中西医病证之间的关系就像图 40 举例所表述的。

该图中，纵向看是西医的疾病，例如一个高血压病，中医可能会有不同的证，如肝阳上亢证、痰湿阻滞证、肝肾阴虚证、脾虚风动证等，这是从西医疾病的角度上看的。从这一角度上看，西医的病为纲，中医的病是目。但如果横向看，从中医证的角度上看，同一个证也对应

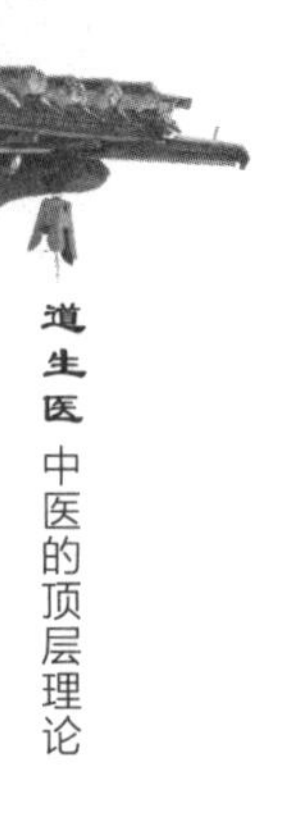

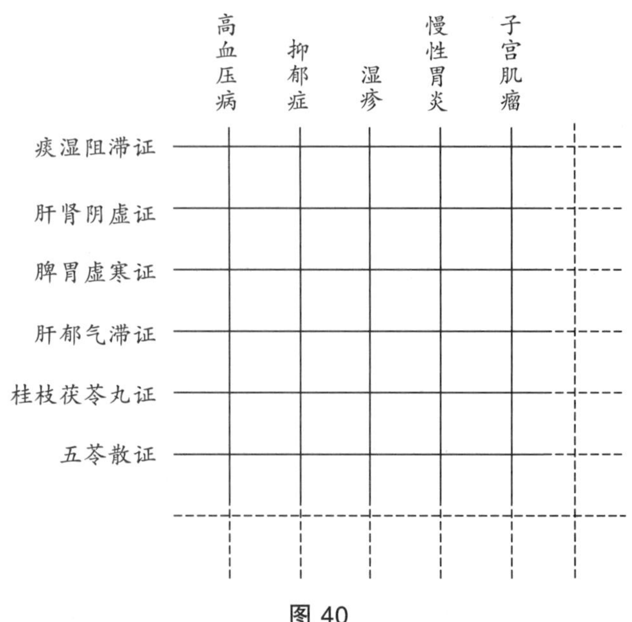

图 40

了多种不同的西医疾病，如痰湿阻滞证可以对应西医的高血压、抑郁症、湿疹、慢性胃炎等。纵向看，是我们常见的高血压病肝阳上亢型，而横向看则是痰湿阻滞证高血压型、痰湿阻滞证冠心病型、痰湿阻滞证湿疹型等。同一个证，不论是西医的哪一型，中医都可以用相同或相似的方法或方剂治疗，例如笔者应用桂枝茯苓丸原方治疗心律失常、失眠、过敏性疾病、真菌性角膜炎、湿疹、胃炎、痤疮等疾病，原方不加减，只要是桂枝茯苓丸证，几乎均能痊愈。笔者门诊大约每天都会开 5~10 个桂枝茯苓丸原方，疗效每天都在重复，其他方剂也是。当以中医的证为纲、西医的病为目时，会发现中医的疗效自然是可以重复的。

五藏六府皆能令人咳

明白了咳嗽、腹痛、眩晕等只是症状，也就明白为什么了《黄帝内经》说“五藏六府皆能令人咳”的道理。《素问·欬论》云：

> 黄帝问曰：肺之令人欬（咳）何也？
>
> 岐伯对曰：五藏六府皆令人欬（咳），非独肺也。[7]

“五藏六府皆能令人咳”隐含的含义甚至可以说几乎任何藏府的任何病机皆可能导致咳嗽。咳嗽可以是肺本身的问题，也可以是任何藏府的问题，脾肾阳虚、肝郁气滞、阳明腑实、血脉瘀滞等皆可以导致咳嗽，肺失宣降可能仅仅是病之标而已。古人云：“识得标，只治本，治千人，无一损。”因此不但麻杏石甘汤可以治疗咳嗽，四逆汤、承气汤、血府逐瘀汤、桂枝茯苓丸、五苓散、逍遥散、乌梅丸、泻心汤等都可以治疗咳嗽，而且只要是上述方剂所对应的病机，只用原方就会效如桴鼓，这也是笔者几十年临床实践所验证的。

如此我们再治疗咳嗽、失眠、头痛等，就不会只局限在教科书上的证型和方剂。思维上我们不妨夸张一点，即任何病机、任何方剂都可能治疗这些症状。明白了这一点，会大大突破了我们既往的知识和思维禁锢，迅速提高临床疗效。思路开阔了，我们治疗咳嗽不再只局限在肺，不再只局限在有限的证型和方剂。其他所谓“水肿病”“眩

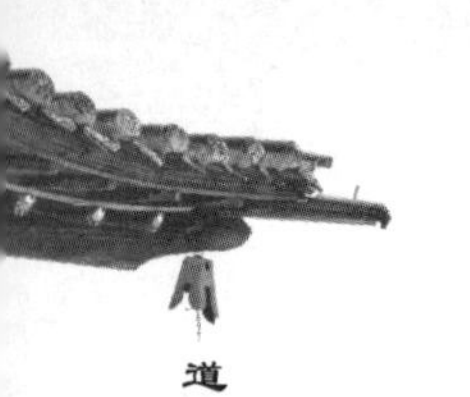

晕病”“失眠病”等无不如此。其实《黄帝内经》是让我们闻一知十，可以说五藏六府皆能令人水肿、五藏六府皆能令人失眠、五藏六府皆能令人头痛，因为这里的咳、水肿、失眠、头痛等只是症状而已。

将所谓的“病”还原回症状，将证还原回病，中医的辨证论治才能顺理成章。当然，是保留中医的证的名称，还是将中医的证直接称之为病，要取得共识，但无论名称是什么，其本质是不变的。无论中医还是西医，其研究的核心都是具有独立病因病机的病。中医的证是具备独立病因病机的病，这才是中医强调辨证论治的本源。

生生之道——先天学与后天学

儒家与道家

我们知道，宋代的邵雍提出了先天八卦和后天八卦之说，创立了易学中的先天学。其实自先秦始，先天学、后天学一直是中国古代的两大思想体系，儒家、道家正是这两大体系的代表。

先天、后天一词最早源于《易传》：

先天而天弗违，后天而奉天时。天且弗违，而况于人乎，况于鬼神乎？[20]

此处言"天"，即言天地，有天就有地，天地是一起产生的。"先天"，顾名思义就是在天地产生之先；后天，自然就是在天地产生之后。此话是说，先天在天地之先，所以天地也不能违背它；后天在天地产生之后，后天则要奉天时。那么在天地之先的是什么？在天地之后的又是什么？这就要谈到中国古人对宇宙发生的认识，而这个认识最直接的表达就是《道德经》里的这句话：

道生一，一生二，二生三，三生万物。万物负阴而抱阳，冲气以为和。

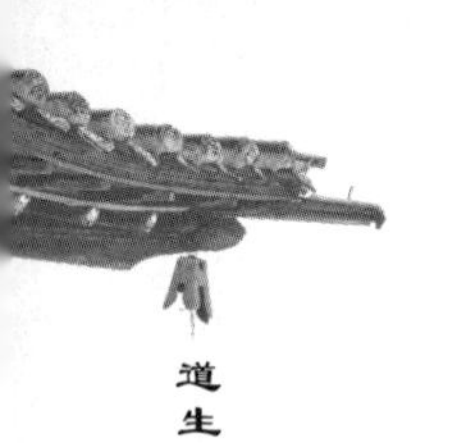

二是阴阳，而且是由“一”所生的最初的阴阳。古人以天地为代表，故“二”之阴阳即天地。由此，天地——“二”之先——就是道与一，这是在天地产生之先，故曰先天；而天地之后的三生万物，就是后天。因此中国古人认为天地万物的发生是由道而一，由一而二，由二而三，然后三生万物，如此这样形成的。中国古人仿效天地自然的运化，而使人文、社会，甚至生命的运化也仿效于此，因为天人本来就是一体，天人相应。

前面我们讲过，无论道家还是儒家，中国古人的最高追求是“生生不息”之道。《周易·系辞》言“天地之大德曰生”“生生之谓易”，《周易》是讲天地万物如何生生不息的。太极图的思想也是讲生生不息的。宋代周敦颐《太极图说》曰：“二气交感，化生万物，万物生生而变化无穷。”[21] 二气即阴阳之气，阴阳之气交感即三生万物。先秦古人对于如何实现生生不息这个终极目标悟出了两条路，一条路是由一到三，三生万物之路，万物繁荣、人类繁衍、社会进步，万物繁衍昌盛，它以人类、社会乃至生命的生生不息为目标，这正是儒家的入世之路。儒家的理想是，让人类繁衍，生生不息，社会进步，持久繁荣。“为天地立心，为生民立命，为往圣继绝学，为万世开太平”正是儒家追求的生生不息之路。如何让万物生生不息？曰“冲气以为和”。冲气者，阴阳和于中也；中者，和也，即中与和。因此“中和”成为儒家的核心观念之一。儒家尚中和、崇中庸，其曰：

中也者，天下之大本也；和也者，天下之达道也。致中和，天地位焉，万物育焉。

——《中庸》[22]

中庸之为德，其至矣乎！

——《论语·雍也》[23]

名曰《中庸》者，以其记中和之为用也。

——《礼记正义》郑玄[22]

“和”与“中”是在后天层面上对先天道与一的秉承和仿效。万物负阴而抱阳，生命亦如是，故生命的生生不息同样要做到“和”与“中”。在社会层面，儒家深入参与到国家政治和社会生活中，儒家不追求个体的长生，而追求整个人类社会的繁衍和进步，这正是儒家的生生不息之道。这条路是由一而三而万物，由先天到后天。

这条由先天到后天的三生万物之路，道家称此为“顺”之路。而道家实现生生不息的路则是“逆”之路。逆相对于顺而言，不是从先天到后天，而是从后天返先天。道家追求的这条路是出世之路、个体之路。从后天返先天，追求的是每一个个体的生生不息。道家谓之成仙，其实成仙是个比喻，比喻万物归一而返先天。因为万物的发生、繁衍是由道、由一而来，所以返回先天，就要回归一与道。道和一是化生万物能力之源，与道相合才能永远具备生生不息的能力，这就是古人认为的仙。道是生生不息之源，回归本源才能真正地生生不息，道家称之为“逆”之道。

中国古人仿效天地自然的运化，而使人文、社会，甚至生命的运化也仿效于此，因为天人本来就是一体，天人相应。

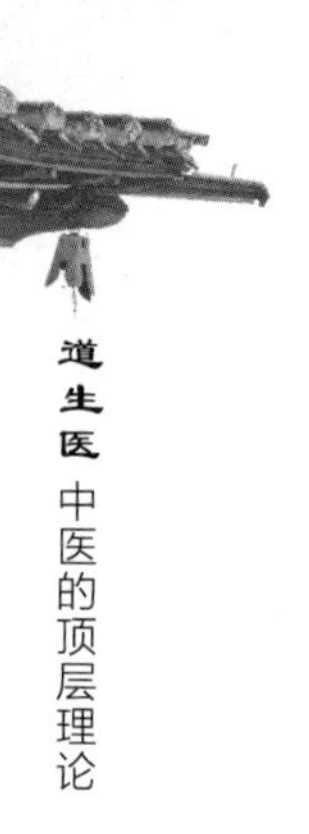

颠倒与顺逆

《周易·系辞》云："先天而天弗违，后天而奉天时。"人身既成，自然就落入了后天，无论健康养生还是治疗疾病自然要奉天时。要顺应天地阴阳之气，顺应四季生长收藏的规律，顺应藏府的五行之性，即天人相应，使人体的圆运动顺应天地的圆运动，这就是奉天时。《黄帝内经》的《素问·四气调神大论》《素问·金匮真言论》《素问·阴阳应象大论》等无不是谈到要奉天时，历代医家治病也无不是顺应阴阳五行的规律，顺应藏府的升降浮沉的圆运动。

但是，从先天到后天，到了后天无论我们怎样奉天时，最终也要走向死亡。后天奉天时可以最大限度地顺应自然的规律，减少无谓的消耗和损伤，从而可以达到自然的寿命，甚至无疾而终。但中国传统的养生方法中却有一种独特的、秘而不传的养生方法，这种方法是反过来考虑问题，即从后天返回先天，因为中国古人认为，先天是生命之源，返回生命之源，才能让生命生生不息。这种由后天返先天的方法在道家的一首著名的《颠倒歌》中展示了它的修炼过程。

《颠倒歌》的作者据传是张三丰。张三丰，元末明初人，道士，道家丹道养生的一代宗师，是道家武当派创立者，也被认为是道教内丹修炼的集大成者。《颠倒歌》形象地说明了道家的追求、路线甚至方法：

说我颠来我就颠，颠颠倒倒有根源，一三三一颠倒颠，三三重叠上九天。九天之上有九真，九真返还化一元。阴阳气数乃造化，顺则生凡逆成仙。[24]

何为顺逆？何为颠倒？“道生一，一生二，二生三，三生万物”，由一到三，此为先天生后天，此为顺，《颠倒歌》称为“一三”，即由一生三。顺则生凡。凡，即凡人，与仙相对而言。“一三”颠倒过来就是“三一”，即由三返一，也就是由后天返先天，此为逆。由三返一，逆则成仙，这个逆的过程在道家的修炼程序中称为“炼精化气，炼气化神，炼神化虚，炼虚合道”。“顺”的过程是宇宙万物化生的过程，也是人的自然生长过程，“逆”是从后天返先天成仙的过程。

先秦古人对于如何实现生生不息这个终极目标悟出了两条路。

如何成仙？“三三重叠上九天”，这句话讲了基本方法或原则。“三三”的第一个“三”即前面说的“一三”，即由一而三，这个“三”是顺；第二个“三”即前面说的“三一”，即由三到一，这个“三”是逆。“三三”就是说由一到三，再由三到一，这个过程不断反复重叠，所以叫作“三三重叠”。如此反复重叠，才能完成“上九天”的目标。为何要“上九天”？因为“九天之上有九真”，何为“九真”？“九天”“九真”是比喻，九乃数之极，九在《周易》中是老阳，老阳必变，故“九”象征了物极必反。九象征了从一到九的万物衍生，此为顺，到了九则物极必反，从九而返，返本归元，回归于一，回归先天，故云“九真返还化一元”，即由九归一，开启逆的过程。九真，即由九而归真。上九天的目的是由九归真、返还一元，也就是回归先天，回归道与一。颠倒，逆转也，象征了后天返回先天之道，此为道家丹道之路。

这首歌诀还隐含了道家丹道怎样归本归元的具体方法。但道家歌诀一般都会用隐喻或比喻隐藏这一方法，这个歌诀也一样。具体的方法就隐含其中。第一，先要由一到三，这

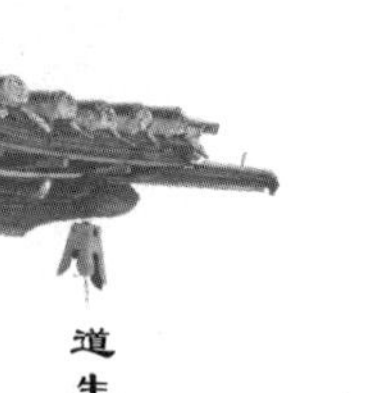

个“三”就是万物负阴而抱阳，冲气以为和。对于人身而言即是道家修炼的小周天，任督二脉负阴而抱阳（参见《元气神机：先秦中医之道》一书），反复循环，任督二脉贯通冲气以为和时，此时一阳之来复，也就是道家说的活子时，道家称为“产药”，“药”是炼丹的原材料，道家称此过程为“一阳初动，采得元精，归于中宫”，其实这也就是先秦中医之道——元气神机法——的核心（参见《元气神机：先秦中医之道》一书）。有了此“药”才能开始由后天返先天，即由三返一，此即“三一”。采药后归入先天，最后化为先天一元之气。

《颠倒歌》完整描述了道家独特的养生方法。这种由后天返先天的方法，《道德经》描述为“常德不忒，复归于无极”“常德乃足，复归于朴”。“常德乃足”即由一到三所生的后天冲和之气，即后天元气充足，然后启动“复归于无极”“复归于朴”。其实《道德经》“道生一”这段话已经表明了此意，“道生一，一生二，二生三，三生万物”，此为顺，“万物负阴而抱阳，冲气以为和”，和到极点即回归于一，因为最圆满的和就是阴阳不分的“一”的状态。在人体中，“和”是后天元气，后天元气充足圆满则会归于先天元气。归于一、归于道、归于朴、归于无极，皆是后天返先天，此即“顺则生凡逆成仙”。

《太极图说》

中国古代先哲基于对天地万物的认识，选择了这两条发展乃至进化之路，道家、儒家的大家均明此理，宋代大儒周敦颐在其著名的《太极图说》中即隐述了此意。《太极图说》云：

无极而太极。太极动而生阳，动极而静，静而生阴，静极复动。一动一静，互为其根。分阴分阳，两仪立焉。阳变阴合，而生水火木金土。五气顺布，四时行焉。五行一阴阳也，阴阳一太极也，太极本无极也。[21]

“无极而太极。太极动而生阳，动极而静，静而生阴，静极复动。”无极而太极即“道生一”，“太极动而生阳，动极而静，静而生阴，静极复动”即“一生二”。“一动一静，互为其根。分阴分阳，两仪立焉。阳变阴合，而生水火木金土。五气顺布，四时行焉”，就是“三生万物”。五气顺布，四时行焉，万物生焉，这是顺。后边紧接着说“五行一阴阳也，阴阳一太极也，太极本无极也”。由五行返归阴阳，再由阴阳归于太极，也就是一，太极再回归无极，即返本归元，回归无极，归于道，由五行回归无极，这是逆。一顺一逆，先顺后逆，逆归太极、无极。这个关于修炼的隐喻千百年来一直隐于其中。其实，这个秘密也隐藏在《道德经》中的一句话中，就是“道生一，一生二，二生三，三生万物，万物负阴而抱阳，冲气以为和”。这句话的前半句：“道生一，一生二，

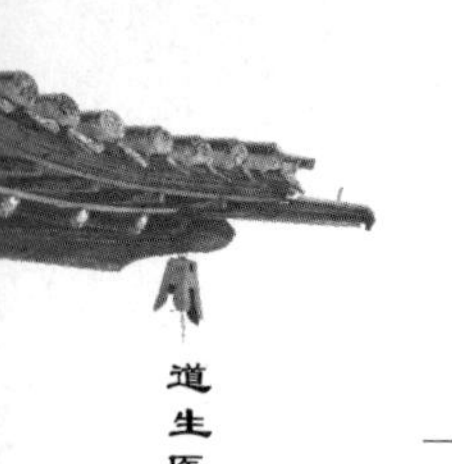

二生三，三生万物”说的是从先天（道、一）到后天（二、三、万物）的过程。后半句“万物负阴而抱阳，冲气以为和”正是对元、一的回归。

中国古人为了实现生生不息之道，走出了顺则生凡逆成仙两条路，即先天之路和后天之路，并以儒家和道家为代表。儒家以人类的繁衍、繁荣为生生不息之道，此为入世之道；道家以个体的回归道为生生不息之道，此为出世之道，这就是中国古代思想发展的先天学与后天学，中医也有这两条路，即中医的先天学与后天学。

综上所述，“道生一”这段话隐含了先天与后天，顺着讲是先天生后天，依此而做的方法和思想我们称之为后天法和后天学。这句话倒过来讲，由三归一、归道的过程即后天返先天，依此而做的方法和思想我们称之为先天法和先天学。先秦古人的思想本就有这两条路，后天学以儒家为代表，不追求个人的长生，而是追求生命群体的繁衍繁盛，是群体的生生不息之道，完成这一目标的手段是“奉天时”、求“中和”。先天学以道家为代表，通过后天返先天，完成个体的生生不息，与道合一。

中医的先天学与后天学

道家的先天学思想和儒家的后天学思想在先秦时期就影响到了中医。先秦中医也有先天学和后天学，后天学传承于《黄帝内经》而显于世，先天学则隐于道家养生和修炼中而隐于世。其实正如《元气神机：先秦中医之道》一书所述，《黄帝内经》传承黄老之学，深受道家思想的影响，先天学亦隐于其中，只是后世医家更多继承了《黄帝内经》中后天学的思想。《黄帝内经》中后天学的思想与儒家的道路相和，被儒家继承并发扬光大，后世儒生学医多被称为儒医也与此相关。道家对人体和疾病的认识，尤其是先天学的思想，一直隐于道家修炼之中。其实《黄帝内经》也隐含了部分人体先天学的思想，如命门、目、神阙、小心、三焦等思想。三焦其实隐含了人体中的三生万物之意。三生万物，但三从一来，一即元气，故三焦曰元气之别使。元气者，一也，象征了道家的“一气化三清”，三焦是人体的一气化三清。这些思想在《黄帝内经》中多秘而不宣、点到为止，并不深入展开，因为这些都和修炼有关。《黄帝内经》多言治病，用于指导医生，所以修炼之事并不多提，但不等于《黄帝内经》的作者不懂先天之道。还有一个原因是古人对这些思想，即使宣讲也多采用隐喻的方式，并不明说，这是因为这部分内容，古人认为“其人不教，是谓失道”，但“传非其人，则慢泄天宝”（《黄帝内经》[7]），尤其是先天学，这部分内容多是一代一代师徒之间口耳相传，即使记录于文字也多将其思想和

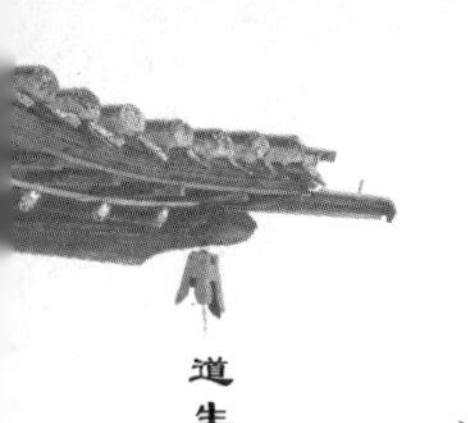

方法隐于其中，有缘、有识、有德之人自能解之。如果你仔细读《黄帝内经》你就会发现，有时候黄帝提出一个问题，但岐伯只是开了个头，就说一些大框架的理论，然后就顾左右而言他，并没有正面回答就开始说与主题不甚相关的内容了。以前我在读此内容时，常常一头雾水，正准备听答案的时候，没下文了。后来才知道原因，这是因为这部分内容岐伯只愿意点到为止。

元气神机法作为先秦中医之道的体现之一，继承了道家和《黄帝内经》先天学的思想。其意在通过人体的元气无为而治，自然修复人体的万物（藏府、经络、营卫、气血）。元气即一、即无为。归一饮、观复汤的终极意义在于归一，由万物归三、归阴阳、归一、归于先天，即后天返先天。故元气神机法秉承了先秦古人的先天学思想，意在归一、归元，故称为先天法。但真正后天返先天必须进入炼精化气、炼气化神、炼神返虚、炼虚合道的过程，要精气神合一。元气神机法借助外在的药物作用于气的层面，通过祛除身体的疾病，对这一过程打下基础，元气神机法的治病原理是后天返先天的思想，故我们称之为中医的先天法。

后世的中医思想和方法多传承自《黄帝内经》的后天学思想，我们称为中医的后天法。后天而奉天时，所以我们看到《黄帝内经》开篇即讲如何奉天时，如开篇的《上古天真论》《四气调神大论》《生气通天论》《金匮真言论》《阴阳应象大论》等，都是在讲如何后天而奉天时。后天三生万物，万物无穷尽，因此后天法的方法繁复无穷、变化万千。后天法治病定位精准、直截了当、直指病机，擅长从局部（疾病）求整体。元气神机法——先天法——则擅长以元气为中心，元气无为而治，从整体而求局部（疾病）。

我们做个比喻，水龙头的管道里有一段锈迹斑斑，祛除的办法，一是可以用类似砂纸、铁器等工具祛除锈迹，它直接解决了局部问题，同时管道中水流也更通畅了，通过局部问题的解决而使得整体得到了改善。另一种办法则是加快加大水流的循环，在水流的反复循环冲刷作用下，锈斑慢慢被消除。水流的反复循环并没有特地针对锈斑而做，更不是特意针对此处的锈斑而做，它做的只是自身水的流畅循环而已，它只需关注水循环本身而已，不必关注哪里有锈斑，这就是元气神机法，不治病而病自除，元气无为而治，从整体的气化入手，整体提升了，局部（疾病）自然就去除了，而且还有很多并未发现的锈斑因此而一并消除。

中医的后天法三生万物，要分五藏六府、十二经络、卫气营血、三焦上下、表里升降等，有八纲辨证、六经辨证、藏府辨证、经络辨证、三焦辨证、卫气营血辨证，有外感与内伤、新感与伏邪等，后天法强调对病机把握的精准性。而中医的先天法，以元气神机法为代表，关注的是人体最大的整体，在治疗上只关注人体整体的阴阳，使阴阳归一。先天法不关注局部的精准性，追求阴阳合一，令元气无为而无不为，则局部的疾病自然就解决了。中医的先天法与后天法，一个是从局部到整体，一个是从整体到局部。后天法中越高明的医生分析出的病机越精准、越深入、越丝丝入扣，其法丰富细致、变化万千，就像三生万物；而先天法的思想则是由万物归阴阳、最后归于元气，追求由后天返先天的过程，唯辨阴阳，元气无为。元气神机法更简单，追求无为而无不为；后天法更丰富、更精准，对于病机的治疗更直截了当。二者各有所长，笔者在临床中常常以先天法、后天法交替应用。先天法、后天法分别秉承了儒家和道家的思想，体现了中国古人追求生生不息之道的两条路，而医学正是实现个体生命生生不息的学问和道路。

“道生一，一生二，二生三，三生万物”，从先天之“一”到后天万物，必须经过二——阴阳，从后天之万物返先天，同样也要经过二——阴阳。阴阳之前是先天，阴阳之后是后

先天法、后天法分别秉承了儒家和道家的思想，体现了中国古人追求生生不息之道的两条路，而医学正是实现个体生命生生不息的学问和道路。

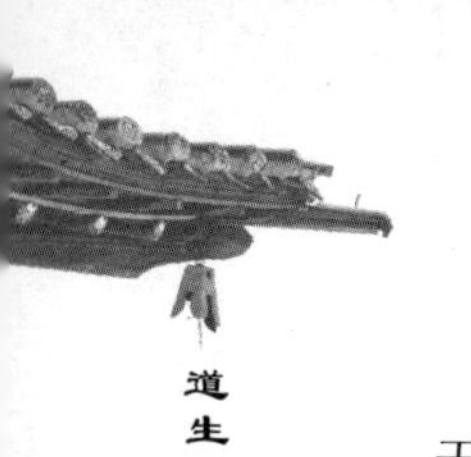

天，阴阳——二——成了连接先天和后天的枢纽，也是必经之路。所以无论道家的先天学还是儒家的后天学，无论是中医的先天法还是中医的后天法，阴阳均是关键，故《黄帝内经》曰：

> 阴阳者，天地之道也，万物之纲纪，变化之父母，生杀之本始，神明之府也。
>
> ——《素问·阴阳应象大论》[7]
>
> 谨熟阴阳，无与众谋。
>
> ——《素问·阴阳别论》[7]

元气神机法唯辨阴阳，由阴阳返归元气。后天学亦首辨阴阳，阴阳再分阴阳，才有五藏、六气、八纲之辨。后天学在于三生万物，于万物之繁复中见功夫，先天学在于返元归一，由归一至简中见境界，握阴阳之机返本归元。先天法和后天法就像先天八卦和后天八卦，二者相互为用。

先秦中医

中医发展的四个阶段

中医的发展经历了几个阶段，首先是先秦与汉代。张仲景在《伤寒杂病论》序言中说的“上古有神农、黄帝、岐伯、伯高、雷公、少俞、少师、仲文，中世有长桑、扁鹊，汉有公乘阳庆及仓公，下此以往，未之闻也”[14]即在这一阶段。这一阶段的传世文献以《素问》《灵枢》《难经》《伤寒论》为代表，这一阶段思想核心是先秦、汉代思想，而以先秦思想为主，中医的顶层理论正是在这一阶段建立起来的。

第二阶段是魏晋唐宋时期。这一时期产生了很多著名的中医著作，如《诸病源候论》《千金方》《外台秘要》《太平和剂局方》《圣济总录》等。这一时期有两大特点，第一是五运六气学说的兴盛，第二是众多方剂和中药的汇编集。这一阶段名医辈出，遗憾的是这一阶段著名医家的学术思想没有被文献较好地继承和展现出来，如《脉经》《千金方》《外台秘要》《太平和剂局方》《证类本草》《太平圣惠方》《圣济总录》等，多是方剂和中药的汇集和考证，包括了许多古代文献的汇集和记录，但这一时期的医家思想却展现甚少（注：这一时期的中医思想随着宋朝灭亡，可能存在一个断层）。我们看到的是，这一时期的很多方剂的组方思想和原理后世已难以理解了，典型的如《千金方》。

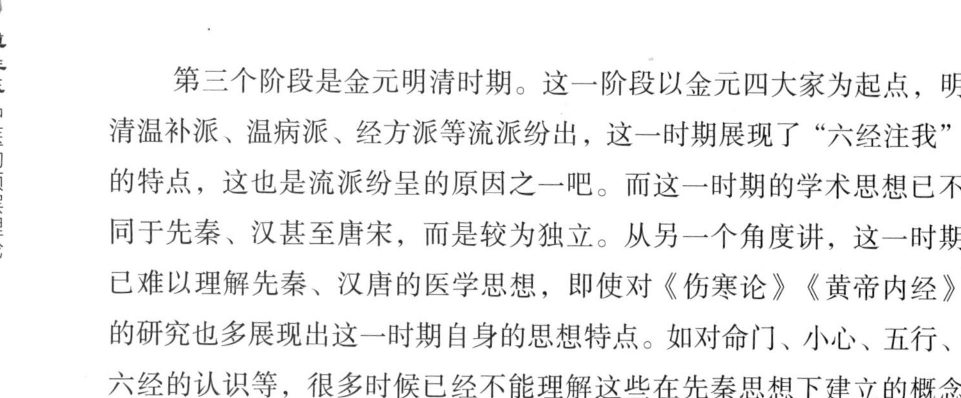

第三个阶段是金元明清时期。这一阶段以金元四大家为起点，明清温补派、温病派、经方派等流派纷出，这一时期展现了“六经注我”的特点，这也是流派纷呈的原因之一吧。而这一时期的学术思想已不同于先秦、汉甚至唐宋，而是较为独立。从另一个角度讲，这一时期已难以理解先秦、汉唐的医学思想，即使对《伤寒论》《黄帝内经》的研究也多展现出这一时期自身的思想特点。如对命门、小心、五行、六经的认识等，很多时候已经不能理解这些在先秦思想下建立的概念的真正内涵。我们现在所传承的传统中医其实多指的是这一时期思想的继承，包括对中医经典的认识和理解。

第四个阶段是近现代中医。这一时期的特点是改造中医，无论是思想改造还是技术改造，包括中医现代化。从一个侧面上看是发展中医，从另一个侧面上看是默认是中医落后的。但既然要发展中医，就应弄明白我们要发展的中医到底是什么？一段时期以来的文化自卑和文化否定，让我们曲解、误解了中医许多内容，最简单的是中医或中国传统文化中的五行到底是什么已经说不清，只能从字面意义上理解。其实这种文化的断层从宋以后就开始了，明代的儒家学者已经不知道先秦建立的五行的根本含义，如明清之际思想家方以智曾为此叹曰：“且问五行金生水，金何以生水乎？老生夙学，不能答也。”[25] 明代学者王廷相曰：“五行家谓金能生水，岂其然乎？岂其然乎？”对五行的否定一直延续到近代国学大师章太炎，乃至中医名家章次公等。这一时期我们已经完全弄不清楚中医赖以存在的理论基础，对中医的认识大多局限在了中医的经验和验方。

这一阶段的中医太急于改造自己，甚至还来不及认清自己是谁。其实改造中医也好，发展中医也好，必须认清中医，否则连改造或发展的主体是什么都不清楚，那改造的是什么，发展的又是什么。中医尤其是中医理论，其根本是在先秦时代的思想下建立起来的，这不但是中医的基础理论，更是中医的顶层理论，它决定了中医的本质，中医的经验只是中医的外围。

我的老师王永炎先生说："任何学科都重视始源，因为它关乎未来学科的走向，中原黄河流域基于史前期的天文、地理、物候、气候等观测出河图洛书与负阴抱阳、冲气为和的太极图，是气－阴阳五行学说的哲学基础。今天的学人尚缺乏关联辨证论治、理法方药的研究。"先秦中医是中医之源，构建了中医顶层理论。探索先秦中医并非只是着眼于恢复先秦的中医文献，而是力图找到中医的思想之源，找到中医顶层理论的建构原理、思想和方法，找到中医的原动力。而先秦中医——元气神机法——就是先秦中医思想的体现之一，是在中医原动力下的发展和创新。

探索先秦中医并非只是着眼于恢复先秦的中医文献，而是力图找到中医的思想之源，找到中医顶层理论的建构原理、思想和方法，找到中医的原动力。

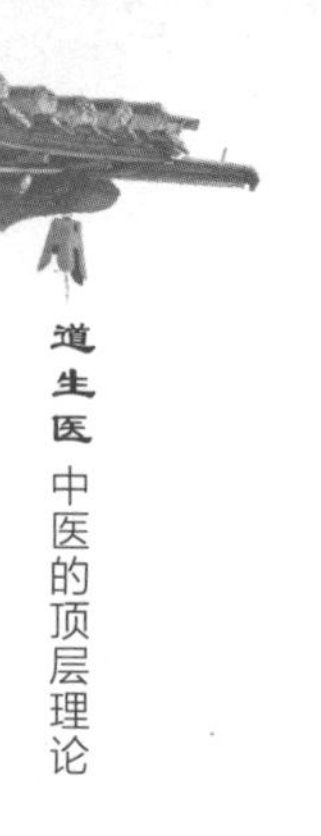

先秦脉法——脉诊之不传久矣

我们前面讲到中医是在中华文明和智慧下形成的一门医学，它有着不同于西方文明和西方医学的视角和认识，但这样的中医到底能解决多少临床问题？今天的中医可以不借助西医的疾病诊断吗？举个例子，一名患者既往没有呼吸系统疾病的病史，只是干咳两个月，如果不借助西医诊断，中医能判断这名患者咳嗽的这个“病”的预后吗？因为这很重要，也许这个咳嗽只是个咽炎，也许这个咳嗽是个肺癌。肺癌早期患者从望诊和问诊上很难看出问题，那中医怎么判断？再例如冠心病患者在冠状动脉狭窄 70%~75% 之前并没有心绞痛的症状，舌诊可能也看不出什么明显特征，那中医怎么判断其预后发展？一名胃脘疼痛、呕吐的患者中医怎么判断出他是急性心肌梗死还是急性胃肠炎？再如有的患者收缩压可能都已经达到了 180mmHg，但毫无症状和不适，此时中医又怎么判断其病机和预后？这是一个现实问题，这也是我们今天的中医在某种程度上离不开西医的原因之一。但其实别忘了，四诊中不但我们望诊、闻诊、问诊做得很不够，而且基本上丢掉了脉诊。但即便如此，在这种情况下中医对于疾病的诊断和对预后转归的判断又能有多大作用呢？下面我们先看看脉诊。

有人说在古代落后的时候，脉诊虽然对中医很重要，但现在有了CT、磁共振成像、超声扫描以及各种细胞学检查，人体内部的病理结构和变化都肉眼可见了，科学如此发达，中医只需要学习借鉴就可以了，这个时候还靠脉诊这种“心中了了，指下难明”的诊断方法就太落后了。西医辨病、中医辨证提高了中医的诊断水平不是很好嘛，中医应该与时俱进、兼收并蓄。其实这话道理没错，但回答这个问题的前提还是前面所说的要知道中医究竟是什么？中西医的本质区别又是什么？

脉诊在帮助我们诊断中医的疾病图景方面如此重要，我们看看历代的经典就知道了。

如前所述，中医与西医所对待的人体虽然是一个，但看到的人体图景却是两个完全不同的世界。一个看到的是解剖、血流动力学以及分子生物学的细胞、分子、离子的变化，另一个看到的却是营卫气血的升降出入、藏府经络气的运行等。由于中医看到的人体及病理图景与西医完全不同，中西医治病的思路和方法也自然不同，得到这样不同图景的病理的诊断方法也不同，因此西医的诊断无法代替中医的诊断，只有通过中医的诊断才能诊断出肝胆湿热，而不是急性胆囊炎。然而，虽然两种医学的思路和方法不一样，但对于一个疾病客体，必须都能够从各自的角度做出预后转归的判断，必须能够判断出疾病的整体而不是局部。例如，一名咳嗽患者，西医可以通过检查手段诊断出是慢性咽炎还是肺癌，并以此可以做出预后转归的判断，那么对于同一名患者，中医应该也可以通过中医的诊断方法和手段，从中医的角度做出中医的诊断，并且也能够做出预后转归的判断，而且诊断出的结果也必须是中医的病理图景（通过脉诊或手诊看出肾结石有几颗，血红蛋白等则不在此列，因为这不是中医的病理图景，而是西医的）。

假如一名肺癌患者，中医可以不做出肺癌的诊断，但中医诊断出的病理和病机一定和西医同样可以做出疾病预后转归的判断，而不只是一个“痰湿蕴肺”就完了，这还远远不够。当然有人说何必舍近求远，借助西医诊断不是很好吗？当然可以借鉴，但中医要从自己的疾病体系中判断预后和治

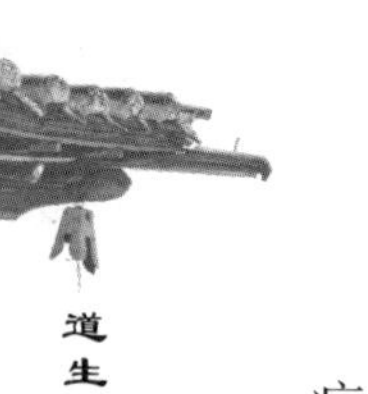

疗，这不是为了要强调中医的存在感，而是当我们以中医的角度看待同一个疾病的话，从治疗到判断预后都会有所不同，中医有自己的优势。中医有中医判断预后的方法和结果，甚至其判断预后的准确度可能会超过西医，因为中医不但看局部更看整体。就像同一部位、同样类型、同等恶性程度的肿瘤为什么有的患者手术效果显著，有的患者手术后迅速恶化，这些都不是只看局部的肿瘤情况就可以判断的，而中医却可以全面评价和判断。但这样的原理和技术已丢失过多，而脉诊就是其一，而且是一个重要的丢失。

脉诊之不传久矣，脉诊在帮助我们诊断中医的疾病图景方面如此重要，我们看看历代的经典就知道了。我们知道《黄帝内经》往往会将原则性的、根本性的内容放在最前面，例如《素问》开篇的《上古天真论》《四气调神大论》《生气通天论》等，然后才是叙述阴阳、藏府等基本问题，在这些问题谈完以后紧接着就连用四篇文章专门谈脉诊，即《脉要精微论》《平人气象论》《玉机真藏论》《三部九候论》。四诊在《黄帝内经》中没有哪一诊像脉诊一样用这么多的篇幅和文字，可见脉诊的重要性。《素问》云："治之要极，无失色脉……能和色脉，可以万全。"四诊中脉诊在《难经》的篇幅也是最多的。《伤寒杂病论》开篇第一篇、第二篇就是《辨脉法第一》《平脉法第二》，六经正文如《辨太阳病脉证并治》，四诊中唯有脉诊出现在标题中，而且是放在某某病后的第一个。《辨太阳病脉证并治》开篇第一句话"太阳之为病，脉浮，头项强痛而恶寒"。脉诊放在最前面，可见脉诊的重要性。而在后世历代的中医四诊著作中恐怕没有一个像脉诊那样有这么多著作，甚至还有《脉经》，被称为经，恐怕只有脉诊。由此可见脉诊的重要性。

脉诊如此重要，但为什么会切脉的医生很少，因为大家都认为脉诊难学。其实不是脉诊难学而是当我们不了解古人思维方式的时候，我们的学习思路和方法不对，甚至南辕北辙，当然就学不会，本书所说的先秦脉法并非只是先秦文献记载下来的脉诊资料，而是先秦所建立的中医脉诊的原理以及它的核心思想。明白于此，就找到了学习脉诊的门，门找对了，路就不难。

有些学者说脉诊完全是医生的主观感受，每个人都不同，怎么学？其实中医的四诊无不是医生的主观感受，舌诊、面色、听声音、闻气味都是医生主观感受，问诊尤其是，当你问一个患者口干吗，患者有一个自己的主观感受，然后告诉医生，医生根据自己既往的主观感受再主观想象一下患者的主观感受，这其实是一个三重的主观感受。如果你说主观感受都不可靠，那历代中医都是怎么看病的？其实，主观感受每个人都有一些差异，但这种差异是在一定范围的，就像红色，除非色盲，否则我们看到的都会是红色，视觉、听觉如此，触觉也如此，所以从这个角度上看脉诊完全是可以相对客观的，而且脉诊是完全可以重复、可以学习和掌握的。只要背后的思想和学习的思路是对的，脉诊并不难。

脉诊在帮助我们诊断中医的疾病图景方面如此重要，我们看看历代的经典就知道了。

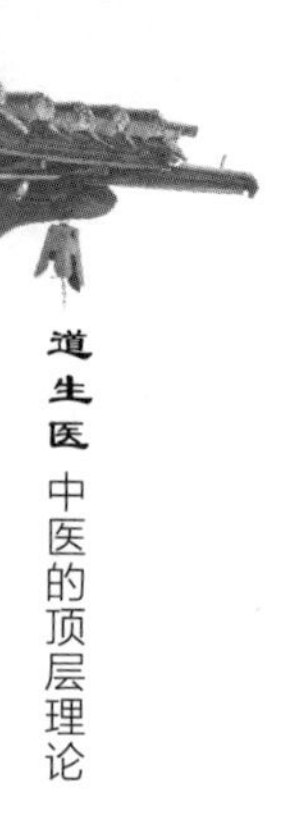

先秦脉法与后世脉法

脉诊难学、难会还有另外一个重要的原因就是先秦脉法的遗失。何谓先秦脉法？先秦脉法是以先秦思想为指导原则的脉法。先秦脉法包括了元气神机脉法和以《黄帝内经》《难经》为主的脉法，我们这里只谈后者。

我们大多数人学习脉法恐怕都是从《濒湖脉学》开始学起的，学习二十八部脉、三十二部脉等，但这些都不属于先秦脉法的范畴。先秦脉法与这些后世脉法中最大的不同就是对脉象认识的不同。后世脉法对脉象的认识未免局限和僵化，后世脉法无论是二十八脉还是三十二脉，将脉固定这么多种，实际上已经是僵化的了，即使可以排列组合，但真正人体之脉岂止有二十八种、三十二种，而是千变万化、纷繁多样的。就像人的长相一样，疾病之病因病机复杂多变，又岂是几种脉象可以概括的。这样做的后果就是表面上将脉简化为二十几种脉，但实际上降低了脉法的准确性。就以滑脉为例，后世脉学的代表作之一《濒湖脉学》云：

滑脉为阳元气衰，痰生百病食生灾。上为吐逆下蓄血，女脉调时定有胎。[26]

那么当我们摸到一个滑脉的时候，这个滑脉所代表的病机到底是元气衰还是痰、食积、蓄血或怀孕有胎呢？我应该如何取舍？因为它们的治疗可能完全相反。这时恐怕我们会无所适从，只能求助于问诊甚至西医诊断，因此大家也觉得脉诊其实对于判断病机意义不大。其实想想：元气衰的滑脉与痰湿食积的滑脉、蓄血的滑脉与怀孕有胎的滑脉能一样吗？瘀血的涩脉与湿滞的涩脉能一样吗？肝郁的弦脉与阳虚的弦脉、阴虚的弦脉和水饮的弦脉能一样吗？简单的二十几种脉，即使是可以排列组合也难以把握临床纷繁复杂的病机。这就是后世脉法的问题所在，这样的脉诊真的难以学习，我们总说是我们的悟性不够，其实不是，是学习方法有问题。其实纷繁复杂的病机一定对应了千变万化的脉象，怎能在脉诊中削足适履、舍本求末呢。先秦脉法正是调转这种思路的结果，先秦脉法意在道法自然，不局限于多少种脉，而是真实感知丰富多彩的脉象。有人会说二十八种脉我都摸不清，现在脉象更多了，更学不会了。其实，我们身边这么多人，每个人都长得不一样，我们会分不清吗？去辨别一百个人并不难，但如果非要把一百个人只分为二十八类，然后再去辨别反而就难了。

先秦脉法意在道法自然，不局限于多少种脉，而是真实的感知丰富多彩的脉象。

大多数人学习脉诊的过程就是先在脉诊书籍上学习某种脉的定义，心中先有个固定的概念，然后再按图索骥、在临床中对号入座。这种刻舟求剑的学法怎能看到丰富多样的脉象，而且即使对号对上了，就像我们前面所说的滑脉，你又何以判断是痰湿、蓄血还是元气衰呢？这种舍本逐末的方法根本无法应对纷繁复杂的病机。正确的学习脉诊的途径在《黄帝内经》和《难经》中。

参考书目

1 黄怀信．鹖冠子汇校集注．北京：中华书局，2004.
2 [汉] 许慎撰，[清] 段玉裁注．说文解字注．上海：上海古籍出版社，1981.
3 [东汉] 何休解诂，[唐] 徐彦疏，刁小龙整理．春秋公羊传注疏．上海：上海古籍出版社，2014.
4 [清] 吴承仕．论衡校释．北京：北京师范大学出版社，1986.
5 周易正义 //[清] 阮元．十三经注疏．北京：中华书局，1980.
6 曹锦文整理．凡物流形 // 马承源主编．上海博物馆藏战国楚竹书（七）．上海：上海古籍出版社，2008.
7 郭蔼春．黄帝内经素问校注．北京：人民卫生出版社，2013.
8 [汉] 许慎．说文解字．北京：中华书局，1963.
9 灵枢经．北京：人民卫生出版社，1963.
10 [明] 张介宾．类经，人民卫生出版社，1965.
11 [金] 李东垣．东垣医集．北京：人民卫生出版社，1993.
12 凌耀星．难经校注．北京：人民卫生出版社，1991.
13 朱谦之．老子校释．北京：中华书局，1984.
14 刘渡舟．伤寒论校注．北京：人民卫生出版社，1991.
15 郑林．张志聪医学全书．北京：中国中医药出版社，1999.
16 徐兆仁．全真秘要．北京：人民大学出版社，1988.
17 印会河．中医基础理论（五版教材）．上海：上海科学技术出版社，1984.
18 周礼注疏 //[清] 阮元．十三经注疏．北京：中华书局，1980.
19 [明] 周之干．慎斋遗书．南京：江苏科学技术出版社，1987.
20 周振甫．周易译注．北京：中华书局，2012.
21 [宋] 周敦颐著，陈克明点校．周敦颐集．北京：中华书局，1990.
22 礼记正义 //[清] 阮元．十三经注疏．北京：中华书局，1980.
23 论语注疏 //[清] 阮元．十三经注疏．北京：中华书局，1980.
24 关亨九．武当修真秘笈．武当山：武当拳法研究会出版，1988.
25 [明] 方以智．物理小识．卷一．
26 北京中医学院中医系中医基础理论教研室编．濒湖脉学白话解．北京：人民卫生出版社，1969.